国家级技工教育规划教材
全国技工院校医药类专业教材

中药炮制技术

孙 岑 卢鹏伟 主编

中国劳动社会保障出版社

图书在版编目（CIP）数据

中药炮制技术/孙岑，卢鹏伟主编．--北京：中国劳动社会保障出版社，2024
全国技工院校医药类专业教材
ISBN 978-7-5167-6296-7

Ⅰ.①中… Ⅱ.①孙…②卢… Ⅲ.①中药炮制学-技工学校-教材 Ⅳ.①R283

中国国家版本馆 CIP 数据核字（2024）第 038440 号

中国劳动社会保障出版社出版发行

（北京市惠新东街 1 号　邮政编码：100029）

*

北京市科星印刷有限责任公司印刷装订　新华书店经销

787 毫米×1092 毫米　16 开本　19 印张　404 千字
2024 年 3 月第 1 版　2024 年 3 月第 1 次印刷
定价：52.00 元

营销中心电话：400-606-6496
出版社网址：http://www.class.com.cn

版权专有　　侵权必究

如有印装差错，请与本社联系调换：（010）81211666
我社将与版权执法机关配合，大力打击盗印、销售和使用盗版
图书活动，敬请广大读者协助举报，经查实将给予举报者奖励。

举报电话：（010）64954652

《中药炮制技术》编审委员会

主　　编　孙　岑　卢鹏伟
副 主 编　高秀清　代洪波　吴　剑
编　　者　（以姓氏笔画为序）
　　　　　卢鹏伟（河南医药健康技师学院）
　　　　　代洪波（湖南食品药品职业学院）
　　　　　孙　岑（河南医药健康技师学院）
　　　　　吴　剑（江西省医药技师学院）
　　　　　陈　倩（江苏省常州技师学院）
　　　　　邵淑媛（杭州第一技师学院）
　　　　　高秀清（山东医药技师学院）
　　　　　常倩倩（河南医药健康技师学院）
　　　　　魏童童（河南医药健康技师学院）
主　　审　闫保勋（河南省中药饮片工程技术研究中心）
　　　　　芮　成（江西省医药技师学院）
　　　　　蒋玲霞（杭州胡庆余堂国药号有限公司）

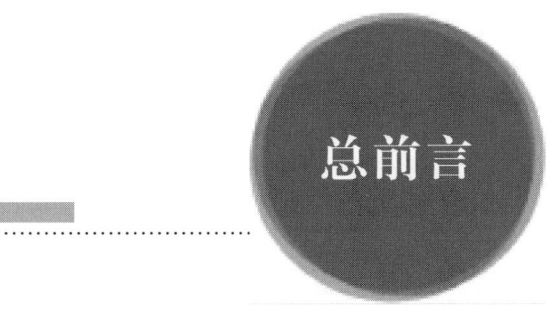

为了深入贯彻党的二十大精神和习近平总书记关于大力发展技工教育的重要指示精神，落实中共中央办公厅、国务院办公厅印发的《关于推动现代职业教育高质量发展的意见》，推进技工教育高质量发展，全面推进技工院校工学一体化人才培养模式改革，适应技工院校教学模式改革创新，同时为更好地适应技工院校医药类专业的教学要求，全面提升教学质量，我们组织有关学校的一线教师和行业、企业专家，在充分调研企业生产和学校教学情况、广泛听取教师意见的基础上，吸收和借鉴各地技工院校教学改革的成功经验，组织编写了本套全国技工院校医药类专业教材。

总体来看，本套教材具有以下特色：

第一，坚持知识性、准确性、适用性、先进性，体现专业特点。教材编写过程中，努力做到以市场需求为导向，根据医药行业发展现状和趋势，合理选择教材内容，做到"适用、管用、够用"。同时，在严格执行国家有关技术标准的基础上，尽可能多地在教材中介绍医药行业的新知识、新技术、新工艺和新设备，突出教材的先进性。

第二，突出职业教育特色，重视实践能力的培养。以职业能力为本位，根据医药专业毕业生所从事职业的实际需要，适当调整专业知识的深度和难度，合理确定学生应具备的知识结构和能力结构。同时，进一步加强实践性教学的内容，以满足企业对技能型人才的要求。

第三，创新教材编写模式，激发学生学习兴趣。按照教学规律和学生的认知规律，合理安排教材内容，并注重利用图表、实物照片辅助讲解知识点和技能点，为学生营造生动、直观的学习环境。部分教材采用工作手册式、新型活页式，全流程体现产教融合、校企合作，实现理论知识与企业岗位标准、技能要求的高度融合。部分教材在印刷工艺上采用了四色印刷，增强了教材的表现力。

本套教材配有习题册和多媒体电子课件等教学资源，方便教师上课使用，可以通过技工教育网（http://jg.class.com.cn）下载。另外，在部分教材中针对教学重点和难点制作了演示视频、音频等多媒体素材，学生可扫描二维码在线观看或收听相应内容。

本套教材的编写工作得到了河南、浙江、山东、江苏、江西、四川、广西、广东等省（自治区）人力资源社会保障厅及有关学校的大力支持，教材编审人员做了大量的工作，在此我们表示诚挚的谢意。同时，恳切希望广大读者对教材提出宝贵的意见和建议。

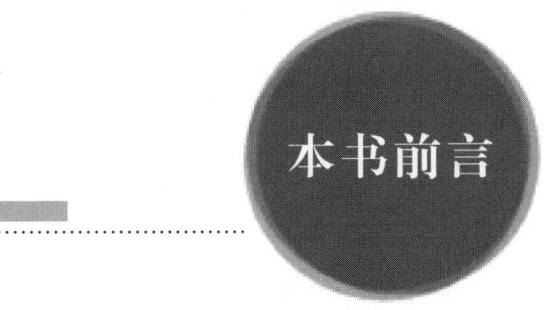

本书前言

本教材是按照现代职业教育的需求和特点，组织各相关学校、单位中具有丰富教学、生产经验的人员，经过艰辛努力，集体编写审阅而成。

本教材力求突出职业教育的特点。针对职业教育的特点，教材内容以培养中药、中药制药类中等技术应用型人才为主要目标，以适用性强为基本，重点突出中药、中药制药岗位所必需的基本知识和基本技术。在内容编排上，着重于实践操作的工艺、技法，力争使学生通过学习本教材，能快速、准确地学会各类中药炮制技术。为体现中医药体系的完整性，在教材编写中，适当融入药物功效等知识，以使学生能较为明确地知道中药炮制的作用和地位，并注意相关知识拓展的可能性。

本教材的具体内容包括上、下两篇共 11 个模块。上篇为中药炮制技术基础知识，分 3 个模块简单介绍了中药炮制技术的概念、中药炮制的目的及对药物的影响、中药炮制品的质量要求和贮藏保管；下篇为中药炮制实用技术，分 8 个模块详细介绍了药材的净制技术、切制技术、炒制技术、炙制技术、煅制技术、蒸煮焯技术、复制技术及其他炮制技术等。

本教材的编写分工是：魏童童负责编写模块一到三，孙岑负责编写模块四、模块六任务四到任务九，常倩倩负责编写模块五，高秀清编写负责模块六任务一到任务三，陈倩负责编写模块七，邵淑媛负责编写模块八，卢鹏伟负责编写模块九、十，代洪波负责编写模块十一，吴剑负责编写实训部分内容，孙岑负责统稿、校正。

由于编者水平有限，不足之处在所难免。敬请各学校和广大读者提出宝贵意见和建议。

编者
2024 年 1 月

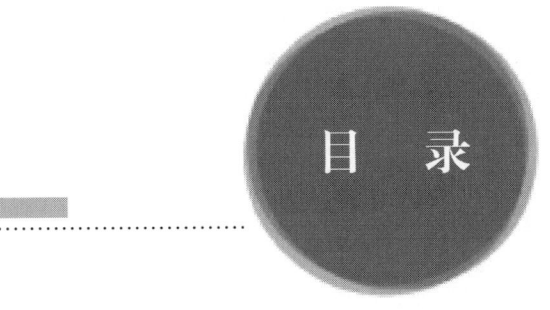

目 录

上 篇 中药炮制技术基础知识

模块一 绪 论 ……………………………………………………………………… 3
    任务一 中药炮制技术的基本含义 ……………………………………………… 3
    任务二 中药炮制技术的发展简介 ……………………………………………… 4
    任务三 中药炮制法律规范简介 ………………………………………………… 6
    任务四 中药炮制辅料 …………………………………………………………… 7

模块二 中药炮制的目的及对中药化学成分的影响 ………………………… 11
    任务一 中药炮制的目的 ………………………………………………………… 11
    任务二 炮制对中药化学成分的影响 …………………………………………… 15

模块三 中药炮制品的质量要求和贮藏保管 ………………………………… 22
    任务一 中药炮制品的质量要求 ………………………………………………… 22
    任务二 中药炮制品贮藏中的变异现象 ………………………………………… 25
    任务三 中药炮制品的贮藏保管技术 …………………………………………… 26

下 篇 中药炮制实用技术

模块四 药材净制技术 ……………………………………………………………… 33
    任务一 清除杂质 ………………………………………………………………… 34
        学习活动一 挑选 ……………………………………………………… 34
        学习活动二 筛选 ……………………………………………………… 35

学习活动三　风选 ………………………………………………………… 36
　　　学习活动四　水选 ………………………………………………………… 36
　　　学习活动五　其他净制方法 ……………………………………………… 37
　任务二　除去非药用部位 ……………………………………………………… 38
　　　学习活动一　去芦头 ……………………………………………………… 38
　　　学习活动二　去残根 ……………………………………………………… 38
　　　学习活动三　去心 ………………………………………………………… 38
　　　学习活动四　去核 ………………………………………………………… 39
　　　学习活动五　去瓤 ………………………………………………………… 39
　　　学习活动六　去枝梗 ……………………………………………………… 39
　　　学习活动七　去皮壳 ……………………………………………………… 40
　　　学习活动八　去毛 ………………………………………………………… 41
　　　学习活动九　去头、尾、足、翅、皮、骨 ……………………………… 41
　　　学习活动十　去残肉筋膜 ………………………………………………… 42
　任务三　其他加工 ……………………………………………………………… 42
　　　学习活动一　碾捣 ………………………………………………………… 42
　　　学习活动二　制绒 ………………………………………………………… 43
　　　学习活动三　拌衣 ………………………………………………………… 43
　　　学习活动四　揉搓、挽卷 ………………………………………………… 43
　　　实训一　药材净制操作 …………………………………………………… 43

模块五　药材切制技术 ……………………………………………………… 49
　任务一　药材软化 ……………………………………………………………… 50
　　　学习活动一　常规软化方法 ……………………………………………… 51
　　　学习活动二　特殊软化方法 ……………………………………………… 55
　　　学习活动三　药材软化效果的检查方法 ………………………………… 57
　　　学习活动四　药材软化新技术及设备 …………………………………… 58
　　　实训二　药材软化处理操作 ……………………………………………… 60
　任务二　饮片切制 ……………………………………………………………… 62
　　　学习活动一　饮片类型与选择 …………………………………………… 62
　　　学习活动二　饮片的切制方法 …………………………………………… 64
　任务三　饮片干燥 ……………………………………………………………… 68
　　　学习活动一　自然干燥 …………………………………………………… 68
　　　学习活动二　人工干燥 …………………………………………………… 69
　　　实训三　药材切制操作 …………………………………………………… 71
　任务四　饮片包装 ……………………………………………………………… 73

模块六 药材炒制技术 ... 78

任务一 药材炒黄技术（包括炒爆） ... 79
实训四 清炒操作（炒黄） ... 85

任务二 药材炒焦技术 ... 87
实训五 清炒操作（炒焦） ... 91

任务三 药材炒炭技术 ... 93
实训六 清炒操作（炒炭） ... 100

任务四 药材麸炒技术 ... 104
实训七 加固体辅料炒操作（麦麸） ... 110

任务五 药材米炒技术 ... 111

任务六 药材土炒技术 ... 115
实训八 加固体辅料炒操作（米炒、土炒） ... 119

任务七 药材砂炒技术 ... 120
实训九 加固体辅料炒操作（砂炒） ... 127

任务八 药材蛤粉炒技术 ... 129

任务九 药材滑石粉炒技术 ... 131
实训十 加固体辅料炒操作（蛤粉、滑石粉炒） ... 133

模块七 药材炙制技术 ... 137

任务一 酒炙技术 ... 138
实训十一 酒炙操作 ... 147

任务二 醋炙技术 ... 149
实训十二 醋炙操作 ... 157

任务三 盐炙技术 ... 158
实训十三 盐炙操作 ... 165

任务四 蜜炙技术 ... 167
实训十四 蜜炙操作 ... 173

任务五 姜炙技术 ... 175
实训十五 姜炙操作 ... 178

任务六 油炙技术 ... 179

模块八 药材煅制技术 ... 191

任务一 明煅技术 ... 191

任务二 煅淬技术 ... 198

任务三 闷煅技术 ... 203
实训十六 煅制操作 ... 207

模块九 药材蒸煮燀技术 ··· 213

任务一 药材蒸制技术 ·· 213
实训十七 蒸制操作 ··· 222
任务二 药材煮制技术 ·· 224
实训十八 煮制操作 ··· 229
任务三 药材燀制技术 ·· 230
实训十九 燀制操作 ··· 235

模块十 药材复制技术 ··· 240

模块十一 药材其他炮制技术 ··· 246

任务一 制霜技术 ·· 246
学习活动一 去油制霜 ··· 246
学习活动二 渗析制霜 ··· 252
学习活动三 升华制霜 ··· 253
实训二十 制霜操作 ··· 255
任务二 烘焙技术 ·· 257
任务三 煅制技术 ·· 259
实训二十一 煅制操作 ··· 262
任务四 提净技术 ·· 264
任务五 水飞技术 ·· 266
实训二十二 水飞操作 ··· 269
任务六 干馏技术 ·· 270
任务七 发酵技术 ·· 272
实训二十三 发酵操作 ··· 275
任务八 发芽技术 ·· 276

参考答案 ·· 282

上 篇

中药炮制技术基础知识

模块一

绪 论

学习目标

知识目标
1. 中药炮制技术的基本概念。
2. 中药炮制在古代的不同表达方式。
3. 中药炮制常用的辅料；中药炮制应该遵循的法律规范。

技能目标
能用简单方法区别中药材、中药饮片、直服饮片。

中药炮制技术被列入我国首批"国家级非物质文化遗产代表性项目名录"，是制备中药饮片的一门传统制药技术。中药炮制技术是根据中医药理论，按照中医医疗、中药调配以及中药制剂的不同需要，结合药材自身性质将中药材制成中药饮片的一整套制药技术。

本模块包括四个任务，主要讨论中药炮制技术的基本含义、中药炮制技术的发展简介、中药炮制法律规范简介和中药炮制辅料。

任务一 中药炮制技术的基本含义

情境引入

中药炮制，历史上又称"炮炙""制造""修治""修制""修事""修合""合和""治削"等。从字义上来看，"炮"和"炙"都离不开火，而这两字仅代表中药整个加工处理技术中两种使用火处理的方法。为了既保持原意，又能较广泛包括药材的各种加工技术，现代多用"炮制"一词。通常认为，"炮"代表各种与加热有关的加工处理技术，而"制"则代表各种更广泛的加工处理方法。

一、中药炮制技术概念

药材必须净制后方可进行切制或进一步的炮制等处理，其成品统称为饮片。药材经过炮制后制得的饮片可直接用于中医临床或制剂生产使用，是供中医临床调剂及中成药生产的配方原料。药材必须经过炮制成饮片后才能入药是中医临床用药的一个特点，也是中医药学的一大特色。

二、中药炮制技术基本任务

在继承中药传统的炮制技术和理论的基础上，应用现代科学技术探讨炮制原理，改进炮制工艺，制定饮片质量标准，以提高中药饮片质量，保证临床用药的安全有效。

中药的类别很多，品种繁杂，各地炮制方法也不甚一致。由于历史条件的限制，炮制工艺多属于手工业作坊生产，尚难适应先进工业化的生产，因此通过研究炮制技术、改进炮制工艺，在保证质量的基础上提高生产效率，使之适应生产的需要。

任务二　中药炮制技术的发展简介

情境引入

中药炮制技术是随着中药的发现和应用而产生的，有了中药就有了中药的炮制，其历史可追溯到原始社会。古人药食同源，在劳动和寻找食物过程中积累了初步的药物知识，同时也创造了药物的加工炮制方法。

一、中药炮制技术的产生

1. 中药的发现和应用

人类为了生活、生存必须劳动生产，以获取食物。人们有时误食某些有毒植物和动物，以致发生呕吐、泄泻、昏迷，甚至于死亡，有时吃了之后使自己疾病减轻或消失，这种感性知识积累多了便成了最初的药物知识。随着医药技术的进步，为了更好地发挥药效作用，人们会把这些天然药物进行一定的采集加工以利于应用。

2. 火的出现和应用

人类对火的应用，为早期中药采用高温处理的"炮炙法""药炒法"的出现创造了基本条件。"炮""炙"均源于食物加工，中药炮制的源头就在于食物的炮生为熟。

3. 酒的发明与应用

酒是用于炮制中药的重要辅料和制药溶媒之一。酒的发明与应用，在我国非常久远。人们直接用酒来医病，或用作制药的溶剂制成"药酒"对抗疾病。酒的发明与应用丰富了用药经验并被引用于炮制药材，从而产生了辅料制法，充实了药材炮制的内容。

4. 陶器的发明与应用

在我国仰韶文化时期，就有了砂锅、陶罐等烹饪器和储存器，为早期中药炮制的蒸制、煮制以及存放中药汤剂等创造了必要的工具条件。陶器的发明和应用极大丰富和拓展了中药炮制的内容。

由此可知，中药炮制技术的产生和发展，既非一个时代所产生，又非某一个人所独创，而是我们的祖先在长期生产、生活实践以及中药应用中总结出来的。

二、中药炮制技术的发展概况

中药炮制是我国历代医药学家在长期医疗活动中逐步积累和发展起来的一项独特的制药技术，有悠久的历史和丰富的内容，是中医用药的特点所在。随着现代科学技术的发展，中药炮制技术也在不断摸索中前进。中药炮制技术的发展阶段、古代中药炮制技术重要文献如下。

1. 中药炮制技术的发展阶段（见表1-1）

表1-1　　　　　　　　　中药炮制技术的发展阶段

发展阶段	时期	主要特点	重要文献
起源时期	原始社会	清洗、打碎、掰成小块或锉、捣为粗末等简单零星的加工方法	—
充实时期	殷商—春秋战国（秦）时期	出现了我国最早的医方书，记述包括净制、切制、水制、火制、水火共制等炮制内容。从《黄帝内经》中可以看出已经重视有毒药物的炮制	《五十二病方》《黄帝内经》
行业形成时期	汉—唐代末期	专用术语出现"炮炙"："有须烧炼炮炙，生熟有定"；炮制通则形成；炮制专著问世	《金匮玉函经》《本草经集注》《雷公炮炙论》
理论归纳时期	宋—清初期	中药炮制理论逐步系统化	《本草蒙筌》《本草纲目》《炮炙大法》
技术革新时期	清代	炮制品种和技术进一步扩大应用	《修事指南》
继承发扬时期	现代	炮制文献研究整理及工艺质量等的综合研究，使炮制理论和技术更趋完善	《中药炮制经验集成》《历代中药炮制资料辑要》《历代中药炮制法汇典》《全国中药炮制规范》

2. 古代中药炮制技术重要文献简介（见表1-2）

表1-2　　　　　　　　　　古代中药炮制技术重要文献

书籍名称	成书时期	作者	主要特点
《五十二病方》	不晚于西汉	—	我国医药史上现存最早记载中药炮制内容的医方书，该书提出了"止血者燔发"，收载有"炮、炙、燔、煅、熬"等炮制术语（方法）
《雷公炮炙论》	南北朝刘宋时期	雷敩	我国历史上第一部中药炮制专著。该书在总结前人炮制技术的基础上，又将相关的炮制作用辑录于书中来指导后世的药材炮制，其中许多炮制方法至今仍有指导意义
《本草蒙筌》	明代	陈嘉谟	该书较为系统地阐述了辅料的作用："酒制升提，姜制发散。入盐走肾脏，仍仗软坚；用醋注肝经，且资住痛"。该书首创按炮制方法的工艺归类，提出了三类分类方法，即火制、水制、水火共制，概括了炮制程度对质量的影响
《炮炙大法》	明代	缪希雍	我国历史上第二部中药炮制专著。该书收载了439种药材的炮制方法，用简明的笔法叙述各种药材的出处、采集时间、优劣鉴别、炮制辅料、操作程序及药材贮藏，并将前人的炮制方法归纳为"雷公炮炙十七法"
《修事指南》	清代	张仲岩	我国古代第三部中药炮制专著。该书收录药材232种，较为系统地叙述了各种炮制方法，其中多来源于《证类本草》和《本草纲目》，但作者作了进一步归纳、整理，条分缕析，较为醒目。作者认为炮制在中医药行业中地位非常重要

任务三　中药炮制法律规范简介

《中华人民共和国药品管理法》（以下简称《药品管理法》）明确规定，中药饮片应当按照国家药品标准炮制；国家药品标准没有规定的，应当按照省、自治区、直辖市人民政府药品监督管理部门制定的炮制规范炮制。省、自治区、直辖市人民政府药品监督管理部门制定的炮制规范应报国务院药品监督管理部门备案。

一、国家标准

《中华人民共和国药典》（以下简称《中国药典》）自1963年版一部开始收载中药及中药炮制品，正文中规定了饮片生产的工艺流程、成品性状、用法、用量等，附录设有"中药炮制通则"专篇。《中国药典》每5年修订一次，现行为2020年版。该版药典第四部收载"炮制通则（0213）"，对常见炮制方法及基本操作做了明确规定。

【知识链接】

为进一步规范中药饮片炮制，健全中药饮片标准体系，促进中药饮片质量提升，根据《药品管理法》《中共中央 国务院关于促进中医药传承创新发展意见》有关规定，国家药监局组织国家药典委员会制定了《国家中药饮片炮制规范》，属于中药饮片的国家药品标准。

二、部颁标准

《全国中药炮制规范》由原卫生部药政局委托中国中医研究院牵头组织有关单位及人员编写而成，于1988年出版，为部级中药饮片炮制标准（暂行）。该书主要精选全国各省、自治区、直辖市现行使用的炮制品及其最合适的炮制工艺，还有相适应的质量要求，尽力做到理论上有根据、实践上行得通，每一炮制品力求统一工艺。附录中收录了"中药炮制通则"及"全国中药炮制法概况表"等。

三、省级炮制规范

由于中药炮制具有较多的传统经验和地方特色，在有些炮制工艺还不能全国统一时，为了保留地方特色，各省、自治区、直辖市先后制定了适合本地的质量标准，如中药饮片炮制规范、中药材质量标准等。各炮制规范除了某些传统工艺外，应尽量与《中国药典》和《全国中药炮制规范》相一致，如有不同之处，应执行《中国药典》和《全国中药炮制规范》等国家级及部（局）级的有关规定。只有在国家与部（局）级标准中没有收载的品种或项目的情况下，才能制定适合本地的标准，同时应将地方标准报国务院药品监督管理部门备案。

根据国家药监局关于实施《国家中药饮片炮制规范》有关事项的公告要求，自《国家中药饮片炮制规范》颁布之日起，设置12个月的实施过渡期，各省级药品监督管理部门应当根据《国家中药饮片炮制规范》及时调整各省级中药饮片炮制规范目录，废止与《国家中药饮片炮制规范》中品名、来源、炮制方法、规格均相同品种的省级中药饮片炮制规范。

任务四 中药炮制辅料

一、中药炮制辅料含义

在炮制过程中使用的具有辅助主药达到炮制目的的附加物料称为中药炮制辅料。它可与主药起协同作用而增强疗效，或降低毒性，或减轻不良反应，或影响主药理化性质，或作为主药的中间传热体等作用。

二、中药炮制辅料分类

中药炮制辅料按照使用时的形态，一般分为液体辅料及固体辅料两类。

1. 常用的液体辅料

常用的液体辅料有酒、醋、蜂蜜、姜汁、食盐水、食用油脂等，常用液体辅料的作用及其常制中药见表1-3。

表1-3　　　　　　　　　　常用液体辅料的作用及其常制中药

	常用液体辅料					
	酒	醋	蜂蜜	姜汁	食盐水	食用油脂
作用	活血通络，祛风散寒，引药上行，矫味矫臭	引药入肝，理气止血，行水消肿，散瘀止痛，矫臭矫味，解毒	补中润燥，解毒止痛，矫味矫臭	发表散寒，温中止呕，开痰，解毒	软坚散结，强筋骨，清热凉血，解毒，防腐，矫味	降毒，使药材酥脆
常制中药	黄芩、黄连、大黄、当归、白芍等	延胡索、甘遂、柴胡、香附等	甘草、麻黄、百部、马兜铃等	厚朴、竹茹、半夏、黄连等	杜仲、黄柏、知母、车前子等	马钱子、地龙、豹骨等

2. 常用的固体辅料

常用的固体辅料有稻米、麦麸、河砂、土粉、蛤粉、滑石粉等，常用固体辅料的作用及其常制中药见表1-4。

表1-4　　　　　　　　　　常用固体辅料的作用及其常制中药

	常用固体辅料					
	稻米	麦麸	河砂	土粉	蛤粉	滑石粉
作用	补中益气，健脾和胃，除烦止渴，增强药效，降低刺激和毒性	健脾和胃，缓和燥性，增强疗效，矫味，赋色均匀	使药材受热均匀，使药材质地酥脆，降低毒性	温中和胃，止血止呕，补脾止泻，降低刺激性，增效	去腥气，增强疗效	清热解暑，降毒，矫味，使药材受热均匀
常制中药	党参、斑蝥	枳壳、僵蚕、苍术	骨碎补、狗脊	白术、当归、山药	阿胶	鱼鳔胶、刺猬皮

目标检测

一、填空题

1. 中药炮制是随着_____而产生的，有了中药就有了炮制，其历史可追溯到_____。

2. 药材必须经过_____才能入药，药材必须经过炮制成_____后才能入药是中医临床用药的一个特点。

3. 中药炮制辅料按照使用时的形态，一般分为_____和_____两类。

4. 陈嘉谟在《本草蒙筌》中提出，酒制_____，姜制_____，入盐走_____，用醋注_____。

5. 中药炮制在古代又称_____、_____、_____等。

二、单项选择题

1. 我国古代第一部中药炮制专著是（　　）。
   A. 《神农本草经》　　　　B. 《本草纲目》
   C. 《雷公炮炙论》　　　　D. 《修事指南》
   E. 《炮炙大法》

2. 将前人的炮制方法归纳为"雷公炮炙十七法"的是（　　）。
   A. 缪希雍　　　　　　　　B. 雷敩
   C. 陈嘉谟　　　　　　　　D. 孙思邈
   E. 张仲岩

3. 我国现存最早记载中药炮制内容的医方书是（　　）。
   A. 《神农本草经》　　　　B. 《五十二病方》
   C. 《新修本草》　　　　　D. 《证类本草》

4. 中药炮制技术革新时期是（　　）。
   A. 汉代　　　　　　　　　B. 唐代
   C. 宋代　　　　　　　　　D. 明代
   E. 清代

5. 传统炮制理论认为药材经盐制后可引药入（　　）。
   A. 胃经　　　　　　　　　B. 肝经
   C. 肾经　　　　　　　　　D. 肺经
   E. 脾经

6. 下述不属于液体辅料酒的作用的是（　　）。
   A. 祛风散寒　　　　　　　B. 引药上行
   C. 矫臭矫味　　　　　　　D. 增强补脾益气
   E. 活血通络

三、多项选择题

1. 中药炮制的产生条件是（　　）。
   A. 中药的发现　　　　　　B. 火的使用
   C. 酒和陶器的发明与使用　D. 中药的应用

2. 蜂蜜的作用是（　　）。

A. 矫臭矫味　　　　　　B. 补中

C. 润燥　　　　　　　　D. 解毒

E. 止痛

3. 我国古代中药炮制专著有（　　）。

A 《雷公炮炙论》　　　B.《本草纲目》

C.《修事指南》　　　　D.《炮炙大法》

E.《神农本草经》

4. 下列辅料中不具有解毒作用的辅料有（　　）。

A. 酒　　　　　　　　　B. 醋

C. 麦麸　　　　　　　　D. 姜汁

E. 蜂蜜

5. 下列属于中药饮片炮制规范的有（　　）。

A.《中华人民共和国药典》

B.《全国中药炮制规范》

C.《药品生产质量管理规范》（GMP）

D.《雷公炮炙论》

E.《安徽省中药饮片炮制规范》

四、名词解释

1. 中药炮制技术　　2. 中药炮制辅料

五、简答题

1. 我国古代的中药炮制专著有哪几部？说明著作的名称、作者及成书时期。
2. 中药炮制常用的液体辅料有哪些？
3. 汉—唐代末期，中药炮制技术发展的主要特点以及重要文献有哪些？
4.《雷公炮炙论》的作者是谁？主要特点是什么？

模块二 中药炮制的目的及对中药化学成分的影响

 学习目标

知识目标

1. 中药炮制的目的。
2. 含生物碱、苷、挥发油等化学成分药材的炮制原则。
3. 中药炮制的传统制药原则。

技能目标

说出炮制草乌、川乌、巴豆、蓖麻子降低或消除其毒副作用的机理。

中药在调剂或者制剂之前，必须先进行炮制，才能保证临床应用安全有效。在炮制过程中，不同的炮制方法和辅料可能对药物本身所含的化学成分产生一定的影响。

本模块包括两个任务，主要讨论中药炮制的目的及炮制对中药化学成分的影响。

任务一 中药炮制的目的

中药主要来源于自然界的植物、动物和矿物等，有野生的也有种植或养殖的。这些原药材在采收后，经过产地加工而成为中药材，但它们或个体粗大、质地坚硬，或含有泥沙杂质及非药用部位，或具有较大的毒副作用等，一般不可直接用于制剂和临床，需要经过加工炮制，使之成为饮片后方能应用。中药所含化学成分复杂，疗效多样，因此中药炮制的目的也是多方面的。由于炮制方法不同，一种中药往往可同时具有多种作用，这些作用虽有主次之分，但彼此之间又有密切的联系。一般认为，中药炮制的目的有以下几个方面。

一、降低或消除中药的毒性或副作用

1. 毒性方面

中药毒性的概念与内涵十分复杂，既包含了现代药学意义上的毒理毒性，即使用后容易

引起的毒性反应，又包含了古代文献所称的"毒"性，即中药特殊的偏性。中药的毒性是中药药性的一部分，其与气味和归经一样，与中药的功能主治有密切关系。如果使用不当，或中药毒性过大，则容易引起人体的毒性反应。这类药材虽有较好的疗效，但直接应用于临床则毒性或副作用较大，而通过炮制，可以降低其毒性或副作用。

如对川乌、草乌、附子、半夏等毒剧中药，各代都有许多解毒的炮制方法，或浸渍，或漂洗，或清蒸，或单煮，或加入辅料共同浸渍、蒸、煮、炒等。研究表明，乌头中的乌头类生物碱及其降解产物具有较强的强心、解热、镇痛、镇静等作用，炮制后既可保证其临床疗效，又可明显降低毒性。又如苍耳子一类含有毒性蛋白质的中药，经过加热炮制后，其中所含毒性蛋白质因受热变性，从而达到降低毒性的目的。

【思政引领】

刘香保是中药炮制流派"建昌帮"的第十三代传人，深谙附子祛毒古法炮制。这种古法炮制极其繁复，即使他已经从事炮制附子50多年，仍然不敢有任何马虎。

首先需要先把附子清洗浸泡12回，共耗时4天。然后文火慢煨附子，至少需要一天一夜，拿两个附子对着敲击，如果传出空响，说明大部分毒性已褪，才可以进行下一步。经过火煨的附子，需先晾晒一天，再放到木甑内，隔水坐锅，连续蒸14个小时。如此这般，附子才能从毒药完美地蜕变成良药。像刘香保这样的传承人已经越来越少，传统中药炮制需要传承，更需要新一代的中药人齐心努力。

2. 副作用方面

中药炮制也可除去或降低药材的副作用。如汉代张仲景在《金匮玉函经》中记载，麻黄"生则令人烦，汗出不可止"。说明麻黄生用有"烦"和"出汗不止"的副作用，用时"皆先煮数沸""去上沫"，便可除去其副作用。明代李时珍在《本草纲目》中记载，"干漆要炒熟，不尔损人伤胃"，表示干漆要通过炒或煅等制法除去其副作用。如苍术中的挥发油具有"燥性"，通过麸炒，可以除去其中的部分挥发油，缓和"燥性"。又如临床上遇到失眠、心神不安而又大便溏稀的病人，此时需用柏子仁宁心安神。但生柏子仁有滑肠通便的副作用，服后可使病人发生腹泻，此时可将柏子仁压去油脂制成柏子仁霜应用，以消除其副作用。

【知识链接】

中药的毒性一般指中药对机体的损害性，有毒药服用后可能产生中毒反应。有毒药一般指安全范围小、人服用后易中毒的药。无毒药则指安全范围大、人服用后不易中毒的药。

中药的副作用一般指中药所产生的，与治疗目的无关的作用。副作用不利于治疗（服用后产生结果不是临床上需要的）或不利于服用（服用后引起恶心、呕吐、腹痛、对咽喉有刺激性等作用）。

二、改变或缓和中药的性能

中药的性味主要是以寒、热、温、凉（即"四气"）和辛、甘、酸、苦、咸（即"五味")来表示的。性味偏盛的中药，常有一些副作用。太寒伤阳，太热伤阴，过辛损津耗气，过酸损齿伤筋，太苦伤胃耗液，太甘生湿助满，太咸助痰湿。除了配伍可以改变或缓和药性外，中药经过炮制，也可以改变或缓和中药偏盛的性味，以达到改变中药作用的目的。

1. 改变药性

如生甘草，性味甘凉，具有清热解毒、清肺化痰的功效，常用于咽喉肿痛、痰热咳嗽、疮痈肿毒。炙甘草性味甘温，善于补脾益气、缓急止痛，常入温补剂中使用。

2. 缓和药性

如补骨脂、益智仁等药生品辛温而燥，容易伤阴，经过盐炙后，可缓和其辛燥之性。又如大黄、黄连等药，经过酒炙后，能缓和其苦寒之性。

三、增强中药疗效

中药炮制是增强中药疗效的有效途径和重要手段。中药的药效成分能否较好地从饮片组织细胞内溶解释放出来，将直接关系到药效成分的溶出，从而影响疗效。许多中药经炮制以后其药效成分溶出率往往高于原药材，这与药材在切制过程中产生变化有关，如细胞破损、比表面积增大等，可加快药效成分浸润与渗透、解析与溶解、扩散等过程的速率。

1. 有效成分易于溶出和吸收

中药经过炮制后，所含的有效成分易于溶出和吸收，从而增强疗效。如种子类中药传统的炮制方法是"逢子必炒"，其原理就是种子经过炒制后，其表皮（种皮）爆裂，里面的有效成分易于溶出，从而增强了疗效。

2. 与辅料的协同作用

一些中药加辅料炮制后，因辅料的协同作用，增强了疗效。如款冬花、紫菀等化痰止咳类药经过蜜炙后，蜂蜜因能甘缓益脾、润肺止咳，故增强了中药的润肺止咳的疗效。又如延胡索经过醋炙后，所含的有效成分生物碱可与醋酸结合成易溶于水的醋酸盐，煎煮时易于溶出，从而增强了疗效。

【知识链接】

明代《医宗粹言》写道："决明子、萝卜子、芥子、苏子、韭子、青葙子，凡药用子者俱要炒过，入煎方得味出。"这便是"逢子必炒"的根据和用意。因为种子有坚硬外壳，不易煎出有效成分；炒后表皮爆裂，有效成分易于煎出，提高了中药疗效。

四、改变或增强中药的作用趋向

中药的作用趋向是以升、降、浮、沉来表示的。中药通过炮制，可以改变其升、降、浮、沉的特性。如莱菔子味辛、甘，性平偏温，作用升浮，但作为种子，其质量沉降，古人认为，该药能升能降。生莱菔子，升多于降，用于涌吐风痰；炒莱菔子，降多于升，用于降气化痰，消食除胀。

炮制辅料对中药作用趋向的影响至关重要，一般来说，经酒、姜汁炙，能升浮，经醋、盐炙能沉降，引药下行，而且醋炙能入肝，盐炙能入肾。例如，大黄性苦寒，作用趋向沉降，经酒炙后，借酒的升浮作用，引药上行，能清上焦实热。

五、改变或增强中药对作用部位的疗效

中药对疾病作用的部位，常以经络脏腑来归纳。中药对某些脏腑和经络的作用强，即中药归某经。一种中药因成分复杂，作用部位较多，常常归入数经，根据临床需要，可以通过炮制，使其归入某一经，以增强疗效。如益智仁可归脾、肾二经，具有温脾止泻、固精缩尿的功效，经盐炙后则主要入肾经，专用于固精缩尿。又如柴胡可入心、肝、三焦、胆经等四经，通过醋炙后，专入肝经，以增强疏肝止痛的作用。

六、便于调剂和制剂

1. 调剂

调剂过程需要按处方分称剂量药材，经水制软化，切制成一定规格的片、丝、段、块后，可便于调剂时分剂量、配药方。质地坚硬的矿物类、甲壳类及动物化石类药材，一般不易粉碎和煎出其药效成分，不便于制剂和调剂，因此必须通过加热等处理，使其质地酥脆而便于粉碎。如砂烫醋淬龟甲、鳖甲，蛤粉烫阿胶，煅寒水石，煅淬代赭石、自然铜等。药材在质坚变为酥脆的同时，也可增加其药效成分的溶出，有利于中药在体内的吸收。如阿胶生品质硬脆，受热易粘连，蛤粉炒制后质地酥脆，易于粉碎与制剂。又如龟甲经砂烫醋淬后，其热水溶出率约增加到原来的6倍。

2. 制剂

药材经炒、煅等加热方法炮制后便于粉碎和提取有效成分，如有些药材粉碎后直接入药制成散剂、片剂、胶囊剂等，有些药材需经过提取有效成分后入药。

七、便于贮存及保存药效

1. 中药经过干燥处理，使中药含水量降低，可避免霉烂变质，有利于贮存。
2. 一些昆虫类、动物类中药经过热处理，如蒸、炒等能杀死虫卵，防止孵化，便于贮存，如桑螵蛸等。
3. 植物种子类中药经过蒸、炒、焯等的加热处理，能终止种子发芽，便于贮存而不变质，如苏子、莱菔子等。
4. 加热处理可杀酶保苷，如黄芩、杏仁等。

【知识链接】

中药炮制传统的制药原则可归纳为：相反为制，相资为制，相畏（或相杀）为制，相恶为制。其具体方法为：制其形，制其性，制其味，制其质。

相反为制是指利用药性相对立的辅料（包括中药）来制约中药的偏性或改变药性，如

酒制大黄。

相资为制是指用药性相似的辅料或某种炮制方法来增强药效,如盐制知母。

相畏(或相杀)为制是指利用某种辅料来炮制中药,以制约该中药的毒副作用,如生姜杀半夏、南星毒。

相恶为制是指利用某种辅料或某种方法来减弱中药的烈性,如米泔水制苍术。

八、矫正不良气味,便于服用

一些动物类、树脂类和其他有特异不快臭味的中药,常难以口服,服用后常使人产生恶心、呕吐、心烦等不良反应,采用漂洗、酒炙、醋炙、蜜炙、麸炒等法炮制,以矫臭矫味,便于服用。如地龙、乌梢蛇生品具有腥臭气,经酒炙后可矫臭、矫味;乳香、没药生品的气味浓烈,通过醋炙,可以除去部分挥发油,从而缓和刺激性气味,达到利于服用的目的。

九、提高中药净度,确保用药质量

中药在采收、运输、贮存保管等各环节中,常会混入泥沙、非药用部位等杂质,或混有一些霉烂、虫蛀等变质品。为了增进疗效,保障用药安全有效,必须将混杂的各种杂质、非药用部位、霉败变质的中药除去,以提高中药的净度,确保用药质量。如采用净选、清洗、水飞、提净、升华制霜等炮制方法,提高中药的净度。

十、产生新功效,扩大中药使用范围

例如,生地黄经过蒸制成熟地黄后,产生了滋阴补血的新功效,可用于血虚诸症。荆芥生用疏风解表,炒炭止血,可用于各种出血。

十一、产生新中药,扩大中药来源

例如,生品不能药用的头发和棕榈,经过闷煅成炭后,均产生了止血作用。稻谷、麦子等经过发芽后,其淀粉、蛋白质分解成单糖和氨基酸,产生了消食健脾的功效。

综上所述,一种中药有多种炮制方法,如山楂根据不同的临床需要有生用饮片、炒黄、炒焦及炒炭等四种炮制方法。同时一种炮制方法可能有几个方面的目的,如山楂经炒焦后,不仅可以减弱其酸味,而且可以增加苦味,增强了消食止泻的功效。又如乳香经醋炙后,可缓和其刺激性,能矫臭矫味,利于服用,还便于粉碎,增强其活血止痛、收敛生肌的功效。

任务二 炮制对中药化学成分的影响

中药的化学成分是其发挥疗效的物质基础。中药的化学成分组成相当复杂,这些成分的

作用是综合性的，有些起协同作用，有些起对抗作用，有些甚至是有毒的成分。中药经过炮制，其物理性质和化学性质会发生改变。了解中药炮制前后化学成分的变化，特别是有效成分的变化，对探讨其炮制原理、提高中药质量、保证用药安全具有重要意义。中药炮制对中药主要成分（药理作用不明确，但在该药中含量较高的成分）、有效成分（又称活性成分）的影响，主要有以下几个方面。

一、含生物碱类中药

1. 含生物碱类中药的基本特性

生物碱是一类存在于生物体内，具有复杂结构的含氮有机化合物。生物碱通常具有广泛生理活性，是中药中十分重要的成分。当一种中药含有生物碱时，很少只含一种，往往含有几种甚至几十种之多，由于生长地区、采集季节的不同，它们的生物碱含量往往也有很大差别。

含生物碱类中药，水处理时其成分易流失，加热能破坏所含生物碱。用酸性辅料处理，能使生物碱形成盐，增大成分的溶解率。鞣质能与生物碱形成难溶于水的化合物。

（1）水制。水处理可使生物碱溶解于水而降低含量，从而影响中药疗效，如槟榔、半夏。

（2）加热制。生物碱不耐热，故加热可能破坏生物碱而使药效降低，如山豆根；同时，加热也可能使生物碱所表现的毒性降低，如马钱子。

（3）辅料制。酒、醋是常用辅料，酒既有极性溶剂的性质，又有非极性溶剂的性质，游离生物碱或其盐类都较易溶于酒中，所以中药经过酒制后可以提高生物碱的溶出率，从而提高中药的疗效。如黄连经酒炙后，小檗碱及总生物碱的溶出率明显高于生品。醋是弱酸，能与游离生物碱成盐，醋酸盐更易于被水溶出，有助于提高疗效。如延胡索止痛和镇静作用的主要成分是四氢帕马丁、延胡索甲素等生物碱，常以游离形式存在于中药中，难溶于水，但醋制后生成醋酸盐，在水中溶解度增加，从而增强其止痛效果。

2. 含生物碱类中药炮制时应当遵循的基本原则

（1）常用酒、醋等辅料炮制，以提高疗效。因为这些辅料能增强生物碱的溶解性。

（2）所含成分易溶于水的中药，在水处理时，应尽可能采用少泡多润的原则，以减少损失、保证药效，如槟榔。

（3）遇热活性降低的药物，宜生用，如石榴皮、龙胆草、山豆根。

（4）有些有毒生物碱成分，在高温下不稳定而产生水解、分解等变化，可利用加热炮制降低含量，使毒性降低，如乌头。

二、含苷类中药

1. 含苷类中药的基本特性

苷是一种由糖与苷元缩合而成的复杂化合物。含有苷类成分的中药，通常同时含有相应的专一分解苷的水解酶，在一定温度或湿度下，酶即产生活力，促使各种苷类化合物的水解。苷广泛地分布在植物体中，尤其在果实、树皮和根部最多。

含苷类的中药，水处理时可能出现苷类成分水解的现象，加热或蒸煮能使药物中专一的水解酶灭活，使用酸性辅料能促进苷类成分水解。

（1）水制。苷易溶解于水，使其降低含量，从而使药效降低；易于水解，使其成分变得复杂，从而使药效难于把握。

（2）加热制。苷类成分一般加热不会破坏，但加热温度较高时仍会被破坏，从而使药效降低或改变，且加热可使共存的酶因变性而失去活性。

（3）辅料制。醋因具有酸性而易使苷水解，使成分变得复杂，药效难于把握。

2. 含苷类中药炮制时应当遵循的基本原则

（1）不用常规水处理法处理。

（2）常用酒作辅料，提高溶解度，如黄芩。

（3）一般少用或不用醋处理，以免增加成分复杂性，且降低了苷的含量。

（4）常用炒、蒸、烘、焯或暴晒的方法破坏或抑制酶的活性，保存药效。

三、含挥发油类中药

挥发油又称精油，是存在于植物体内的一类具有挥发性、可随水蒸气蒸馏且与水不相混溶的油状液体。挥发油一般具有芳香性，在常温下可以自行挥发而不留任何油迹，大多数比水轻，在水中的溶解度极小，溶于非极性有机溶剂及脂肪油中，70%以上的乙醇中可全溶。

1. 含挥发油类中药的基本特性

挥发油通常是一种具有治疗作用的成分，具有特殊气味和辛辣感，在常温下能挥发。

（1）水制。常规水处理不会影响，但若中药含水较多，且堆积时间较长，则挥发油会因中药"冲烧"而产生变异，同时挥发加速。

（2）加热制。加热可促进挥发油挥发，从而降低药效；加热可使挥发油产生化学变化，改变其性质（如折光率），从而改变药效。如生姜制成"煨姜"，其功效产生变化。

（3）辅料制。若加热，可使挥发油随液体辅料的水分挥发而挥发，降低中药中挥发油的含量，从而降低药效或减少副作用。具有吸附力的固体辅料可吸附挥发油，降低中药中挥发油的含量，从而降低药效，如麸炒苍术。

2. 含挥发油类中药炮制时应当遵循的基本原则

（1）尽量少加热或不加热，宜阴干，加水处理宜"抢水洗"。

（2）所含挥发油若有毒性或有强烈的刺激性，通过加热炮制可大部分除去，有利临床应用，如乳香、苍术。也可以利用具有吸附性的辅料炮制，使刺激性降低，如苍术用麦麸炒，可以明显降低其刺激性。

四、含鞣质类中药

1. 含鞣质类中药的基本特性

鞣质是一类复杂的酚类化合物，具有涩味和收敛性。在医疗上常作为收敛剂，用于止血、止泻、烧伤等。

（1）水制。可溶解于水而降低含量，从而药效减弱。

（2）加热制。可以采用高温加热，使其他成分被破坏，从而使鞣质的相对含量提高。

（3）辅料制。能溶于乙醇中，故辅料炮制时多用酒制，以增强疗效；鞣质与生物碱会形成难溶于水的盐。

2. 含鞣质类中药炮制时应当遵循的基本原则

（1）用水处理时防止成分损失，如地榆、虎杖、石榴皮等。

（2）避免暴露于日光和空气中，如槟榔、白芍等切片时，露置空气中有时泛红，是其所含鞣质氧化成鞣红所致。

（3）高温处理对鞣质影响不大，但需要掌握适当火候，如大黄炒炭，蒽苷含量减少，鞣质变化不大，泻下作用缓和，收敛作用增强。

（4）炮制时忌铁器，避免鞣质与铁发生沉淀反应。

五、含有机酸类中药

有机酸广泛存在于植物药中，尤其是未成熟的果实中含量高。含有机酸类中药炮制时应当遵循以下基本原则。

1. 低分子的有机酸多能溶于水，故宜少泡多润，以免成分损失。

2. 有些有机酸能与生物碱成盐，利于药效发挥，如吴茱萸制黄连。

3. 具有强烈酸性的有机酸，对口腔、胃的刺激性大，加热处理可破坏一部分，使其酸性降低，如山楂。

六、含油脂类中药

油脂类通常具有润肠通便或致泻等作用，有的作用剧烈，有一定毒性。这类中药经加热使油脂由生变熟或经压榨除去部分油脂类成分，可以避免滑肠致泻或降低毒副作用。例如，柏子仁去油制霜降低或消除滑肠作用；瓜蒌仁制霜除去令人恶心呕吐之弊，适用于脾胃虚弱患者。

七、含树脂类中药

树脂类一般不溶于水，而溶于乙醇等有机溶媒中。含树脂及树脂类中药炮制时应当遵循以下基本原则。

1. 常用酒、醋处理，可提高溶解度，增强疗效。

2. 加热炮制可增强某些中药的疗效，如藤黄。但温度过高，使树脂变性，反而会影响其疗效，如乳香、没药。

八、含蛋白质、氨基酸类中药

含蛋白质、氨基酸类中药炮制时应当遵循以下基本原则。

1. 有毒蛋白质可通过加热处理，使毒性蛋白变性而消除毒性，如巴豆、白扁豆。
2. 有效蛋白质应避免加热，如雷丸、天花粉以生用为宜。
3. 某些蛋白质经加热处理，产生一系列变化生成新物质，从而具有治疗作用。如鸡蛋黄、黑大豆等经过干馏，能得到含氮的吡啶类、卟啉类衍生物而具有解毒、镇痉、止痒、抗菌、抗过敏的作用。

蛋白质能与许多蛋白质沉淀剂（如鞣质、重金属盐等）产生沉淀，因此一般不宜和鞣质类的中药一起加工炮制。酸碱度对蛋白质和氨基酸的稳定性、活性影响很大，加工炮制时也应根据中药性质妥善处理。

九、含糖类中药

糖是多羟基醛或多羟基酮及其衍生物、聚合物的总称。糖类成分在自然界中分布极广，是植物细胞与组织的重要营养物质和支持物质。糖类在植物体内存在的种类有很多，根据其能否水解和相对分子质量的大小分为单糖、寡糖和多糖，随着研究的深入，中药含有的糖类成分及其衍生物的生物活性愈来愈引起人们的注意。例如，柿霜中的甘露糖，为治疗小儿口疮的良药；黄芪多糖、山茱萸多糖、茯苓多糖、香菇多糖等成分，表现出明显的提高机体免疫功能作用及较广泛的抗癌活性；近年有研究表明，麻黄多糖与麻黄的宣肺平喘作用具有一定相关性。

单糖及小分子寡糖易溶于水，在热水中溶解度更大。多糖难溶于水，但能被水解成寡糖、单糖。因此，在炮制含糖类成分的中药时，一般应尽量少用水处理，必须用水浸泡时要少泡多润，尤其要注意与水共同加热的处理。

糖与苷元可结合成苷，故一些含苷类中药在加热处理后，可分解出糖，如生地黄制成熟地黄后甜度增加，何首乌制后还原糖含量增加，都与糖类成分变化有关。

十、含无机成分中药

无机成分广泛存在于中药中，以矿物药和贝壳类中药最多。矿物类中药炮制时应当遵循以下基本原则。

1. 矿物类中药采用煅制方法，可改变其物理性状，易于粉碎，有利于有效成分的煎出，更有利于其在胃肠道的吸收，增强疗效，如自然铜、代赭石等。
2. 含结晶水的中药煅制后失去结晶水，改变药效，如石膏、明矾等。
3. 改变化学成分，产生治疗作用。如炉甘石生品不入药用，煅制后，其成分由碳酸锌变为氧化锌，具有解毒、明目退翳、收湿止痒、敛疮的作用。

总之，中药经过不同的炮制，所含的各类成分均会发生不同程度的量变或质变，这些变化必然会影响中药的药效或毒性。同时，研究炮制对中药化学成分的影响，对探讨中药炮制原理、优选炮制工艺、制定饮片质量标准等皆有指导意义。

目标检测

一、填空题

1. 中药在_____或者_____之前，必须进行炮制，才能保证临床应用安全有效。
2. 中药炮制传统的制药原则包括_____、_____、_____、_____；具体方法为_____、_____、_____、_____。
3. 中药的性味主要是以_____、_____、_____、_____和_____、_____、_____、_____、_____来表示的。
4. 中药的毒性一般指的是_____。
5. 有毒蛋白质可以通过_____处理，使毒性蛋白变性而消除毒性。

二、单项选择题

1. 蛋白质类成分为主要有效成分的中药，不宜和下列（　　）成分的药物一起加工炮制。
   A. 含苷类 　　　　　　　B. 含鞣质类
   C. 含挥发油类 　　　　　D. 含有机酸类
   E. 含树脂类

2. 含鞣质类中药在炮制时不能用（　　）工具进行处理。
   A. 竹器 　　　　　　　　B. 铁器
   C. 木器 　　　　　　　　D. 砂锅

3. 常用炒、蒸、煮、烘等方法进行含苷类中药炮制的主要目的是（　　）。
   A. 增强药效 　　　　　　B. 缓和或改变药性
   C. 破坏或抑制酶的活性 　D. 降低毒性或减少刺激作用
   E. 产生新的功能扩大临床范围

4. 一般情况下，不宜用醋制的中药类型是（　　）。
   A. 含树脂类中药 　　　　B. 含挥发油类中药
   C. 含蛋白质类中药 　　　D. 含苷类中药
   E. 含生物碱类中药

三、多项选择题

1. 能够改变作用趋向的炮制方法包括（　　　）。
   A. 盐炙   B. 醋炙
   C. 切制   D. 酒炙
   E. 净制

2. 下列能够通过炮制降低毒性的中药包括（　　　）。
   A. 酸枣仁   B. 甘草
   C. 川乌   D. 半夏
   E. 生地黄

3. 常采用的（　　　）炮制方法起到杀酶保苷的作用。
   A. 蒸发   B. 炒法
   C. 晒法   D. 烘法
   E. 煮法

4. 不是柏子仁常用来去除副作用的炮制方法是（　　　）。
   A. 水泡漂   B. 净制
   C. 加热   D. 加辅料处理
   E. 去油制霜

四、名词解释

1. 杀酶保苷　　2. 逢子必炒　　3. 相反为制　　4. 相畏为制

五、简答题

1. 炮制的目的是什么？
2. 加热对含生物碱类中药有什么影响？
3. 含鞣质类中药炮制时应遵循的原则是什么？

模块三　中药炮制品的质量要求和贮藏保管

 学习目标

知识目标
1. 中药炮制品的外观和内在质量指标。
2. 中药炮制品常见的变异现象。
3. 中药炮制品贮藏保管的一般方法。

技能目标
1. 能使用目测方法判断中药炮制品外观质量。
2. 能列举出常见中药炮制品贮藏保管技术。

中药炮制品的质量主要取决于中药炮制加工过程和炮制品的贮藏保管。炮制方法不当，会影响中药炮制品的质量；方法得当，但贮藏保管不合理，也会影响中药炮制品的质量和疗效。

本模块包括三个任务，主要讨论中药炮制品的质量要求、中药炮制品贮藏中的变异现象以及中药炮制品贮藏保管技术。

任务一　中药炮制品的质量要求

控制中药炮制品的质量主要从外观质量和内在质量来检测。外观质量主要看饮片的净度及形色气味、包装等，外观质量指标是传统中药炮制中重点控制的项目，也是饮片厂生产进程中必须随时控制的质量控制点，中药炮制进程中，须严密观察中药变化程度。

内在质量主要是指饮片的水分、灰分、浸出物、有毒及有效成分、卫生学检查等。内在质量指标是用以判定最终成品是否符合药用要求的标准，是饮片检验必须进行的项目之一，也是药品监管的重点内容。

一、中药炮制品外观质量指标（见表3-1）

表3-1　中药炮制品外观质量指标

指标	内容
净度	净度是指中药炮制品的纯净程度，用炮制品含杂质及非药用部位的限度来表示
片型	片型是指饮片的外观形状，如片、丝、块、段等
色泽	中药饮片有其固有的颜色和光泽。生品固有的色泽发生变化则药效降低，熟片是炮制后具有固定颜色和光泽的饮片
气味	炮制品固有的气味是体现中药饮片质量的一个重要因素。芳香类中药都有浓烈的香气，一般生用。有异味的中药则须用炮制的方法除去异味，有些中药加辅料处理后还具有辅料合并的气味
包装	包装能够保护中药不受污染，便于运输和贮藏等

二、中药炮制品内在质量指标（见表3-2）

表3-2　中药炮制品内在质量指标

指标	内容
水分	水分是控制中药及其炮制品的一个基本指标，控制炮制品中的水分，对于保证炮制品的质量和贮藏保管都有重要的意义。按炮制方法及各中药的具体性状，一般炮制品的水分含量宜控制在7%~13%
灰分	灰分是将药材或饮片在高温下灼烧、灰化，所剩残留物的重量，是检测炮制品质量，特别是纯净度方面极其有用的指标。灰分包括"生理灰分"和"酸不溶性灰分"
浸出物	浸出物是炮制品用不同溶媒进行浸提，所得的干膏重量。对于那些有效成分尚不完全清楚或没有准确定量方法的炮制品，浸出物是非常有用的指标
有效成分	有效成分是控制中药炮制品质量的首选方法，主要有生物碱、苷类、挥发油等。应该制定中药炮制品中有效成分的含量标准，使炮制品质量稳定可控，以保证临床疗效
有毒成分	中药的有毒成分影响临床用药的安全。中药炮制一方面可降低其含量，另一方面可将其转化为无毒的有效成分，从而安全有效
有害物质	有害物质主要是指重金属、砷盐及残留的农药
卫生学	控制中药饮片不受杂菌的污染，主要检查细菌、霉菌及活螨等

三、中药饮片质量标准通则

中药炮制的主要作用是减毒、增效，因此，炮制品的质量至关重要，并且直接影响临床疗效。控制炮制品的质量，应从原药材开始，包括产地、采收及加工、炮制工艺、贮存方法及时间等，都是影响炮制品质量的重要因素。

1. 净度

中药炮制品即中药饮片的净度要求是：不应该含有泥沙、灰屑、霉烂品、虫蛀品、杂物及非药用部位等。非药用部位主要是果实种子类药材的皮壳及核，根茎类药材的芦头，皮类药材的栓皮，动物类药材的头、足、翅，矿物类药材的夹杂物等。中药饮片要达到片片均匀、粒粒洁净，就必须精心制作，方能符合标准。

（1）根、根茎类、叶、花、藤木、皮、动物、矿物及菌藻类含药屑、杂质不得超过2%。

（2）果实种子、全草、树脂类含药屑、杂质不得超过3%。

检查方法：取定量样品，拣出杂质，草类、细小种子类过三号筛，其他类过二号筛。药屑、杂质合并称量计算。

2. 片型及破碎度

中药饮片无论哪种片型都要符合《中国药典》（2020年版）和《国家中药饮片炮制规范》的规定。

一些中药不宜切制饮片，或临床上的特殊需要，或为了更好地保留有效成分，经净制处理后，用手工或机器直接破碎成不同规格的颗粒，这种颗粒的大小就是破碎度。它不同于粉碎，因为粉碎必须用筛子，多数是越细越好。而颗粒饮片可以用粉碎机不加筛子或用粗筛子，也可以用特制的破碎机来制备。颗粒饮片也是饮片改革的一个产品。它可以避免药材软化时有效成分的流失。这种颗粒应该粒度均匀、无杂质，粉末的分等应符合《中国药典》（2020年版）的要求。

3. 色泽

中药饮片的颜色光泽分为生饮片和熟饮片，生品有其固有的色泽，花类药材、叶类药材一旦颜色褪去，说明是日晒或暴露过久或贮存过久，其药效自然也会降低。有些药材经切制后表面有菊花心、车轮纹等，利于鉴别。熟片则是炮制后的饮片，有的炮制后比原来颜色加深，有的则是改变了原来的颜色。炭药则均变为黑色或黑褐色。药材软化切制的过程也会影响饮片的色泽，如黄芩冷浸后变绿，蒸则保持原色。所以从中药饮片色泽可以明显看出其质量的好坏，必须严密注意。

各炮制品的色泽应符合该品种的标准，各炮制品的色泽要均匀。

4. 水分

中药炮制有水制、水火共制和火制，前两者含水量都很大，若干燥不彻底，水分超标，必然会发霉变质，因此切制的饮片或蒸、煮的制品必须干燥完全。

一般炮制品的含水量宜控制在7%~13%。蜜炙品类含水量不得超过15%；酒炙、醋炙及盐炙品类等含水量不得超过13%；烫制醋淬制品含水量不得超过10%。

5. 灰分

一般情况下炮制品的灰分是合格的，而灰分不合格时多数是混入泥沙等杂质。例如，炮制时处理不当，一些固体辅料没有去净时，灰分自然超标。另外在运输和贮存过程中有泥沙等混入，也会造成灰分超标。

6. 有毒成分

对于中药的有毒成分，一方面可通过炮制降低其含量，另一方面可通过炮制将其转化为无毒的有效成分，从而达到安全有效。为保证饮片的质量，国家已实施中药饮片批准文号的管理，规定不准随便生产，同时要标明有效成分、有毒成分的含量及其他常数。《中国药典》（2020年版）规定，制川乌中含双酯型生物碱以乌头碱、次乌头碱及新乌头碱的总含量计，不得超过0.040%。马钱子含士的宁应为1.20%~2.20%，马钱子碱不得少于0.80%；其炮制品马钱子粉中含士的宁应为0.78%~0.82%，马钱子碱不得少于0.50%。巴豆的炮制品巴豆霜含脂肪油应为18.0%~20.0%。

任务二　中药炮制品贮藏中的变异现象

一、中药炮制品贮藏中常见的变异现象

中药饮片在生产、包装、贮藏等各个环节，因各种原因，在各种因素的作用下，可能出现各种变异现象。一旦饮片出现变异现象，则表明已经不符合药用要求。故了解中药炮制品贮藏中的常见变异现象（见表3-3），对判断饮片是否符合药用要求，是否能进入生产的下一环节，具有非常重要的意义。

表3-3　中药炮制品贮藏中的常见变异现象

变异现象	内容
发霉（霉变）	发霉又称霉变，指中药受潮后，在适宜的温度条件下霉菌在中药中滋生和繁殖，导致中药表面或内部布满菌丝的现象。中药炮制品发霉后会出现绒毛状、线状、粉状或斑点，继而萌发成黄色或绿色的菌丝。这些霉菌逐渐分泌一种酵素，溶蚀药材组织，使药材中很多有机物分解，不仅可使药材腐烂变质、有效成分遭到很大的破坏，而且还可能会衍生出一些有害物质，最终导致不能药用。发霉是中药贮藏过程中的两个主要的变异现象之一
虫蛀	指中药及其炮制品被仓虫蛀蚀的现象。中药炮制品中含有大量的蛋白质、脂肪、淀粉等，极易生虫，导致虫蛀。虫蛀是危害最严重的变异现象之一
泛油（走油）	指含有挥发油、脂肪油的中药（如杏仁等），在一定的温度、湿度的情况下，造成油脂外溢，质地返软、发黏、颜色变浑，并发出油败气味的现象
粘连	熔点比较低的固体树脂类或动物胶类药（如乳香、没药、阿胶等），受潮、受热后易发生黏结成块的现象
变色	指中药的固有颜色发生了变化，或变为其他颜色，或失去原来颜色的现象。如白芍放久了变成淡红色，黄芪放久了颜色变浅
变味	中药的味分为口味和气味，变味主要是指口味的变浓、变淡或失去，或变为其他味。中药口味的改变多是由于泛油、泛糖、发霉、虫蛀等造成的。挥发油类中药易发生气味散失
挥发	含挥发油的中药（如厚朴、肉桂等）炮制品，因受空气和温度的影响，或贮藏日久，使挥发油散失，失去油润，产生干枯或破裂的现象
风化	指某些含有结晶水的矿物药，经风吹日晒或过分干燥而逐渐失去结晶水成为粉末的现象。风化了的中药由于失去结晶水，分子结构发生改变，其质量和药性也随之改变，如芒硝风化形成风化硝

续表

变异现象	内容
潮解溶化	指某些盐类固体中药（如硇砂、大青盐等）容易吸收潮湿空气中的水分，使其表面慢慢溶化成液体状态的现象
腐烂	某些鲜活中药（如鲜生地、鲜石斛等），因受温度、空气及微生物的影响，引起发热，使微生物的繁殖和活动增加，导致酸败、臭腐的现象

二、引起炮制品变异的环境因素

中药饮片与其他中药一样，从生产出成品到使用往往要经过一段时间的贮藏保管过程，若贮藏不当，会产生各种质量变异现象从而影响中药的疗效。影响炮制品变质、变异的环境因素主要有以下几种。

1. 空气

空气中的氧气对中药饮片的质变起重要作用，以氧化反应最为重要。因此，饮片一般不宜久贮，应包装存放，减少与空气接触。

2. 温度

温度是中药贮存过程中最为关键的因素之一。一般中药成分在15～20 ℃时比较稳定，当温度在35 ℃以上时，会加速中药饮片质量的改变。

3. 湿度

炮制品本身绝对含水量在7%～13%，湿度环境以60%～70%最好。

4. 日光

日光是一种可见的电磁波，中药饮片经日光照射可发生化学反应，引发变色、气味散失、挥发、风化、泛油等变异现象。

【知识链接】

引起中药炮制品变异的原因主要是外部因素，除环境因素外，还有以下三个方面。

1. 基源因素包括采收、加工、包装、运输。
2. 生物因素包括微生物、仓虫、仓鼠以及鸟类、蛇类等，其中主要的是微生物和仓虫。
3. 时间因素是指中药贮藏时间的长短。中药一般不能长期贮藏。

任务三　中药炮制品的贮藏保管技术

中药及其炮制品的贮藏保管根据贮存方法的不同，大致分为三个时期，即传统时期、化学时期和现代技术时期。不同的时期有不同的贮藏技术，传统贮藏保管技术既简单又实用，成本也低,迄今仍是广泛应用、最基本的贮存技术,主要有以下四种。

一、通风贮藏法

通风贮藏法是利用空气自然流动或机械产生的风,把库房内潮湿的空气置换出去,但又不使外部的空气进入库房内,来控制和调节库内的温度和湿度。在保证库房及其周围环境清洁卫生的基础上,要经常通风。

二、吸湿贮藏法

利用自然吸湿物,吸收潮湿空气中的水分,可以保持仓库凉爽而干燥的环境。传统常用的吸湿物有生石灰、木炭、草木灰等,现发展到采用氯化钙、硅胶等吸潮。

三、密封贮藏或密闭贮藏法

采用密封贮藏或密闭贮藏的目的是使中药及其炮制品与外界的空气、温度、湿度、光线、细菌、害虫等隔离,尽量减少这些因素对中药的影响,保持中药及其炮制品原有质量,以防其虫蛀、霉变。当气温逐渐升高,空气中相对湿度增大或当各种真菌、害虫繁殖生长旺季时,宜采用密封贮藏法或密闭贮藏法。含糖多的中药及蜜炙品宜密闭贮藏,贵重药宜密封处理。

四、对抗贮藏法

对抗贮藏法是采用两种或两种以上中药同贮或采用一些有特殊气味的物品同贮,相互克制起到防止虫蛀、霉变的养护方法。一般适用于数量不多的中药,如牡丹皮与泽泻同贮,蛤蚧与花椒同贮,吴茱萸或荜澄茄同贮,人参与细辛同贮,冰片与灯心草同贮,硼砂与绿豆同贮等。

【知识链接】

表 3-4　　　　　　　　中药炮制品的现代贮藏保管技术

技术	方法
气调养护	通过调节贮藏室内不同气体的比例来影响微生物和仓虫的新陈代谢,以达到养护目的的贮藏方法
气幕防潮	在库房门上装上气帘,配合自动门以防止库内外冷热气体交换来防潮
低温冷藏	利用机械制冷设备降温,来抑制微生物和仓虫的滋生繁殖
机械吸湿	利用空气除湿机吸收空气中水分来降低库房湿度,达到防霉、防蛀的目的
无菌包装	先将中药炮制品灭菌,然后装入一个霉菌、杂菌无法生长的容器内,避免再次污染的机会
其他贮藏技术	环氧乙烷防霉、蒸汽加热灭菌、$^{60}Co-\gamma$ 射线辐射等

贮藏保管中应注意季节和贮藏时间的变化,保证"先进先出",还要做到"三勤",即勤检查、勤通风、勤倒垛。

目标检测

一、填空题

1. 按炮制方法及各中药的具体性状，中药炮制品的含水量宜控制在_____。
2. 中药炮制品现代贮存技术有_____、_____、_____、_____、无菌包装、其他贮藏技术。
3. 一般中药有效成分在_____时比较稳定。
4. 中药受潮后，在适宜温度下造成霉菌在药物中的滋生和繁殖称为_____。
5. _____、_____、_____是中药中主要的有害物质。

二、单项选择题

1. 炮制品内在质量要求不包括（　　）。
   A. 水分　　　　　　　　　B. 来源
   C. 有效成分　　　　　　　D. 灰分

2. （　　）不是炮制品贮藏中的变异现象。
   A. 风化　　　　　　　　　B. 发霉
   C. 变味　　　　　　　　　D. 变种
   E. 虫蛀

3. （　　）不是炮制品贮藏中的环境因素。
   A. 空气　　　　　　　　　B. 垛高
   C. 温度　　　　　　　　　D. 湿度
   E. 日光

4. （　　）中药贮藏过程中最大的两个难题。
   A. 发霉和虫蛀　　　　　　B. 风化和潮解
   C. 泛油和泛糖　　　　　　D. 变味和变色

5. 炒焦药材，含杂质、药屑不得超过（　　）。
   A. 1%　　　　　　　　　　B. 2%
   C. 3%　　　　　　　　　　D. 4%

三、多项选择题

1. （　　）是影响炮制品产生质变的环境因素。
   A. 空气　　　　　　　　　B. 日光

C. 温度 D. 湿度

E. 虫害

2. 净度是指炮制品的纯净度，所以不应有（　　）。

A. 沙土、杂质 B. 霉变、虫蛀品

C. 非药用部位 D. 灰屑

3. 以下属于对抗贮藏法的是（　　）。

A. 硼砂与绿豆 B. 蛤蚧与花椒

C. 吴茱萸或荜澄茄 D. 人参与细辛

E. 冰片与灯心草

4. 以下不属于现代贮藏保管技术的是（　　）。

A. 通风贮藏法 B. 气调养护

C. 机械吸湿 D. 无菌包装

E. 吸湿贮藏法

5. 以下不属于引起炮制品变异环境因素的是（　　）。

A. 时间 B. 发霉

C. 日光 D. 温度

E. 湿度

四、名词解释

1. 挥发　　2. 对抗贮藏法　　3. 风化　　4. 气调养护　　5. 灰分

五、简答题

1. 引起炮制品变异的环境因素有哪些？
2. 中药炮制品的外观质量要求有哪些项目？
3. 中药炮制品的内在质量要求有哪些项目？

下 篇

中药炮制实用技术

模块四 药材净制技术

学习目标

知识目标
1. 净选加工的目的及其各种设备的工作原理。
2. 药材净制技术的内容及适用范围。

技能目标
1. 能够选择正确的净制设备对药材进行净制操作。
2. 能够根据净制药材的质量要求进行常用中药的净选加工。
3. 能够对相关药材进行碾捣、制绒、拌衣、揉搓等操作。

情境引入

早在汉代,医药学家张仲景就很重视药用部位、品质和修治,在其著作《金匮玉函经》中指出,药材"或须皮去肉,或去皮须肉,或须根去茎,又须花须实,依方拣来、治削,极令净洁"。此后在历代医书中也有不少记载,归纳起来是清除杂质、除去非药用部位,或经过其他加工,以去除毒、副作用,利于切制和炮制,保证用药安全有效。净制理论自明代开始至清代才逐渐趋于完整。

一、净选加工的含义及概述

净制即净选加工,包括清除杂质、除去非药用部位和其他加工,是中药炮制第一道工序,是药材制成饮片或制剂前的基础工作。几乎每种药材在使用前均需进行净选加工。净制是在切制、炮制或调配、制剂前,根据具体情况,分别使用挑选、筛选、风选、水选、剪、切、刮、削、剔除、酶、剥离、挤压、焊制、刷、擦、火燎、烫、撞、碾等方法,选取规定的药用部分,除去非药用部位、杂质及霉败品、虫蛀品、灰屑等,以达到净度要求。

二、净选加工的目的

1. 分离疗效不同的药用部位

作用不同的药用部位,需区分开来使用,以更好地发挥疗效,如麻黄茎与麻黄根、莲子与莲子心等。

2. 进行分档

将药材按大小、粗细进行分档,便于在水处理和加热过程中,使其炮制程度均一,如大黄、半夏、白术、川芎、川乌、附子等的分档。

3. 除去非药用部位

药材采集时残存的非药用部位,既可影响调配时剂量准确,又可产生毒副作用,故须除去,如去粗皮、去瓤、去心、去芦头等。

4. 除去泥沙杂质及虫蛀霉变品

主要是去除产地采集、加工、贮运过程中混入的泥沙杂质、虫蛀及霉变品。

5. 分等级

通过净选加工,还可以按照药材等级标准,将药材分开等级。

在实际操作中清除杂质、除去非药用部分和其他加工往往是相互联系、相互渗透的,有些药材在清除杂质的同时也除去了非药用部位。每种净选方法有多种不同的具体操作方法和操作设备,应重点注意区分。

任务一 清除杂质

清除杂质的目的是使药材洁净或便于进一步加工处理。根据方法不同,可分为挑选、筛选、风选、水选和其他净制方法。

学习活动一 挑选

挑选是清除混在药材中的杂质、霉变品及非药用部位等,或将药材按大小、粗细等进行分档,以便使其洁净或进一步加工处理。如乳香、没药、五灵脂等含有木屑、砂石等杂质;藿香、苏叶、淡竹叶等常夹有枯枝、腐叶及杂草等;枸杞子、百合、菊花等亦常混有霉变品,这些均需挑拣除去。

将药材摊放在净选工作台上或药匾内,挑拣出簸不出、筛不去且不能入药的杂质或变质失效的部分,如核、梗、壳、骨及虫蛀、霉变部分等。分离不同药用部位,如麻黄茎和麻黄根,二药同出一源,均可治汗。前者以其地上草质茎入药,主发汗,以发散表邪为用,临床上用于外感风寒表实证;后者以其地下根及根茎入药,主止汗,以敛肺固表为用,为止汗之专药，可内服、外用于各种虚汗。采集麻黄茎时常混有少量的根，需将根挑拣出来，分别药用。

按大小、粗细分档，分别浸润或煮制，便于控制其湿润的程度或煮制的火候，以确保中药饮片的质量，如天南星、半夏、白芍等。此外，在实际操作中挑选常与筛、簸配合，交替使用。如金银花中常带有碎叶片及灰屑等杂质，包装时又易压得过紧，挑选时必须过筛，筛去灰屑，并用手轻搓使分散，然后将筛过的金银花摊在净选台上或竹匾内，翻动拣去碎叶片等杂质。但个别细小药材，则须另用工具操作。

除去与药材比重不同的杂质可用颠簸法，颠簸药材时可用柳条或竹片制成的圆形或长方形簸子、竹匾或簸箕，将药材放入其中，使之上下左右振动，利用药材与杂质的不同比重与比例，借簸动时的风力，将杂质簸除、扬净。颠簸法多适用于植物类药材，用以簸去碎叶、皮屑等，使药材纯净。

有些加工制成品，也须经过簸的操作，如豆卷制成后须簸去皮屑等。

学习活动二　筛选

筛选是根据药材和杂质的体积大小不同，选用不同规格的筛或箩，以筛去药材中的杂质、辅料，或将大小不等的药材分档的操作。有些药材形体大小不等，如延胡索、浙贝母、半夏等，形体大小不一，需用不同孔径的筛子进行筛选分开，使大小规格趋于一致，以便分别浸、漂和煮制。另外，如穿山甲、鸡内金、鱼鳔胶及其他大小不等的药材，均须分开，便于分别进行炮制，以使其受热均匀，质量一致。筛选有时也用于去除炮制用的辅料，如麦麸、河砂、滑石粉、蛤粉、米、土粉等。

筛选所用器具包括传统用竹筛、铁丝筛、铜筛、麻筛、马尾筛、绢筛和箩等。但马尾筛、绢筛一般用来筛去细小种子类的杂质。铁丝筛多用来筛去炮制药材所用辅料，如麦麸、米、砂、土粉、滑石粉等。

传统用的竹筛和箩的规格如下。

1. 竹筛

圆形浅边，底平有空，直径 50～70 cm，四周边高 3～4 cm，底部孔眼大小不一，以孔的大小可分以下几种型号。

（1）一号筛（又叫菊花筛）：孔眼内径 16～20 mm，可用来筛菊花、桑叶等。

（2）二号筛（又叫玄胡筛）：孔眼内径约 10 mm，可用来筛延胡索、浙贝母等。

（3）三号筛（又叫大中眼筛）：孔眼内径约 7 mm，可用来筛半夏等。

（4）四号筛（又叫小中眼筛）：孔眼内径约 5 mm，可用来筛香附米等。

一至四号筛多用于药材的分档操作。

（5）五号筛（又叫大紧眼筛）：孔眼内径约 3 mm，可用来筛薏苡仁、牵牛子等。

（6）六号筛（又叫小紧眼筛）：孔眼内径约 2 mm，可用来筛牛蒡子等。

五号、六号筛主要用于筛去药材中的杂质。

2. 箩

主要用于箩去药材中的泥土、灰屑等，常分两种型号。

（1）一号箩：孔眼内径约 1 mm，可用来箩芥子等。

（2）二号箩：孔眼内径约 0.5 mm，可用来箩槐花、麦麸等。

3. 套筛

即细箩筛，外有圆形木套，上覆以盖，上下两层，中嵌箩筛，对合盖起，全高约 25 cm，用套筛的目的，主要是使研细的粉末不易飞扬。

例如，花椒的净选，将花椒倒在小眼筛里，先筛去灰屑，再换中眼筛筛去子及残柄，如果有粗梗成串相连，再用大眼筛过筛，把净花椒筛下，把串联在一起的粗梗分开，去柄即可。

大生产常用振荡式筛药机、箱式双层电动筛药机等。

学习活动三　风选

风选是利用药材和杂质的比重不同，借簸箕或风机的风力，将药材与杂质分离的操作。如对苏子、车前子、吴茱萸、青葙子、莱菔子、葶苈子等进行风选。有些药材通过风选可将果柄、花梗、干瘪之物等非药用部位除去。

少量药材风选可使用簸箕等，大量药材风选常用风选机。

簸箕扬簸分为簸去杂质和簸取药材两种操作手法，举例如下。

1. 白茅根

白茅根段中鳞叶、细根等轻飘杂质，可用簸去杂质的手法除净。

2. 桑叶

取用药筛筛选符合破碎度要求的桑叶碎叶，簸取药物的手法是将比沙石、泥块等杂质轻飘的碎叶簸出，沙石、泥块等留在簸箕内。簸出的桑叶碎片过箩后供药用。

学习活动四　水选

水选是用清水洗净或浸漂药材，以除去杂质的方法。

有些药材常附着泥沙、盐分、不洁之物或有异味，用筛选或风选不易除去，故用清水漂洗，以使药材洁净。

如牡蛎因其层纹中夹杂泥沙和附着苔藓等杂质，需用毛刷反复刷洗；乌梅、大枣、山茱萸、海藻、昆布等，则需搓洗或漂洗以除去泥沙、盐分；紫河车、人中白等具腥臭味，可用大量水浸漂至无腥臭味；酸枣仁中残留的果壳，可利用二者在水中的浮力不同，浸漂除去果壳。

根据药材的性质和杂质的特点不同，水选的方法也各不相同，可分为洗净、淘洗、浸漂三种方法。

注意事项：药材进行水选时，在保证药材洁净的前提下，应尽量缩短药材与水的接触时间，以防药材吸水过多，成分流失，导致"伤水"。要注意及时干燥，防止霉变。

学习活动五　其他净制方法

根据药材的质地与性质，传统净制方法还有摘、揉、擦、砻、刷、剪、挖、剥等。

1. 摘

摘是将根、茎、花、叶类药材放在竹匾内，用手或剪刀将其不入药的残基、叶柄、花蒂等摘除，使之纯净，如旋覆花、辛夷除去梗柄等。操作时应戴口罩，防止飞散的绒毛刺激。

2. 揉

揉是将药材放在大眼篾筛上，用手轻轻揉搓使其分散或破碎后，再通过筛簸，以除去筋膜杂质，如桑叶、马兜铃等。有些质软的丝状或花类药材，因产地包装压缩过紧，形成团块者，可放在竹筛上用手轻轻揉开，如通草、白菊花等。注意在搓揉时，只能轻轻揉碎，不能用力多搓，揉力过大，便成碎末。

3. 擦

擦是用两块木块，将药材放在中间反复摩擦，或放入石臼内用木棍轻轻舂动，也可摊放竹匾内，用木板推擦，以去掉药材表面的毛刺、花萼等，如蔓荆子、苍耳子、路路通等。在擦碾苍耳子去刺时，不能用力过猛，重压则子碎，油脂外渗，不适合药用。

4. 砻

砻是用石磨（垫高磨芯）或竹木制成的推子，将药材放入加料穴中，推动磨，磨去非药用部分，而不致将肉仁磨碎。如桃仁、杏仁、扁豆去衣，刺蒺藜、苍耳子去刺，香附去毛等。

5. 刷

刷是用毛刷或尼龙刷，刷去药材外表面灰尘、泥沙、绒毛或其他附着物。如枇杷叶入药时需用刷子刷去叶片的绒毛附着物，矿石类药材表面附着的泥沙可以使用钢丝刷清除。

6. 剪

剪是利用剪刀，剪去药材残留的非药用部位，或将药用部位用剪刀剪碎，或分离不同的药用部位。如玄参剪去芦头，细辛剪去叶等。

7. 挖

此法是采用金属刀或非金属刀（如竹片），挖去果实类药材中的内瓤、毛、核，以便于药用。如枳壳挖去内瓤，金樱子挖去毛核。后者将金樱子加水浸泡至微软，顺切两半挖尽毛及核，再洗一次，晒干。

8. 剥

剥是将果实类药材的外壳剥除，但分离时需保持其完整。如白豆蔻、砂仁剥去壳，临用时再将种仁打碎。

任务二　除去非药用部位

中药净制是根据原药材的情况，结合中医临床用药要求而进行的。药材在采集过程中，往往残存一些非药用部位或混有疗效不同的药用部位，影响药材质量，用前必须除去或分离。按净制要求可分为去芦头，去残根，去心，去核，去瓤，去枝梗，去皮壳，去毛，去头，尾，足，翅，皮，骨，去残肉筋膜，去杂质，霉败品等。

学习活动一　去芦头

"芦"又称"芦头"，一般指根及根茎类药材残留的根头、根茎、残茎、茎基、叶基等非药用部位。

通常需要去芦头的药材有人参、党参、丹参、玄参、防风、川牛膝、草乌、桔梗、续断、茜草、白术、白薇、白前、地榆、前胡、百部、柴胡、藁本、紫菀、秦艽等。

芦头一般在产地加工时除去，或洗净润软后切除，或用挑选法除去。操作时可根据具体情况，灵活运用。

学习活动二　去残根

药用部位为茎或根茎的药材，需除去残留的主根、支根、须根等非药用部位。需要去根的药材包括根及根茎类、全草类。

通常需要去残根的药材有石斛、荆芥、麻黄、薄荷、黄连、芦根、藕节、马齿苋、马鞭草、泽兰、茵陈、益母草、瞿麦等。

另外，当同一种植物根、茎均能入药，但二者作用不同时，须分离，分别入药。如麻黄根能止汗，茎能发汗解表，故须分开入药。

去残根一般采用剪切、挑选、风选、搓揉等方法。

学习活动三　去心

"心"一般指根类药材的木质部或种子的胚芽。鳞茎类药材的鳞茎盘、花类药材的花丝、花柱也属于"心"。在实际操作中，去心主要包括去根及根茎类药材的木质部分和枯朽部分，种子的胚芽，花类的花蕊，某些果实的种子等。

通常需要去心的药材有麦冬、天冬、巴戟天、牡丹皮、地骨皮、五加皮、白鲜皮、莲子、连翘、洋金花、百合等。

去心的方法如下。

1. 锤破后抽去心

如巴戟天等需除去木质心的药材，一般趁鲜锤破，或润软锤破，然后抽去心。

2. 剖开后去心

如莲子肉和心的分离，是将莲子略浸、润软、剖开，取出莲子心，分别晒干。产地可趁鲜去心，用竹签沿莲子的一端插出莲子心，而莲子肉仍保持原形，晒干或烘干即可。

3. 摘去心

如洋金花的花丝、花柱，用手直接摘去即可。

学习活动四　去核

去核是指有些果实类药材常用果肉而不用核或种子，其中有的核或种子属非药用部位或有副作用，须除去。有的果核与果肉作用不同，故须分别入药。关于去核的目的，清代《修事指南》中总结为"去核者免滑"。目前认为，去核有两方面的目的：一是除去非药用部位，如乌梅、山楂、诃子等；二是去核免滑，如山茱萸等。

去核操作一般采用风选、筛选、挑选、浸润、切挖等方法。

如乌梅，按医疗要求有用肉者，且核的分量较重，并无治疗作用，故须除去。去核方法：质地柔软者可直接砸破，剥取果肉去核；质地坚韧者可用温水迅速洗净、润软，然后剥取果肉去核。

山楂（北山楂），多去核以增强果肉的疗效。去核方法：多在切成饮片后，干燥，筛去饮片中脱落的核。南山楂以个入药，临床应用多不去核。

山茱萸，果核分量较重，无治疗作用，且古人认为核能滑精，故须除去。本品多在产地趁鲜去核，即用文火烘或置于沸水中略烫，及时除去果核。如仍有未去核者，可洗净润软或蒸后将核剥去，晒干。

学习活动五　去瓤

有些果实类药材，须去瓤后用于临床。历代品种并不多，有枳实、枳壳、青皮、木瓜、罂粟壳等。

去瓤的目的，古代主要是去除质量次之的部位。《本草蒙筌》中有"剜去瓤免胀"的记述，《修事指南》也指出"去瓤者免胀"。现在认为去瓤主要目的是去除非药用部位。

学习活动六　去枝梗

去枝梗是指除去某些果实、花、叶类药材非药用的枝梗，以及采收时夹带的细小枝条。同时可去除老茎枝、柄蒂（花柄、果柄），使其纯净，用量准确。

通常需要去枝梗的药材有五味子、花椒、连翘、小茴香、槐角、夏枯草、辛夷、密蒙花、桑叶、侧柏叶、钩藤、女贞子、桑寄生、栀子、桑螵蛸等。

如钩藤，习惯上以钩入药为佳，并认为双钩比单钩好，嫩枝较老枝好。

去枝梗一般用挑选、筛选、风选、切除、摘等方法。

学习活动七　去皮壳

去皮壳是指除去根及根茎类药材的栓皮、表皮，果实、种子类药材的果皮、果壳、种皮，茎木类药材的形成层以外部分，以及皮类药材的木栓层等非药用部位。清代《修事指南》指出"去皮者免损气"。现代认为去皮壳的作用及目的主要是：一方面除去非药用部位，便于切片，使用量准确，如药材的栓皮；另一方面可以分离不同药用部位，如花椒等。

去皮壳的药材主要有以下三类。

1. 树皮类

如厚朴、黄柏、肉桂、杜仲等。

2. 根及根茎类

如知母、桔梗、黄芩、白芍、北沙参、明党参等。

3. 果实种子类

如草果、使君子、益智仁、鸦胆子、木鳖子、大风子、榧子、巴豆、白果、花椒、杏仁、桃仁、白扁豆等。

茎木类药材的外层，大多在采收时已经去掉。若采收时没有去掉，则需要将它去掉，如川木通等。

因药材不同，去皮壳常用以下几种方法。

1. 刮去皮

树皮类药材，可用刀刮去栓皮、苔藓及其他不洁之物，以利于进一步加工并保证药用剂量准确，如厚朴、杜仲、黄柏、肉桂等。某些根和根茎类药材，须在产地趁鲜刮去皮，否则干后则不易除去，如桔梗、知母等。

2. 沸水烫或煮后去皮

某些根或根茎类药材、种子类药材，沸水烫或煮后易去皮。如白芍、明党参等可水煮后刮去皮；杏仁、桃仁、白扁豆、北沙参等可沸水烫后搓去皮或剥去皮。

3. 晒干后去皮

有些药材晒干后粗皮翘起，可撞去皮，如黄芩；或晒干后果皮爆裂，与种子分离，如花椒。

4. 砸去皮壳或炒后去壳

果实种子类药材，可砸破皮壳，取种仁用，如巴豆、使君子、白果等。对于果壳坚硬，不易除去者，如草果，可置于锅内，中火加热至焦黄色并微鼓起时，取出稍凉搓去果皮，得草果仁。

目前，大量生产多用机械去皮壳。

学习活动八　去毛

去毛是指有些药材表面或内部，常着生许多绒毛，或者细小的鳞片、纤维等，服用后会刺激咽喉，引起咳嗽或其他有害作用，故须除去，以消除其副作用。

通常需要去毛的药材有骨碎补、狗脊、香附、知母、枇杷叶、石韦、马钱子、金樱子、鹿茸等。

去毛一般有如下几种方法。

1. 烫去毛

有些根及根茎类药材，如骨碎补、香附、知母等表面着生鳞片或绒毛的可用砂烫法烫至鼓起、毛焦时，放凉，与石块或瓷片装入布袋或竹笼内，撞去绒毛，待其表面绒毛在撞击中被擦净时，取出过筛。

2. 刷去毛

某些叶类药材背面密生许多绒毛，如枇杷叶、石韦等，历代文献记载均须刷去，方法是将叶片洗净，润软后，用刷子刷去绒毛，趁软切丝，干燥。

3. 挖去毛

果实类药材，如金樱子果实内部生有淡黄色绒毛，在产地加工时，纵剖两瓣，用手工工具挖净毛核。金樱子和枇杷叶在去毛操作时，要戴口罩，以防绒毛飞扬刺激咽喉。

4. 燎去毛

动物类药材，如鹿茸的茸毛可先经过适当处理，用白酒燃烧的火焰将毛燎焦，再用瓷片或玻璃片刮净。注意不能将鹿茸燎焦，影响饮片质量。

学习活动九　去头、尾、足、翅、皮、骨

某些动物类或昆虫类药材，需要去其头尾或足翅。目的是除去有毒部位或非药用部位。如乌梢蛇、金钱白花蛇、蕲蛇等均去头和鳞片；斑蝥、红娘子、青娘子均须去头、足、翅；蛤蚧须除去头、足及鳞片；蜈蚣须除去头、足。

1. 操作方法

去头、尾、皮、骨，一般采用浸润切除或蒸制剥除等方法。去头、足、翅，一般采用掰除、挑选等方法。

2. 注意事项

斑蝥中含有斑蝥素，对皮肤黏膜有强烈的刺激作用，净选时要戴口罩和手套，去掉的头、足、翅和用过的器具要妥善处理，防止中毒。

近年来，通过对蝉蜕的研究结果表明，其头、足、壳身的主要成分是氨基酸，带头、足

的蝉蜕其镇静、镇痛及降低毛细血管通透性的作用最强，因此有人认为蝉蜕不必去头、足，而以整体入药为佳。

学习活动十　去残肉筋膜

某些动物类药材，均须除去残肉筋膜，以使药材纯净，如龟甲、鳖甲、狗骨等，传统方法一般采用刀刮、挑选、浸漂（如石灰、碱面浸，龟甲∶石灰∶碱面＝100∶20∶2.5）等；现代可用胰脏净制法和酵母菌净制法。

另外，有些动物类药材需要去毛丝、角塞和皮膜，如僵蚕、象皮、紫河车、麝香等。

任务三　其他加工

中药在调配、投料时有些需要经过处理才能适应需要。这些处理方法通常称为"临方加工"或"其他加工"，包括碾捣、制绒、拌衣、揉搓和挽卷等。

学习活动一　碾捣

某些矿物、动物、植物类药材，由于质地坚硬或形体较小，不便于切制，整体应用不利于有效成分的煎出，影响疗效，因此不论生熟，均须碾碎或捣碎，以便于调配和制剂，使其充分发挥药效。采用碾碎或捣碎的药材，大致分为以下几类。

1. 矿物类

如石膏、自然铜、磁石、龙骨、龙齿、云母石等。这类药材质地坚硬，不利于调剂和煎煮，需提前碾捣碎或煅淬后粉碎。

2. 甲壳类

如石决明、牡蛎、瓦楞子、蛤壳、紫贝齿等贝壳类药材，需煅至质地酥脆后粉碎或碾捣碎；穿山甲、龟甲、鳖甲等，需砂烫或砂烫醋淬后，粉碎或捣碎。

3. 果实种子类

如苍耳子、莱菔子、决明子、芥子、紫苏子、牵牛子、砂仁、草豆蔻、肉豆蔻、酸枣仁、苦杏仁等。本类药材大多含有脂肪油或挥发油，碾或捣碎后不宜久贮，以免泛油变质或挥发而失效，宜临用时捣碎。

4. 小颗粒状的根及根茎类

如三七、川贝母、制半夏、香附等。本类药材大多数切成饮片用于临床，但有的药物形体很小，不便切制，须在调剂时捣碎。

在碾捣碎药材时，为防细粉飞扬，常需要加盖；同时富含脂肪油或挥发油的果实种子类在碾碎后不宜贮存过久，以免泛油变质或挥发而失效。

学习活动二　制绒

某些纤维性强的药材经锤打、推碾成绒絮状，以缓和药性或便于应用。如麻黄绒为麻黄段碾轧而成，目的是缓和发汗之力，用于老人、幼儿及体虚患者的风寒感冒或咳喘。艾绒为艾叶碾轧加工而成，目的是便于制备"灸"法所用的艾条或艾炷。大腹绒为大腹皮碾压而成，目的是使药材洁净，并利于调配和煎煮。

学习活动三　拌衣

将药材表面用水湿润，使辅料黏附于药材表面，起到一定的治疗作用。

1. 朱砂拌

将药材湿润后，加入定量的朱砂细粉拌匀，晾干。如朱砂拌茯神、茯苓、远志、麦冬等，以增强宁心安神的作用。

2. 青黛拌

基本与朱砂拌法相同。如青黛拌灯心草，有清热凉肝的作用。

拌衣的目的是防止配方中的药材在煎煮时出现影响药效或分解等情况的发生。如朱砂，由于质地沉重，直接配方煎煮会沉积在容器底部，形成致密的隔热层，导致温度过高，朱砂分解而出现明显毒性（分解形成的单质汞，对人体毒性很大）；青黛则质地轻浮，煎煮时漂浮在液面，容易溢出容器。拌衣后，使朱砂或青黛镶嵌在另一种药材表面，煎煮时能没入溶剂中，也不会沉积在容器底部或漂浮在液面，可避免出现分解或溢出容器的现象。

学习活动四　揉搓、挽卷

某些质地松软而呈丝条状的药材，须揉搓后经一定手法编制成团，便于调配和煎煮，如竹茹、谷精草等。另如荷叶、桑叶，须揉搓成小碎块，便于调配和制剂。

实训一　药材净制操作

一、实训目的

1. 掌握清除杂质和除去非药用部位的方法。
2. 熟悉簸箕、药筛的使用方法。
3. 了解筛药机和风选设备净制药材的工作步骤；能根据药材所含杂质的类型确定净选方法。

二、实训器具

盆、竹匾、簸箕、药筛、箩筐、筅篱、瓷盘、小刀、剪刀、镊子、振荡式筛药机、风筛机。

三、实训药材

怀牛膝、枳壳、黄柏、骨碎补、紫苏叶、香薷、鳖甲、乌梢蛇、莱菔子、车前子（药材品种，可根据实际情况调整）。

四、实训操作

1. 挑选

挑选时先将已称好的药材置于挑选台上，去除药材的非药用部位（如芦头、残根、心、核、瓤、枝梗、皮壳、毛、头、尾、足、翅、皮、骨、残肉筋膜），以便使其洁净或进一步加工处理。

2. 筛选

根据药材和杂质的体积大小不同，选用不同规格的筛，以筛去药材中的沙石、杂质、碎屑等，以便进一步加工炮制。

先将已称好的药材放置合适的药筛内，两手对称握紧筛子的边缘，均匀用力将杂质、药材碎屑等筛出。计算药材净度（净度＝净药重量/供试药材重量×100%），使药材净度达到《中药饮片质量标准通则（试行）》要求。

3. 风选

利用药材和杂质的轻重不同，借助风力将杂质除去。一般选用簸箕将杂质和药材分开，多用于果实、种子类药材。

先将已称好的药材置于簸箕内，两手握住簸箕边缘后部的2/3处，均匀用力借扬、簸、摆等力量，将杂质、瘪粒、碎屑等除去。计算药材净度（净度＝净药重量/供试药材重量×100%），使药材净度达到《中药饮片质量标准通则（试行）》要求。

药材净制实训任务表见表4-1。

表4-1　　　　　　　　药材净制实训任务表

药材	药材领用量	成品量	备注
怀牛膝			
枳壳			
黄柏			
骨碎补			
紫苏叶			

续表

药材	药材领用量	成品量	备注
香薷			
鳖甲			
乌梢蛇			
莱菔子			
车前子			

签名：　　　　　　　　　　　　　　　　　　　　　　　　　　　　年　月　日

五、综合评定

药材净制实训综合评定表见表4-2。

表4-2　　　　　　　　　药材净制实训综合评定表

班级：　　　　　　　　姓名：　　　　　　　　学号：

考核内容	技能项目	技能要求	分值	实得分
准备	工作服、精神状态	工作服穿戴整齐 衣帽清洁 双手清洁 指甲合格 有良好的精神状态	5	
操作	用具准备	取用适合的用具 摆放整齐、有序	10	
	药材净制	能采用正确的净制方法处理药材	55	
	安全操作	安全使用	10	
结果	成品质量	成品合格率	15	
	清场	废弃物处理	5	
总分			100	

评定教师：　　　　　　　　　　　　　　　　　　　　　　　　　年　月　日

目标检测

一、单项选择题

1. 不需要去芦头的药材有（　　）。

A. 党参　　　　　　　　B. 桔梗

C. 麦冬　　　　　　　　D. 川牛膝

2. 不需要去瓤的药材有（　　）。
   A. 栀子　　　　　　　　B. 枳实
   C. 枳壳　　　　　　　　D. 青皮

3. 昆布、海藻类药材除去杂质常用的方法是（　　）。
   A. 筛选　　　　　　　　B. 挑选
   C. 色选　　　　　　　　D. 水选

4. 莱菔子除去杂质常用的方法是（　　）。
   A. 挑选　　　　　　　　B. 风选
   C. 水选　　　　　　　　D. 筛选

5. 车前子除去杂质常用的方法是（　　）。
   A. 色选　　　　　　　　B. 挑选
   C. 风选　　　　　　　　D. 水选

6. 厚朴、杜仲净制宜用（　　）。
   A. 去皮壳　　　　　　　B. 去心
   C. 去芦头　　　　　　　D. 去核

7. 麦冬、巴戟天净制宜用（　　）。
   A. 去枝根　　　　　　　B. 去核
   C. 去心　　　　　　　　D. 去皮壳

8. 需要去毛的药材有（　　）。
   A. 金樱子　　　　　　　B. 麦冬
   C. 百合　　　　　　　　D. 山楂

9. 枇杷叶、石韦净制宜用（　　）。
   A. 挖去毛　　　　　　　B. 刷去毛
   C. 烫去毛　　　　　　　D. 燎去毛

10. 骨碎补净制宜用（　　）。
    A. 挖去毛　　　　　　　B. 刷去毛
    C. 烫去毛　　　　　　　D. 燎去毛

11. 鹿茸净制宜用（　　）。
    A. 燎去毛　　　　　　　B. 刷去毛
    C. 挖去毛　　　　　　　D. 烫去毛

12. 金樱子净制宜用（　　）。
    A. 刷去毛　　　　　　　B. 烫去毛
    C. 燎去毛　　　　　　　D. 挖去毛

13. 香附净制宜用（　　）。
    A. 挖去毛　　　　　　　B. 刷去毛

C. 烫去毛	D. 燎去毛

14. 木瓜净制宜用（　　）。
A. 去枝梗	B. 去芦头
C. 去瓤	D. 去核

15. 辛夷净制宜用（　　）。
A. 去芦头	B. 去瓤
C. 去核	D. 去枝梗

16. 山茱萸净制宜用（　　）。
A. 去枝梗	B. 去皮壳
C. 去核	D. 去瓤

17. 丹参净制宜用（　　）。
A. 去芦头	B. 去皮壳
C. 去核	D. 去心

18. 乌梅净制宜用（　　）。
A. 去心	B. 去芦头
C. 去皮壳	D. 去核

19. 肉桂净制宜用（　　）。
A. 去核	B. 去皮壳
C. 去心	D. 去芦头

20. 麻黄净制宜用（　　）。
A. 碾捣	B. 拌衣
C. 制绒	D. 揉搓

二、配伍选择题

A. 挑选	B. 筛选
C. 风选	D. 水选
E. 磁选

1. 去除枸杞子中的霉变品，常用的是（　　）。
2. 去除昆布的盐分，常用的是（　　）。
3. 将延胡索大小分档，常用的是（　　）。
4. 去除青葙子残留的果皮，常用的是（　　）。
5. 去除炮制品中的辅料，常用的是（　　）。

三、多项选择题

1. 净选时需去心的药材有（　　）。
A. 巴戟天	B. 白鲜皮

C. 莲子　　　　　　　　　D. 远志

E. 连翘

2. 入汤剂需去毛的药材有（　　）。

　　A. 石韦　　　　　　　　B. 马钱子

　　C. 枇杷叶　　　　　　　D. 枸杞子

　　E. 金樱子

3. 需要碾捣后才能供配方的药材是（　　）。

　　A. 矿物类　　　　　　　B. 种子类

　　C. 果实类　　　　　　　D. 甲壳类

　　E. 皮类

4. 其他加工的方法包括（　　）。

　　A. 碾捣　　　　　　　　B. 拌衣

　　C. 去残肉　　　　　　　D. 制绒

　　E. 去核

5. 须除去残根的药材有（　　）。

　　A. 石斛　　　　　　　　B. 藕节

　　C. 茵陈　　　　　　　　D. 芦根

　　E. 荆芥

四、名词解释

1. 净制　　2. 挑选　　3. 筛选　　4. 风选

五、简答题

1. 净选加工的目的是什么？
2. 按净制要求，药材除去非药用部位主要指哪些方面？

模块五 药材切制技术

 学习目标

知识目标
1. 饮片的概念、饮片切制的基本要求、药材切制前的软化方法、饮片的类型及规格。
2. 手工切制饮片的方法及干燥方法。
3. 饮片的包装要求。

技能目标
1. 能根据药材的性质选择合适的软化方法。
2. 能运用切制工具进行饮片的切制操作。
3. 能正确使用洗药机、切药机和干燥机。

一、饮片的概念

广义而言,饮片是指符合中医临床应用,可直接用于调配或制剂的中药材加工炮制品。饮片应该具有一定的质量标准或规格要求。

狭义而言,饮片是指经过切制加工,主要供制备汤剂使用,且具有一定形状的中药材制品。其形状主要有片、丝、段、块等。本模块所提及的饮片均指狭义饮片。

二、饮片切制的基本要求

将净选后的中药材进行软化处理,切成一定规格的片、丝、块、段的炮制工艺,称为饮片切制。切制饮片传统上采用手工方式,现在多用机器切制。

切制后的饮片应均匀、整齐、表面光洁,片面无机油污染,无整体、无长梗、无连刀片和斧头片。各类不合规格的饮片不得超过10%,破碎片(碎丝)不得超过8%,斜长片不得超过5%,以上总的异型片不得超过15%。

三、饮片切制的基本目的

1. 利于有效成分煎出

饮片切制一般按药材质地不同而采取"质坚宜薄,质松宜厚"的切制原则,既利于有效成分的煎出，又可避免药材细粉在煎煮过程中出现糊化、粘锅等现象，应显示出饮片"细而不粉"的特色。

2. 利于炮制

药材切制成饮片后，便于炮制时控制火候，使其均匀受热。也有利于各种辅料的均匀接触和吸收，提高炮制效果。

3. 利于调配和制剂

药材切制成饮片后，体积适中，方便调配。在制备液体制剂时，由于饮片与溶媒的接触面增大，能增加浸出效果；制备固体剂型时，饮片便于粉碎和混合均匀。

4. 便于鉴别

对性状相似的药材，切制成一定规格的片型，可以显露其组织结构的特征，有利于区别不同药材，以防混淆。如川乌常切成顺片，草乌则切成圆片。

5. 利于贮存药材

药材切制成饮片后，利于干燥，含水量下降，减少了霉变、虫蛀等因素的影响，而且方便包装，利于贮存。

四、饮片切制的基本步骤

切制饮片一般要经过药材软化、饮片切制、饮片干燥和饮片包装四个步骤来完成，如图5-1所示。

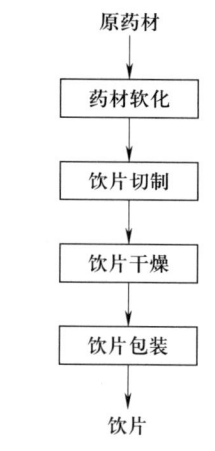

图5-1 饮片切制的基本步骤

任务一　药材软化

药材软化是饮片切制的重要工序之一。明代《本草蒙筌》记载，诸药锉时，须要得法，或微水渗，或略火烘。湿者候干，坚者待润，才无碎末，片片薄匀，状如花瓣相伴，合成方剂起眼。故除了通草、丝瓜络、灯心草等质地柔软的药材和鲜石斛、鲜芦根、鲜生地等新鲜药材可以直接切制外，大多数药材切制前都必须经过适当的软化处理，使其由硬变软，质地软硬适中，以便切制成不同规格的饮片。软化工序有利于药材切制时减少破碎，保持片型整齐，外表光洁，平整美观，并能缓和药性，降低某些药材的毒副作用。

药材软化处理分为常规软化方法和特殊软化方法等。药材的软化处理要根据药材的种类、质地、内含成分和季节等情况，灵活选用适当的方法；软化时要严格控制水量、时间和温度，避免有效成分损失。因此，以水处理软化药材的原则为少泡多润、药透水尽。药材软化前要进行净化、分档或劈成适宜的块状等。

学习活动一　常规软化方法

常规软化法是干燥的药材切制前最常用的软化方法，是用冷水软化药材的操作工艺，又称冷水软化法。软化用水为饮用水。

常规软化处理的方法包括淋法、洗法、泡法、润法等。

一、淋法（喷淋法）

淋法又称喷淋法，即用清水喷淋或浇淋药材。淋法基本步骤如图5-2所示。

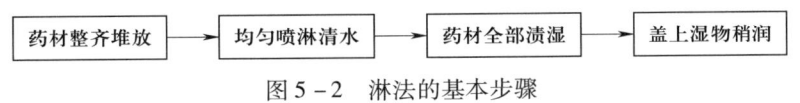

图5-2　淋法的基本步骤

1. 具体做法

（1）将整齐的药材整理好，竖直堆放于洁净的软化场地，从药材顶部均匀喷淋清水，直至药材底部看见水或者场地底部见水。应适用于薄荷、荆芥、益母草等能成捆竖直堆放的药材。

（2）将药材堆放于洁净的软化场地一边。边淋水，边翻动药材，使全部药材表面附着一定量的水分。此种方法适用于处理散乱的药材或者叶类药材。如枇杷叶、石韦、紫菀等。

2. 适用药材类型特点

本法多适用于气味芳香、质地疏松的全草类、叶类、果皮类及有效成分易随水流失的药材，如薄荷、荆芥、益母草、佩兰、香薷、枇杷叶、陈皮、甘草等。

3. 注意事项

喷淋的次数根据药材质地和季节灵活掌握，一般为2~3次，并控制水量。淋法处理后水分仅仅停留在药材外表，尚不能使药材真正达到软化要求。所以，一般还需要结合润法进行处理，以使药材达到软化要求。

二、洗法

洗法是用清水快速洗涤药材的方法。由于药材与水接触时间短，故又称"抢水洗"。洗法基本步骤如图5-3所示。

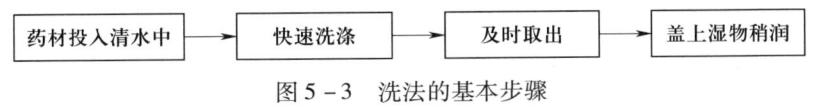

图5-3　洗法的基本步骤

1. 具体做法

洗药池注入适量清水，将药材投入；或者将药材装入漏空容器中，再放入洗药池中，快速搅拌、洗涤，捞出或者取出药材。

2. 适用药材类型特点

本法适用于质地松软、水分易渗入内部,且有效成分易溶于水的药材,如丹参、五加皮、瓜蒌皮、白鲜皮、合欢皮、南沙参、陈皮、防风、龙胆、细辛等。

3. 注意事项

(1) 在保证药材洁净和易于切制的前提下,要求操作迅速,避免药材"伤水"和有效成分流失。"伤水"是指药材在软化处理过程中,由于药材与水共存时间过长,或者使用的软化方法不当,导致药材吸收过多的水,而使药材的颜色、气味、质地等发生明显变化的一种变质现象。

(2) 多数药材洗一次即可,但有些药材附着大量泥沙或其他杂质,则需水洗数遍,以洁净为度,但要注意每次用水量不宜太多,如蒲公英、紫菀、地丁等。

(3) 洗法处理后的药材,同样无法达到切制的要求,也需要结合润法处理。

例如丹参切片,将丹参除去根茎上的"芦头"及杂质,投入大量清水中洗涤干净。洗涤操作力求迅速,防止吸水过多和水溶性成分流失,造成"伤水"。要选择晴天,当天洗润,当天切片,当天干燥,以免过夜丹参由砖红色变为暗紫色,影响饮片质量。洗净的丹参捞出后,上盖渍湿的麻袋,用润法进行滋润软化。如没被润软,要喷淋清水,继续滋润,至用手握法检查无坚硬感时,及时切制成 4 mm 厚片,干燥,除净药屑。

目前大生产中多采用滚筒式洗药机(见图 5-4)洗涤药材。

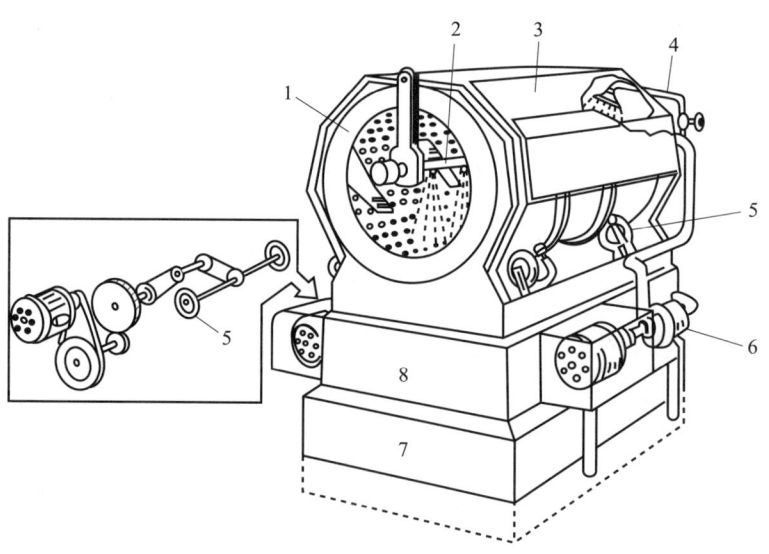

图 5-4 滚筒式洗药机

1—滚筒;2—冲洗泵;3—防护罩;4—二次冲洗管;5—导轮;6—水泵;
7—水泥水槽;8—水箱

【知识拓展】

滚筒式洗药机工作原理:接通电源,启动机器,将净选后的药材从滚筒进口均匀地送入筒内，打开放水阀门进行淋洗，药材在滚筒的自转带动下，不停地翻转，被水反复喷淋和洗涤，并逐渐向滚筒出口方向滚动，当药材从出口滚出时，即被淋洗干净。洗涤后的药材直接落入润药机的浸润罐内进行润制软化。该机每小时可淋洗药材 50～150 kg。

滚筒式洗药机的特点：①利用导轮作用，噪声及振动很小；②冲洗水通过水泵循环，反复使用，可节约用水。

三、泡法

泡法是将药材用清水浸泡一定时间，使其吸入适量水分的方法。泡法基本步骤如图 5–5 所示。

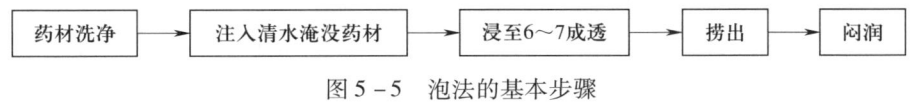

图 5–5 泡法的基本步骤

1. 具体做法

先将药材洗净，再注入清水至淹没药材，放置一定时间，视药材的质地、大小和季节、水温等灵活掌握，中间不换水，一般浸泡至一定程度，先捞起，后润软，再切割。

2. 适用药材类型特点

本法适用于质地坚硬，水分较难渗入，且成分较难溶于水的药材，如白术、天花粉、大黄、萆薢、木香、乌药、土茯苓、泽泻、姜黄、三棱等。

3. 注意事项

（1）浸泡时间视药材的质地、大小和季节、水温等灵活掌握。体积粗大、质地坚实者，浸泡时间宜长些；体积细小、质地不太坚实者，浸泡时间宜短些。春、冬季节浸泡时间宜长些，夏、秋季节浸泡时间则宜短些。

（2）质轻遇水漂浮的药材，如枳壳、青皮等，在浸泡时应压一重物，使其完全浸泡入水中。

（3）泡法要"少泡多润"，既要使药材吸收一定水分，促使其软化，又要尽可能地缩短在水中浸泡的时间，防止药材"伤水"和有效成分的流失，避免降低药效。

（4）动物类药材也可以采取泡法。将药材置于缸内，加水淹过药面，加盖浸泡，中间不换水。由于微生物繁殖，造成筋膜、残肉腐烂，便于除去，如龟甲、鳖甲、鹿角、狗骨等。某些药材在浸泡时，所含成分逐渐溶解于水中，致使浸泡液呈现一定色泽的现象，习称"下色"。对于易"下色"的药材，浸泡时，要求浸泡液稍有变色，略呈药材色泽时，即应捞出，再采用润法使之软化，以防止药材中的成分流失或造成"伤水"。易"下色"的药材有白术、苍术、泽泻、射干、大黄、甘草等。"伤水"后的药材出现明显变质，已经不能药用。

四、润法

润法是指将附带水分（或者液体辅料）的药材放入适当容器中密闭，或放入适当器具中,用保湿材料覆盖,放置一定时间,使水分逐渐渗透入药材内部,并且分布均匀,使药材软化而适宜切制的处理方法。润法常与淋法、洗法、泡法等配合,应用广泛。润法基本步骤如图5-6所示。

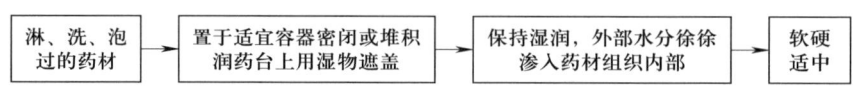

图5-6 润法的基本步骤

1. 具体做法

根据药材的性质不同,润法有多种方法。

(1) 浸润。以定量水或其他溶液浸渍药材,并经常翻动,使水分缓缓渗入药材组织内部,以水尽药透为准,如酒浸黄连、木香、水浸郁金、枳壳、枳实等。

(2) 伏润(闷润)。质地致密且坚硬的药材,经水洗、泡或用其他辅料处理后,放入密闭容器中密闭,使药材内外软硬一致,适合切制,如郁金、川芎、白术、白芍、山药、三棱、槟榔等。

(3) 盖润。将经过淋、洗、泡处理过的药材,用湿麻袋或湿草席等湿物遮盖,使水分渗入药材内部,适合切制,如板蓝根、独活、桔梗、益母草、丹参、茜草、秦艽等。

(4) 晾润。将抢水洗后的药材置阴凉通风处摊开,不加遮盖,使部分水分渗入药材内部。若没被润软,再喷淋清水,继续滋润至适合切制的程度,如北沙参、茯苓皮等。

(5) 复润。药材若一次难以闷润透,可在闷润后,稍加晾晒再行闷润,或喷淋清水混合均匀后再闷润,如此反复操作,直至药材润透,适合切制,如大黄、何首乌、川芎、白芷、乌药、常山、三棱、泽泻等。复润不仅避免了因过多用水造成药材有效成分损失,而且因中途淋水和晾晒,可防止发热、霉变。

2. 适用药材类型特点

本法适用于质地较坚硬的药材,如木香、郁金、川芎、白芍、三棱、槟榔等。

润药得当,既能保证质量,又可减少有效成分损耗。传统有"七分润工、三分切工"之说,也有"一洗,二磨,三铡药"的说法。这里的"洗",就是软化处理的意思。可见整个药材切制环节,润药是关键。润法的优点:一是有效成分损失少;二是饮片颜色鲜艳;三是水分均匀,切制的饮片平坦整齐,很少有翘片、掉边、炸心、碎片等现象。

3. 注意事项

(1) 润药时间长短应根据药材质地、季节和气温而定。如质地坚硬的药材需浸润3~4天,甚至10天以上;质地较软的药材润1~2天即可。夏、秋宜短,冬、春宜长。

(2) 质地特别坚硬的药材,一次不易润透,需反复闷润才能软化,如大黄、何首乌、槟榔、泽泻等。

(3) 夏季润药,要防止药材霉变。对含淀粉多的药材如山药、天花粉等,要防止出现发黏、发霉、变红、变味等现象。一经发现,要立即以清水快速洗涤,晾晒后再适当闷润。

(4) 有效成分容易因空气影响发生变化的药材,如白芍,应采用伏润法处理。

学习活动二　特殊软化方法

有些药材不适宜采用上述方法进行软化处理，还可采用蒸、煮、烘烤、湿砂掩埋或吸湿回润等方法。如黄芩要蒸润后趁热切片，使其断面呈现黄色；若用冷水浸润后切片，断面则变为绿色，药材就发生了质变，使其疗效降低或丧失。

一、蒸法

蒸法是利用热蒸汽使药材软化的方法。

1. 操作方法

将净药材按大小分档后置于蒸笼屉内，隔水加热，使蒸汽渗透到药材组织内部，蒸至稍软即切。大量生产一般采用流通蒸汽加热软化。

2. 适用药材类型

（1）质地坚硬，水分不易渗入，但水处理会造成有效成分流失的药材，如木瓜、人参。

（2）采收加工时，曾经使用过蒸、煮、浸烫、发汗等法处理再干燥的药材，如天麻。

（3）含有水解酶，冷水处理会使成分发生水解的药材，如黄芩。

（4）动物的角，如水牛角等。

3. 本法的优点

软化效率高，耗时短；切片切面平整，片面光泽鲜艳，色泽美观，无翘片、碎片，损耗量小；既能达到润软的目的，又保存了药效。含挥发性成分的药材、含芳香成分的药材，以及所含成分有热敏性的药材，不能使用蒸法软化。

二、煮法

将药材放入锅内，加适量清水同煮软化的方法。

1. 操作方法

将净药材置于适宜容器内，加水没过药面，先用武火，煮沸后改用文火，保持微沸，煮至无白心，水被药材吸干，取出，切片。

2. 适用药材类型

本法适用于有毒药材的软化，如乌头等，经煮制可降低毒性。

3. 注意事项

本法处理一般药材时，为了保证药效，一般无毒的药材应将水煮至被药材吸干，所以需要时间较长。但药材经长时间煮后，切制后的切片颜色比较晦暗，影响美观。因此，一般药材较少使用煮法软化。过去有许多药材采用煮法软化，现在可以使用蒸法代替。

三、烘烤法

烘烤法是直接将药材用炭火或电热干燥箱进行加热软化的方法。

1. 操作方法

将药材置于炭火上或电热干燥箱内,加热至软。

2. 适用药材类型

本法适用于动物胶类药材的软化。如阿胶、鹿胶、龟板胶等可经加热软化,切成颗粒供调配。

3. 本法的优点

可避免敲打损耗大、称量难以准确等弊端。此外,鹿茸、象皮等采用烘烤法后切片,可确保原药含量与剂量不受损失。

【知识拓展】

部分贵重药材,如西洋参、红参、生晒参等,为了尽量减少有效成分损失,也可以采用烘烤法软化。方法是将药材逐个用3~4层草纸包裹严实,喷淋水,密闭,再放入烘烤箱中烘烤一定时间。

四、湿砂掩埋法

湿砂掩埋法又称河砂润法,是将待软化的药材埋入含水充分的砂中,利用渗透的原理,使砂中的水分逐渐渗入药材组织内部达到软化的方法。

1. 操作方法

取一个下部漏空的容器,装上3~4成的中粗河砂,并用水浸湿。将大小分档或适当浸泡后的药材埋没在湿砂中,缓缓吸收水分,每天淋水一次,至漏水口有水滴出为度,药材润好之后掏出,快速冲洗净河砂及杂质,晾干表面水分即可切片。

2. 适用药材类型

本法适用于质坚块大、表面较光滑药材的软化,如槟榔、何首乌、松节、防己等。

3. 本法的优点

设备简单,操作方便,且药材在软化过程中不发霉、不"伤水"。

五、吸湿回润法

吸湿回润法又称露润法,是利用室内、室外的露潮之气使药材达到软化的方法。

1. 操作方法

将药材摊放于湿润且垫有篾席的地上,使其自然吸潮回润,适合切制。

2. 适用药材类型

本法适用于含黏液质、糖分及油脂类成分的药材,如玉竹、生地黄、黄精、当归、玄参、牛膝、薄荷等。部分根茎细长的药材,如防风、知母肉、沙参、茅根等,也可用此法软化。

学习活动三　药材软化效果的检查方法

药材在软化过程中，要检查其软化程度是否符合切制要求，习惯称"看水性""看水头"。常用检查方法如下。

一、弯曲法

弯曲法适用于检查呈长条状药材，如白芍、山药、木通、木香等。

检查方法：药材握于手中，大拇指向外推，其余四指向内缩，以药材略弯曲、有弹性、回复性好、不易折断为合格。

个别粗长的药材，如川木通，需要用双手抓握弯曲的方式进行检查。以药材有弹性、能弯曲、回复性好为合格。

二、手捏法

手捏法适用于检查呈颗粒状的药材，如苍术、延胡索、枳实等。此法也用于辅助检查其他类型药材，如白芷、当归、独活等。

颗粒状药材，以手抓握，捏之感觉不顶手、有弹性、无水响为符合要求。

条形药材，以手捏粗的一端，感觉其较柔软、无明显水渍为宜；有些块根、果实、菌类药材，如雷丸等，则需软化至手握无响声或无坚硬感为宜。

三、指掐法

指掐法适用于检查团块状药材，如白术、白芷、天花粉、泽泻、川芎等，以软化至手指甲能掐入药材表面，指甲痕迹狭小为宜。

四、穿刺法

穿刺法适用于检查粗大块状药材，如大黄、虎杖等。以软化至铁扦能刺穿药材而无硬心感，感觉阻力比较均匀为宜。

【知识拓展】

药材传统软化处理中的各项质量要求，已不能完全适用于机械切制。掌握好机械切制药材的软化处理，是切好药材的关键。机切的"水头"特点：药材的吸水量较手工切要少；其软化程度较手工切要硬。既要把药材润透，又要有一定的硬度，以承受住机械的挤压力和刀片高速运转的冲击力。在药材软化的"水头"掌握上，对于含纤维、黏液质多的药材宜"水头不及"，水分少一点，或者干切。对于含淀粉多的药材宜"水头稍过"，水分多一点。全草及果皮类药材，可洗后晾至六七成干后，再行切制。树皮类药材可润透后再切制。

学习活动四　药材软化新技术及设备

传统的软化方法，劳动强度大，生产周期长，操作不当容易损失药材有效成分，因此只适用于少量生产。目前在大量生产中，为了缩短生产周期、减少损耗、提高饮片质量，采用了一些实用的软化新技术，收到了良好的效果。

一、减压冷浸法

1. 操作

减压冷浸法基本步骤如图 5-7 所示。

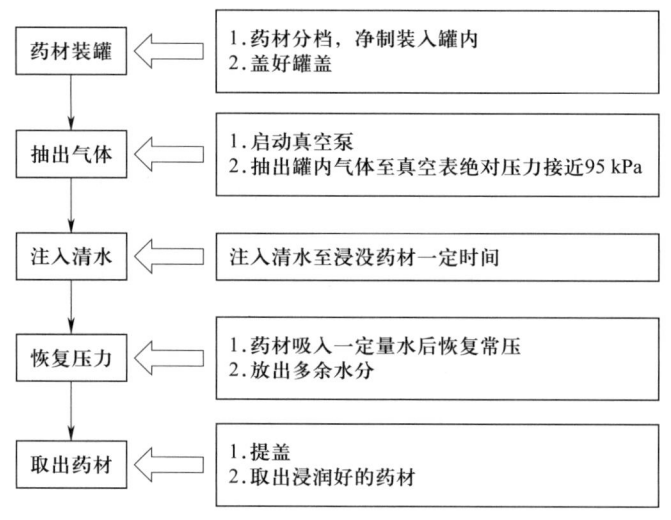

图 5-7　减压冷浸法的基本步骤

2. 原理

利用减压抽真空的方法，将药材组织间隙的气体抽出，使之接近真空，保持原真空度不变，加水至浸没药材，再恢复常压，使水迅速进入药材组织内部，达到与传统浸润方法相似的吃水量，将药材润至适合切制，以提高软化效率。

3. 设备

减压冷浸软化装置（见图 5-8），即根据上述原理研制的。采用旋片式真空泵，经缓冲罐抽真空。罐盖的开启和移位采用液压传动，罐体由减速机低速转动，可正反旋转 360°，罐体可停于任何角度进出料，所有操作均由工作台上的电气开关箱控制，操作方便。

二、真空加温润药法

1. 操作

真空加温润药法基本步骤如图 5-9 所示。

模块五　药材切制技术

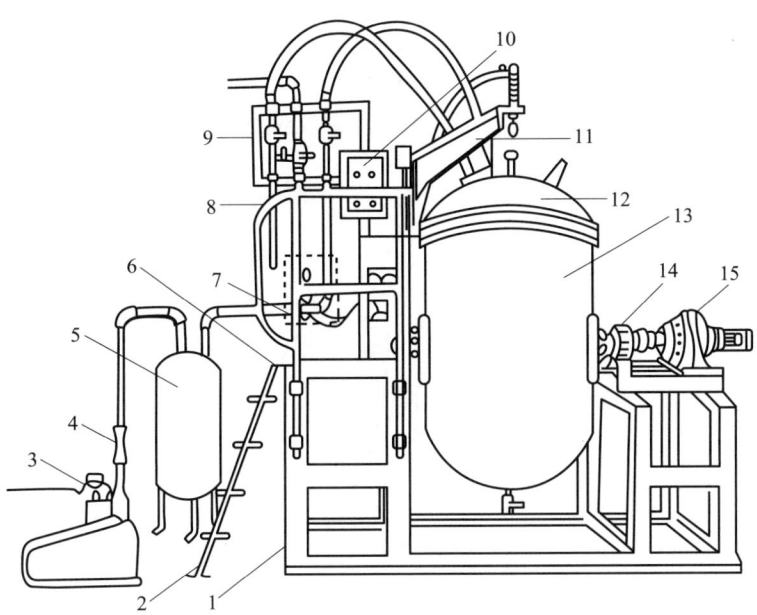

图 5-8　减压冷浸软化装置
1—机架；2—梯子；3—真空泵；4—减振胶管；5—缓冲罐；6—工作台；7—液压动力站；8—扶手架；
9—管线架；10—开关箱；11—移位架；12—罐盖；13—罐体；14—罐体定位螺栓；15—减速机

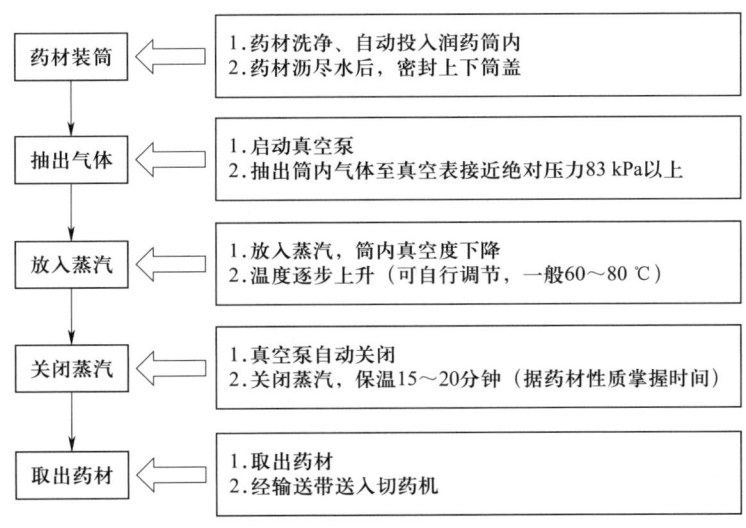

图 5-9　真空加温润药法的基本步骤

2. 原理

真空加温润药也是利用减压抽真空的方法，使药材组织间隙的空气尽量被抽出，在负压状态下，导入饱和蒸汽，利用蒸汽的热度、湿度和穿透力，迅速渗透到药材组织内部，以达到快速软化的目的。

3. 设备

常用的设备有真空加温润药机和卧式减压快速润药机。

（1）真空加温润药机（见图 5-10）。本设备用三四只按"品"字形或"田"字形排列的润药筒（每只可装药材 150~200 kg）作真空筒，筒内底部装有不锈钢多孔活板，可沥水和开合，润药筒通过中心转动轴转动，几只筒可轮流使用。从洗药到蒸药、切片整个工序，一般需 40 分钟即可完成。

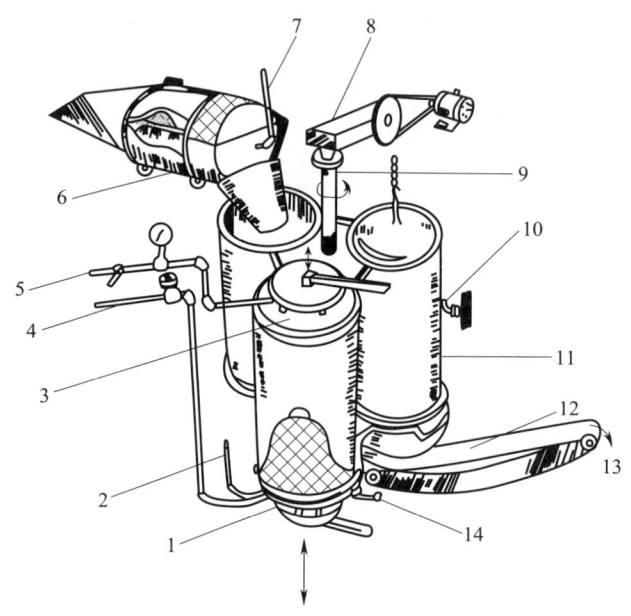

图 5-10 真空加温润药机

1—底盖；2—水银温度计；3—顶盖；4—蒸汽管；5—通真空泵；6—洗药机；7—加水管；8—减速器；9—转动轴；10—定位钉；11—保温筒；12—输送带；13—药材至切药机；14—放水阀门

（2）卧式减压快速润药机。本设备是用来润制成捆或长条状药材的，如甘草、木通、夜交藤、忍冬藤、鸡血藤等。润药筒是一只直径 100 cm、长 200 cm 的卧式不锈钢管，一头固封，一头是可开闭的密封盖，横卧在两根槽钢上，筒的底部接蒸汽管，上部接真空管并装有真空表和温度计。筒内底部是多孔钢板，便于排水和通蒸汽，钢板上装有滚轴，便于药材进出。

三、加压冷浸法

本法是将净药材和水同时装入耐压容器内，加压，将水压入药材组织内，以加速药材软化。一般需加压至 140 kPa 以上。该法对设备要求较高，目前尚无定型生产设备。

实训二　药材软化处理操作

一、实训目的

1. 掌握药材的软化方法和操作技术。

2. 熟悉药材的软化程度。
3. 了解药材软化的目的。

二、实训器具

盆、竹匾、麻袋、缸、蒸煮器具。

三、实训药材

薄荷、桑白皮、陈皮、白芍、泽泻（药材品种，可根据实际情况调整）。

四、实训操作

1. 薄荷

取原药材，整理后竖直堆放于洁净软化场地，从药材顶部均匀喷淋清水，直至药材基部看见水或场地地面见水。

2. 桑白皮

取原药材，刮净粗皮，放入水池中，快速搅拌洗涤，取出，稍润。

3. 陈皮

取净陈皮铺在竹匾上，均匀喷洒适量清水，上用湿纱布覆盖，闷润至内外湿度一致。

4. 白芍

取净白芍，大小分档，用清水浸泡至6~7成透，捞出，盖上草席闷润2~4天，每天淋水1~2次，至软化程度合格，切面无干心为止。

5. 泽泻

取净泽泻，以清水洗净，置于水中浸泡3~4小时，待八成透时，捞出，晾晒，每天翻动数次，并洒水2~3次，闷润至内外湿度均匀，无干心。

药材软化实训任务表见表5-1。

表5-1　　　　　　　　　　药材软化实训任务表

药材	药材领用量	成品量	备注
薄荷			
桑白皮			
陈皮			
白芍			
泽泻			

签名：　　　　　　　　　　　　　　　　　　　　　　　年　月　日

五、综合评定

药材软化实训综合评定表见表5-2。

表 5-2　药材软化实训综合评定表

班级：　　　　　　　　姓名：　　　　　　　　学号：

考核内容	技能项目	技能要求	分值	实得分
准备	工作服、精神状态	工作服穿戴整齐 衣帽清洁 双手清洁 指甲合格 有良好的精神状态	5	
	药材净制	能采用正确方法净制处理药材	10	
	用具准备	取用适合的用具 摆放整齐、有序	10	
操作	药材软化	能采用正确的方法进行药材软化处理，并规范操作	45	
	安全操作	安全使用	10	
结果	成品质量	成品合格率	15	
	清场	废弃物处理	5	
总分			100	

评定教师：　　　　　　　　　　　　　　　　　　　　　年　　月　　日

任务二　饮片切制

学习活动一　饮片类型与选择

一、常见的饮片类型及规格

饮片的形状，与药材的质地、外部形态、内部组织结构以及炮制、调剂、制剂、鉴别等各种不同需要密切相关。其中，药材的性质是决定饮片类型的重要因素，它关系到饮片的切制操作和临床疗效。根据《中国药典》（2020年版　四部）的规定，并结合传统饮片中的实用类型，将常见的饮片类型归纳如下。

1. 依规格划分

（1）极薄片：厚度为0.5 mm以下。适用于质地致密、极坚实的木质类及动物骨、角质类药材，如羚羊角、水牛角、鹿角、松节、苏木、降香等。

（2）薄片：厚度为1~2 mm。适用于质地致密坚实、切薄片不易破碎的药材，如白芍、槟榔、乌药、当归、木通、天麻、三棱等。

(3) 厚片：厚度为 2~4 mm。适用于质地松泡、黏性大、切薄片易破碎的药材，如茯苓、山药、天花粉、泽泻、丹参、升麻、党参等。

2. 依形状划分

(1) 横片（圆片或顶头片）：药材横切的片。其片形为突出药材的横断面特征，如白芍、白芷等。

(2) 斜片：厚度为 2~4 mm。适用于长条形而纤维性强的药材，如桂枝、桑枝、山药、黄芪、玄参、苏梗、鸡血藤、木香、甘草等。

(3) 直片（顺片）：厚度为 2~4 mm。适用于性状肥大、组织致密、色泽鲜艳和需突出其鉴别特征的药材，如大黄、天花粉、白术、何首乌、防己、升麻、川芎、当归身等。

(4) 丝（包括宽丝和细丝）：细丝 2~3 mm，宽丝 5~10 mm。适用于皮类、叶类和较薄果皮类药材，如黄柏、厚朴、桑白皮、青皮、合欢皮、陈皮等均切细丝；荷叶、枇杷叶、淫羊藿、冬瓜皮、瓜蒌皮等均切宽丝。

(5) 段（包括短段和长段）：短段长度为 5~10 mm，长段长度为 10~15 mm。短段又称"咀"，长段称"节"。适用于全草类和形态细长、内含成分易于煎出的药材，如薄荷、荆芥、香薷、益母草、青蒿、佩兰、瞿麦、牛膝、北沙参、白茅根、藿香、木贼、石斛、芦根、麻黄、忍冬藤、大蓟、小蓟等。

(6) 块：为边长 8~12 mm 的方块。有些药材为方便炮制和煎煮，需切成不同规格的块状，如大黄、何首乌、干姜、六神曲、鱼鳔胶、阿胶等。传统又将大黄、干姜的立方块称"咀"，阿胶的立方块称"丁"。但阿胶蛤粉炒烫的立方块要小，边长最好不超过 6 mm，以利成珠，无溏心。

【知识拓展】

中药饮片片型规格丰富多样，根据切制后成品的不同形状，全国各地还有各具特色的饮片类型。①如意片：将皮类药材从两边向内卷成如意锁样，再与刀成 90°垂直切制成形同如意锁的饮片，如厚朴片、杜仲片；②马蹄片：将较细的长条形药材与刀成 60°切制成饮片，如桑枝片、桂枝片；③瓜子片：将长条形药材与刀成 45°切制成饮片，如甘草片；④柳叶片：将较大的长条形药材与刀成 30°切制成饮片，如黄芪片；⑤顶头片：又称圆片，将刀与药材成 90°垂直切制成的饮片，如莪术片、泽泻片；⑥骨牌片：将长方形片状药材，先切成长段，再纵切成骨牌片，如杜仲、黄柏等；⑦蝴蝶片：将白术、川芎等药材纵切成形如蝴蝶的饮片；⑧蚊香片：将皮类药材从一侧向另一侧卷成纸筒状，与刀成 90°垂直切制成形如蚊香的饮片；⑨肚片：多用于树皮类药材，如厚朴、肉桂等。

二、饮片类型的选择原则

1. 质地致密、坚实的药材，适宜切薄片，如乌药、槟榔、当归、白芍等。
2. 质地松泡、粉性大的药材，适宜切厚片，如山药、天花粉、茯苓、甘草、黄芪等。
3. 为了突出鉴别特征，或为了使饮片的外形美观、方便切制操作，视不同情况，可选择直片、斜片等，如大黄、何首乌、山药、黄芪、桂枝、桑枝等。

4. 形态细长、内含成分又易煎出的药材，可切成一定长度的段，如木贼、荆芥、薄荷、麻黄、益母草等。

5. 皮类药材和宽大的叶类药材，可切制成一定宽度的丝，如陈皮、黄柏、荷叶、枇杷叶等。

6. 为方便对药材进行炮制，可切制成一定规格的块或片，如大黄、何首乌等。

饮片类型会直接影响到药材疗效。《金匮玉函经》指出，凡㕮咀药，欲如大豆，粗则药力不尽。饮片的厚薄、长短及粒度的大小、粗细与煎出物都有着密切的联系。通过对饮片类型的质量标准进行深入研究，量化、优化经验加工切制方法，是中药饮片切制发展的必然趋势。

学习活动二　饮片的切制方法

药材的切制按操作方法的不同，可分为手工切制和机械切制。目前，基本上采用机械切制，并逐步向联动化生产过渡。由于机械切制还不能满足所有饮片类型的切制要求，故在某些环节上，仍使用手工切制。

一、手工切制

由于机械切制不能满足某些饮片类型的切制要求，如太软、太黏及粉质药材和少量特殊药材，因此某些药材，特别是一些价格较高的药材，仍使用手工切制。手工切制的优点是操作方便、灵活，不受药材形状的限制，切制的饮片均匀、美观，损耗率低，片型和规格齐全。但手工操作因其经验性强、生产效率低、劳动强度大，只适用于小量生产。

手工切制用的刀具，全国各地不甚相同，但切制方法相似。

1. 手工切制刀具

（1）切药刀（又称铡刀）。传统上根据刀的形制有"全国三把刀"之说，即满月刀（禹帮用刀）、建刀（建昌帮用刀）和樟刀（樟帮用刀）等。切药刀主要由刀片（又称药刀或刀叶）、刀床（又称刀桥）、刀鼻（又称象鼻）、压板、装药斗、控药把等部件组成。适用于切制成薄片及全草类药材，如桂枝、白芍、香薷、荆芥等。

（2）片刀。刀刃呈弧形。多用于切厚片、直片、斜片等，如浙贝母、白术、甘草、黄芪、苍术等。

2. 手工切制方法

按操作手法一般分为"把活"和"个活"两种方法。需要理成一把（束）切制的药材，称"把货"，一般指长条状的药材。切制"把货"的操作，称"把活"。需要单个或2~4个一起切制的药材，称"个货"，一般指团块状或颗粒状的药材。切制"个货"的操作，称"个活"。

二、机械切制

机械切制饮片具有速度快、产量大、效率高、节省劳动力和减轻劳动强度,适用于机械化的工业生产等特点,但也存在切制的饮片类型较少等缺点。因此,改进或更新现有的切药机械,使之能生产多种类型的饮片并适用于各种药材的切制是机械切制亟待解决的问题。

目前,全国各地生产使用的切药机种类较多,功率不等。如剁刀式切药机(见图5-11)、旋转式切药机(见图5-12)、多功能中药切药机、多功能斜片切药机等。现介绍几种常用的切药机如下。

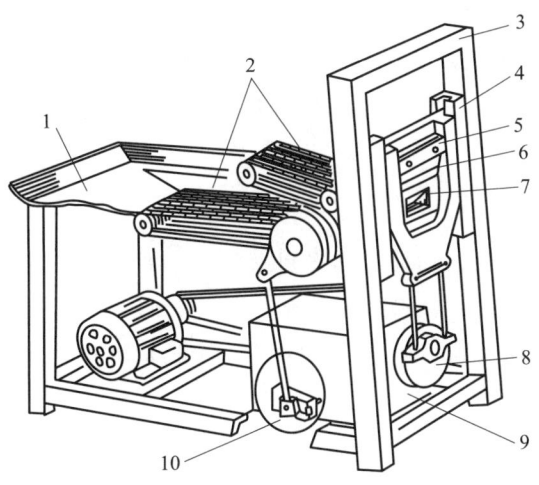

图5-11 剁刀式切药机

1—台面;2—输送带;3—机身;4—导轮;5—压力板;6—刀片;7—出料口;8—偏心轮;9—减速器;10—偏心调节器

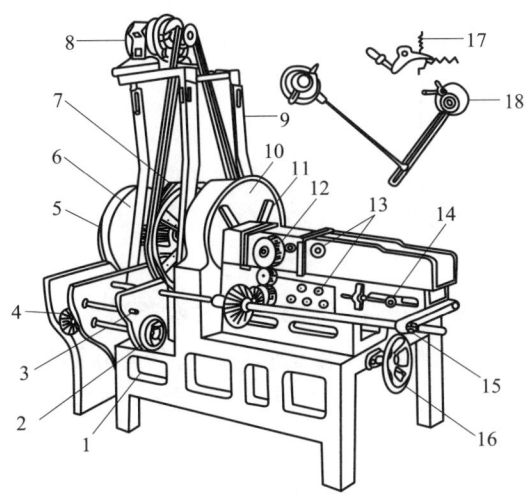

图5-12 旋转式切药机

1—出料口;2—手扳轮;3—撑牙齿轮轴;4—撑牙齿轮;5—安全罩;6—偏心轴;7—压带轮;8—电动机;9—架子;10—刀床;11—刀;12—输送滚轮齿轮;13—输送滚轮轴;14—输送带松紧调节器;15—套轴;16—机身进退手扳轮;17—弹簧;18—撑牙

1. 剁刀式切药机

这种切药机结构简单、适应性强，适用于一般根、根茎、全草类药材的切制，但不适宜于"个货"药材（如颗粒状或团块状药材）的切制。

操作步骤：将润至适中的药材放于机器台面后，启动机器，将药槽内的药材捋顺、压紧，防止塞刀或切出败片。压紧的药材经无声链条（传送带）被送到刀床切口，药材在刀片上下往复运动中，被横切成饮片。片的厚薄由偏心调节器调节。

2. 旋转式切药机

该机由动力、推进、切片和调节等部分组成。主要适用于颗粒状、块状等形状药材的切制，但不适合全草类药材的切制。

操作步骤：将润至适中的药材装入固定器内，铺平，压紧，使推进速度一致，以保证均匀切片。装好后，启动机器，在推进器的推动下，把药材推送至刀床切口，进行切片。

【知识拓展】

关于机械切制的操作要领，相关工作者用歌诀的形式概括为：刀快上线喂药匀，润透操作饮片平，时多时少厚薄片，刀钝曲线斧头形。

机械切制时，要注意调节输送带的转动速度，才能切出符合厚薄要求的饮片，并应该注意切药机的清洁、维修、保养。

3. 多功能切药机

这种切药机主要适用于将块状的根、根茎以及果实类药材切成圆片、直片或多种规格的斜形饮片，其特点是：①体积小，重量轻，效率高，噪声低，操作维修方便；②药材切制过程无机械输送；③可根据药材形状、直径选择不同的进药口，以保证饮片质量。

三、不良因素对饮片质量的影响

在饮片生产中，只有认真按照炮制工艺操作，才能保证饮片质量。如果药材处理不当，或切制工具及操作技术欠佳，或切制后干燥不及时，或贮存不当，都可能影响饮片质量。

1. 败片

在中药饮片切制过程中所有不符合切制规格、片型标准的饮片，都称为败片。

（1）连刀片（拖胡须）是饮片之间相牵连、未完全切断的现象。多由某类药材（如桑白皮、黄芪、厚朴、麻黄等）软化时，外部含水量过多，或刀具不锋利所致。

（2）掉边（脱皮）与炸心，前者为药材切断后，饮片的外层与内层相脱离，形成圆圈和圆芯两部分；后者为药材切制时，其髓芯随刀具向下用力而破碎。多由某类药材软化时，浸泡或闷润不当，内外硬度不同所致，如郁金、桂枝、白芍、泽泻等。

（3）皱纹片（鱼鳞片）是饮片切面粗糙，具鱼鳞样斑痕。多由某类药材未完全软化，"水性"不及，或刀具不锋利，或刀与刀床不吻合所致，如三棱、莪术等。

(4) 斧头片是切出的饮片一边厚一边薄，形如斧头。多由某类药材软化不透，或刀具不锋利，或操作技术不熟练，进料不均匀所致。

(5) 破碎片是饮片不完整，或呈破碎状态的现象。多由某类刀具不锋利，或软化不当，或传送带送药时挤压过度所致，如大黄、川芎、防风、苍术、羌活等。

(6) 斜长片是饮片出现斜而长的现象。多由某类药槽内的药材没有理顺，或斜放、横放所致，如白芍、当归、独活、佛手等。

(7) 翘片是饮片边缘卷曲而不平整的现象。多由某类"伤水"所致，如槟榔、白芍、木通等。

2. 变色与走味

变色是指饮片干燥后失去了原药材的色泽；走味是指干燥后的饮片失去了药材原有的气味。多由某类药材软化时浸泡时间太长，或切制后的饮片干燥不及时，或干燥方法选用不当所致，如槟榔、白芍、大黄、薄荷、荆芥、藿香、香薷、黄连等。

3. 油片（走油）

油片是药材或饮片的表面有油分或黏液质渗出的现象。多由某类药材软化时，吸水量"太过"，或环境温度过高所致，如苍术、白术、独活、当归等。

4. 发霉

发霉是药材或饮片表面长出菌丝。多由某类干燥不透或干燥后未放凉即贮存，或贮存处潮湿所致，如枳壳、枳实、白术、山药、白芍、当归、远志、麻黄、黄芩、泽泻、芍药等。

四、其他切制方法

对于木质及动物骨、角类药材，用上述工具较难切制，应根据不同情况，选择适宜工具以利于操作。

1. 镑

镑是用镑刀将药材镑成极薄片的操作。

镑刀是在硬木质的柄上，平行镶嵌多个锋利的刀片。操作时，将软化的药材用钳子夹住，手持镑刀一端，来回镑成极薄的饮片。近年来，一些地区已使用镑片机切制药材。

此法适用于动物角质类药材，如羚羊角、水牛角等。

2. 刨

刨是用刨刀将药材刨成极薄片或薄片的操作。

刨刀又称药刨、雷公刨，类似于木工刨刀。操作时，将药材固定，用刨刀在药材上推动，即可刨成极薄片或薄片。

此法适用于木质或角质类药材，如檀香、松节、苏木、水牛角等。

3. 锉

锉是用锉刀将药材锉成粉末的操作。

锉刀即钢锉。有些药材，习惯上用其粉末，但由于用量少，一般不事先制备，而是临方加工，如水牛角、羚羊角等。调配时，用钢锉将其锉为末，或再继续加工研细即可。

4. 劈

劈是用斧类工具将药材劈成块或厚片的操作。

此法适用于动物骨骼类或木质类药材，如鹿角、降香、松节等。

某些贵重药材，还可采用特殊的工具加工切制，如鹿茸加工壶，就是专门用来加工鹿茸的。

任务三　饮片干燥

药材切成饮片后，必须及时干燥，否则易变色、发霉甚至腐烂，影响质量。由于各种药材性质不同，干燥方法不尽相同，主要分为自然干燥和人工干燥。干燥方法是否适当是保证饮片质量的关键。

学习活动一　自然干燥

自然干燥是指把切制好的饮片置于日光下晒干或置于阴凉通风处阴干。晒干法和阴干法都不需要特殊设备，具有操作方便、生产成本低的优点。但占地面积大、易受气候的影响、干燥后的饮片不太卫生是其缺点。晒干法适用于大多数中药饮片的干燥。阴干法适用于气味芳香、含挥发性成分较多、色泽鲜艳和受日光照射易变色、泛油等中药饮片的干燥。人工干燥时若遇阴雨天气，可根据饮片的性质适当采用烘焙法干燥。

饮片厂晾晒药材，必须有符合规定的晾晒棚、晾晒架。

药材的饮片干燥传统要求形、色、气、味俱全，充分发挥其疗效。根据不同性质的药材及其干燥方法，可归纳为以下几类。

1. 黏性类

黏性类药材如天冬、玉竹等，多采用烘焙法或晒干法。明火烘焙可使药材外皮迅速硬结，内部原汁不向外渗，从而保证药材质量。但时间过久会使颜色枯黄，原汁走失，故一般烘焙至九成干，以手摸之感觉烫不粘手为度。干燥时要勤翻动，防止焦枯，如有烈日晒至九成干即可。

2. 粉质类

粉质类药材就是含有淀粉较多的药材，如山药、浙贝母等，宜采用晒干法或烘焙法。随切随晒，薄摊晒干，要轻翻防碎；如遇天气不好时，可微火烘焙。

3. 油质类

油质类药材如当归、怀牛膝、川芎等，宜采用日晒法，如遇梅雨天气时，也只能微火烘焙，防止火力过大，油质外溢，失油干枯，影响质量。

4. 芳香类

芳香类药材如荆芥、薄荷、香薷、木香等，香味易挥发，故多采用阴干法。切后薄摊于阴凉通风干燥处，不宜暴晒。如遇梅雨天气时，宜微火烘焙，避免高温干燥。

5. 色泽类

色泽类药材如桔梗、浙贝母、泽泻、黄芪等，可根据色泽不同，分别采用日晒法和烘焙法，如白色类的桔梗、浙贝母宜用日晒，越晒越白。黄色类的泽泻、黄芪，宜用小火烘焙，可保持其黄色，增加香味。

此外，根须类和根皮类药材宜采用日晒法和烘焙法，如白薇、龙胆草、厚朴、黄柏等；草叶类药材要薄摊暴晒，勤翻动，不宜用烘焙法，以防燃烧，如仙鹤草、泽兰、淡竹叶、紫花地丁等。

由于温度和时间的变化会对饮片所含化学成分产生影响，干燥方式不同会影响饮片的质量，因此在选择确定干燥方法时，应根据有效成分的性质、饮片的药性等因素综合考虑，尽可能取其各方面的优势，才能获得质量高、疗效好的饮片。

学习活动二　人工干燥

人工干燥是利用一定的干燥设备，对饮片进行干燥。本法不受气候影响，因卫生清洁、干燥时间短、劳动强度低、生产效率高，适宜大量生产。近年来，全国各地在生产实践中，设计并制造出多种干燥设备，如直火热风式、蒸汽式、电热式、远红外线式、微波式等，干燥能力和干燥效果均有较大提高，这些设备正在不断推广和完善。

人工干燥的温度，应根据饮片的性质灵活掌握。除另有规定外，一般以不超过80 ℃为宜；含挥发性成分的饮片以不超过50 ℃为宜。已干燥的饮片需放凉后再贮存，否则，余温会使饮片回潮，易于发生霉变。干燥后的饮片含水量应控制在7%～13%为宜。

现将常用干燥机的工作原理简要介绍如下。

一、翻板式干燥机

翻板式干燥机（见图5－13）由送料带、干燥室、热源等几部分组成。

工作过程是将切制好的饮片经上料输送带送入干燥室内。室内是由若干个小翻板组成的帘式输送带，共4层，由链轮传动，饮片平铺于翻板上，自前端传至末端，即翻于下层，经过4次翻倒，饮片即被烘干。干燥饮片沿出料口经振动输送带进入立式送料器，上输入出料漏斗，下承麻袋装药。

二、热风循环烘箱

热风循环烘箱（见图5－14）由箱体、加热器、鼓风机、烘车及风力调节器等部分组成。

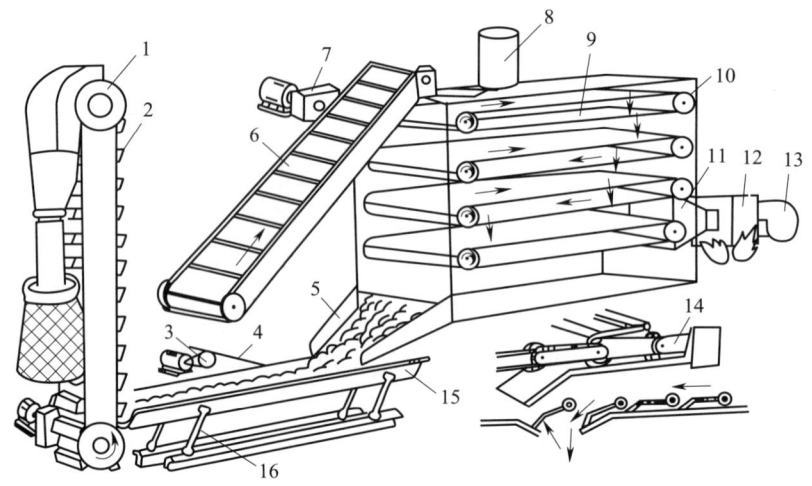

图 5-13 翻板式干燥机

1—皮带盘；2—立式送料器；3—偏心轮；4—连杆；5—出料口；6—上料输送带；7—减速器；8—排潮气口；9—A 向；10—链轮；11—热风口；12—燃烧室；13—鼓风机；14—链条；15—振动输送；16—弹簧铜板

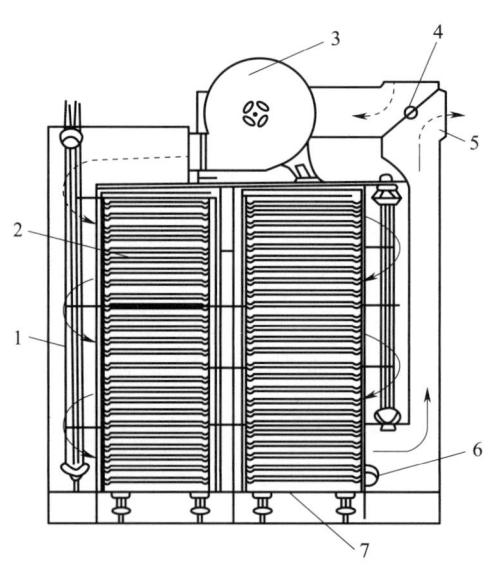

图 5-14 热风循环烘箱

1—加热器；2—搁板；3—鼓风机；4—气流调节器；5—湿热气出口；6—搁板药架；7—药架车

工作过程是饮片置于烘车上，推入烘箱内，密闭。空气由鼓风机送入，经加热器加热，热空气将饮片干燥，变成湿热空气，由出口排出。由于热空气不断补充，保证饮片水分不断蒸发而使之干燥。操作时，待干燥的药材以筛、匾盛装，分层置于铁架中，由轨道送入。饮片干燥后，停止鼓风，敞开铁门，将铁架拉出，收集干燥饮片。干燥温度一般在 80～120 ℃，干燥饮片时温度控制在 80 ℃左右，并应视药材质地和性质而定。此种干燥设备结构简单、易于安装，适宜大量生产。

三、远红外线辐射干燥技术

工作原理为电能转变为远红外线辐射能，被干燥物体的分子吸收后产生共振，引起分子、原子的振动和转动，导致物体发热，将大量水分变成气态而扩散，最终达到干燥灭菌的目的。其特点是干燥速度快，饮片质量好，劳动强度低，杀菌、杀虫能力强，节省能源造价低，便于自动化生产。近年来，远红外干燥技术在原药、饮片等脱水干燥及消毒中都有广泛应用。还可用于中药粉末及芳香性药材的干燥灭菌，并能较好地保留中药挥发油。

四、微波干燥技术

工作原理为微波能转变为热能使物料干燥。中药及其炮制品种的水分子能不同程度地吸收微波能量，因电场时间的变化，使分子发生旋转振动，致使分子间相互摩擦生热，从而达到干燥灭菌的目的。其特点是干燥速度快、时间短、加热均匀、热效率高、产品质量好、无污染，且能杀灭霉菌等微生物，可防止发霉和生虫。适用于中药及其炮制品，中成药之水丸、浓缩丸、散剂、小颗粒等的干燥灭菌。由于微波能深入物料的内部，干燥时间是常规热空气加热的1/100～1/10，所以对饮片中所含的挥发性物质破坏较少。

五、太阳能集热器干燥技术

太阳能是一种清洁的低密度能源，适用于低温烘干。其特点是太阳能集热器节省能源、污染少、干燥质量好，可避免尘土和昆虫传播污染及自然干燥后饮片出现的杂色和阴面发黑的现象，可提高饮片外观质量。

实训三　药材切制操作

一、实训目的

1. 掌握手工切制饮片的方法。
2. 熟悉饮片干燥的方法。
3. 了解饮片切制的目的。

二、实训器具

切药刀、压板、竹夹、竹匾、恒温干燥箱。

三、实训药材

陈皮、何首乌、荆芥、大黄、白芍、槟榔（药材品种，可根据实际情况调整）。

四、实训操作

1. 陈皮

取原药材，软化，切成2～3 mm细丝，通风处阴干。

2. 何首乌

取原药材，软化润透，切厚片或切块，干燥。筛去灰屑即得。

3. 荆芥

取药材用清水抢水洗净后，沥干余水，入容器内，湿麻布遮盖，闷润2~3小时，切0.5~1.0 cm段，晾晒干，筛去灰屑即得。

4. 大黄

取原药材，软化润透，切横薄片，晾晒至全干，筛去灰屑即得。

5. 白芍

取原药材，软化润透，切成圆片或斜片，晾晒干，筛去灰屑即得。

6. 槟榔

取原药材，软化润透，切薄片，干燥，筛去灰屑即得。

药材切制实训任务表见表5-3。

表5-3　　　　　　　　药材切制实训任务表

药材	药材领用量	成品量	备注
陈皮			
何首乌			
荆芥			
大黄			
白芍			
槟榔			

签名：　　　　　　　　　　　　　　　　　　　　　　　　　　年　月　日

五、综合评定

药材切制实训综合评定表见表5-4。

表5-4　　　　　　　　药材切制实训综合评定表

班级：　　　　　　　姓名：　　　　　　　学号：

考核内容	技能项目	技能要求	分值	实得分
准备	工作服、精神状态	工作服穿戴整齐 衣帽清洁 双手清洁 指甲合格 有良好的精神状态	5	
	药材净制	能采用正确方法净制处理药材	10	
	用具准备	取用适合的用具 摆放整齐、有序	10	

续表

考核内容	技能项目	技能要求	分值	实得分
操作	药材软化	能采用正确的方法进行药材软化处理,并规范操作	10	
	药材切制	能将软化好的药材按照要求切制	30	
	干燥	能正确调节常用中药饮片的干燥条件	10	
	安全操作	安全使用	10	
结果	成品质量	成品合格率	10	
	清场	废弃物处理	5	
总分			100	

评定教师: 　　　　　　　　　　　　　　　　　　　　　　　　年　　月　　日

任务四　饮片包装

饮片包装是指对饮片进行盛放、包扎并加以必要说明的过程,是饮片切制过程中的一道重要工序。中药饮片的包装应符合《中华人民共和国药品管理法》的规定要求,必须符合药用要求,符合保障人体健康、安全的标准,并由药品监督管理部门在审批药品时一并审批;必须适合药品质量的要求,方便贮存、运输和医疗使用;必须按照规定印有或者贴有标签并附有说明书。饮片包装的作用有:①保存饮片的数量与品质;②方便饮片的运输、贮存和销售;③利于促进饮片生产的现代化、标准化;④利于中药饮片的国际贸易。

由于历史原因,中药饮片的包装一直不被重视,所加工生产的饮片没有统一包装标准,包装材料多采用麻袋、编织袋、蒲包、竹筐、木箱等,混乱不一,致使饮片污染严重,且易混入麻袋纤维和灰尘等,含糖类和淀粉类的药材易虫蛀和霉变。饮片包装不善,会严重影响饮片的保管、贮存、运输和销售,还易发生饮片混淆现象。因此,饮片包装规格化、标准化势在必行。包装材料应有利于保质、贮存和运输,且对成品无污染,包装标签或合格证要注明品名、规格、批号、生产单位和质检签章。

饮片包装分为普通包装和特殊包装两大类。

普通包装一般用麻袋、纸箱、木箱、编织袋、塑料袋等做包装材料。具体方法如下。

1. 小包装加大包装的方法

适用于根及根茎类、果实种子类、花类、动物类药材的饮片。小包装用无毒聚乙烯塑料透明袋,一般每袋装 0.5、1、2 kg 等。放入检验合格证后封口,转入大包装(可用大铁盒或硬纸箱)中,大包装和小包装外面都注明饮片品名、规格、数量、生产批号、厂名。需要注意的是,经过加热处理的饮片,要凉透后方可包装,否则会出现结块和霉变现象。

2. 无毒聚丙烯塑料编织袋包装

适用于全草类、叶类和矿物类药材的饮片。固定装量一般为 10~15 kg 一件，封口时同样要放入检验合格证，并在外面印上饮片的品名、数量、规格、生产批号和厂名。对于矿物类或外形带钩刺药材的饮片，宜用双层或多层无毒聚丙烯塑料编织袋包装，以防泄漏。

3. 用小玻璃瓶、小纸盒分装

对于贵重、毒剧药材的饮片，宜用小玻璃瓶、小纸盒分装到一日量或一次量的最小包装，并贴上完整的使用说明标签。特殊包装有精品包装（如用瓷瓶、玻璃瓶、塑料瓶等盛装不等数量的饮片包装）、真空包装、充气包装（如充氮气、二氧化碳等惰性气体）、除氧剂包装等。

4. 定量小包装

根据临床用药需要，将切制或炮制后的饮片用软性包装材料包装成处方单剂量（如甘草包装成 3、6、12 g 等剂量）。包装外标明品名、重量。有的饮片厂还利用不同颜色区分不同包装量。

中药饮片是一种特殊的商品，其包装设计也非常重要。好的包装既要体现商品价值，又要经济、实用、方便、美观，体现中药饮片这种商品的特殊性，在其充分发挥社会效益的同时，创造出良好的经济效益。

目标检测

一、单项选择题

1. 下列哪项是切制前需用淋法软化的药材（　　）。
   A. 合欢皮　　　　　　　　B. 五加皮
   C. 丹参　　　　　　　　　D. 薄荷

2. 下列哪项是切制前需用洗法软化的药材（　　）。
   A. 佩兰　　　　　　　　　B. 黄柏
   C. 荆芥　　　　　　　　　D. 丹参

3. 下列哪项是切制前需用泡法软化的药材（　　）。
   A. 泽泻　　　　　　　　　B. 陈皮
   C. 香薷　　　　　　　　　D. 细辛

4. 下列哪项是切制前需用润法软化的药材（　　）。
   A. 甘草　　　　　　　　　B. 槟榔
   C. 佩兰　　　　　　　　　D. 细辛

5. 下列哪项是切制前需用蒸法软化的药材（　　）。
A. 党参　　　　　　　　　B. 红参
C. 人参　　　　　　　　　D. 丹参

6. 下列哪项是切制前需用煮法软化的药材（　　）。
A. 乌头　　　　　　　　　B. 何首乌
C. 阿胶　　　　　　　　　D. 干姜

7. 下列哪项适用于检查穿刺法药材的软化程度（　　）。
A. 团块状药材　　　　　　B. 长条状药材
C. 不规则根茎类药材　　　D. 粗大块状药材

8. 下列哪项适用于检查指掐法药材的软化程度（　　）。
A. 枳实　　　　　　　　　B. 白术
C. 苍术　　　　　　　　　D. 山药

9. 适用于弯曲法检查软化程度的药材是（　　）。
A. 川芎　　　　　　　　　B. 泽泻
C. 白芍　　　　　　　　　D. 白芷

10. 适用于手捏法检查软化程度的药材是（　　）。
A. 枳实　　　　　　　　　B. 山药
C. 白术　　　　　　　　　D. 白芷

11. 适用于穿刺法检查软化程度的药材是（　　）。
A. 川芎　　　　　　　　　B. 木香
C. 枳实　　　　　　　　　D. 大黄

12. 切制饮片极薄片的厚度为（　　）。
A. 0.5 mm 以下　　　　　　B. 0.5～1.0 mm
C. 1.0～1.5 mm　　　　　　D. 1.0～2.0 mm

13. 切制饮片薄片的厚度为（　　）。
A. 0.5 mm 以下　　　　　　B. 1.0～1.5 mm
C. 1.0 mm　　　　　　　　D. 1.0～2.0 mm

14. 切制饮片厚片的厚度为（　　）。
A. 1.0～2.0 mm　　　　　　B. 2.0～3.0 mm
C. 2.0～4.0 mm　　　　　　D. 2.0 mm

15. 下列能切成丝的药材是（　　）。
A. 白芷　　　　　　　　　B. 桂枝
C. 白术　　　　　　　　　D. 陈皮

16. 下列能切成斜片的药材是（　　）。
A. 白芍　　　　　　　　　B. 桂枝
C. 白芷　　　　　　　　　D. 黄柏

17. 下列能切成横片的药材是（　　）。
    A. 升麻　　　　　　　　B. 桂枝
    C. 白芷　　　　　　　　D. 川芎
18. 下列能切成直片的药材是（　　）。
    A. 白芍　　　　　　　　B. 厚朴
    C. 荷叶　　　　　　　　D. 大黄
19. 下列能切成段的药材是（　　）。
    A. 牛膝　　　　　　　　B. 当归
    C. 白芷　　　　　　　　D. 黄柏
20. 下列能切成块的药材是（　　）。
    A. 白芍　　　　　　　　B. 桂枝
    C. 白芷　　　　　　　　D. 何首乌

二、多项选择题

1. 适用于淋法软化的药材是（　　）。
    A. 荆芥　　　　　　　　B. 佩兰
    C. 薄荷　　　　　　　　D. 防风
    E. 北沙参
2. 适用于洗法软化的药材是（　　）。
    A. 丹参　　　　　　　　B. 五加皮
    C. 合欢皮　　　　　　　D. 陈皮
    E. 泽泻
3. 适用于泡法软化的药材是（　　）。
    A. 白术　　　　　　　　B. 天花粉
    C. 木香　　　　　　　　D. 泽泻
    E. 大黄
4. 适用于润法软化的药材是（　　）。
    A. 木香　　　　　　　　B. 郁金
    C. 川芎　　　　　　　　D. 白芍
    E. 槟榔
5. 下列可切制成薄片的药材是（　　）。
    A. 大黄　　　　　　　　B. 三棱
    C. 槟榔　　　　　　　　D. 当归
    E. 白芍
6. 下列可切制成细丝的药材是（　　）。
    A. 陈皮　　　　　　　　B. 黄柏

C. 厚朴 D. 桑白皮

E. 合欢皮

7. 下列可切制成直片的药材是（　　）。

A. 大黄 B. 天花粉

C. 白术 D. 何首乌

E. 薄荷

三、简答题

1. 饮片切制的基本要求有哪些？
2. 饮片切制的目的是什么？
3. 药材软化效果的检查方法有哪些？
4. 饮片包装的作用主要包括哪些方面？

模块六 药材炒制技术

 学习目标

知识目标

1. 炒制的含义；掌握炒黄、炒焦、炒炭的操作工艺。
2. 炒黄、炒焦、炒炭的目的。
3. 炒黄、炒焦、炒炭的基本操作工艺。
4. 炒黄、炒焦、炒炭的注意事项。
5. 加固体辅料炒法的概念、目的和方法。
6. 加固体辅料炒法的注意事项。
7. 加固体辅料炒法的现代研究。

技能目标

1. 能够选择合适的方法、工器具对代表药材进行炒黄、炒焦、炒炭操作。
2. 能够准确判断代表品种的质量标准。
3. 能够操作加固体辅料炒法操作技术。
4. 能够进行设备的维护和保养。
5. 能够判断炮制品质量。

一、炒制的含义、分类

将净药材置于温度适宜的炒制容器内，用不同火力连续加热，并不断翻动或搅拌，使之达到一定程度的方法，称为炒制，又叫炒法。

炒法分为清炒法和加辅料炒法。其中，不加任何辅料的炒法称为清炒法，根据火力及炮制程度的不同，分为炒黄、炒焦、炒炭。

二、火力的含义和种类

火力是指火的大小（强弱）或温度的高低。一般分文火、中火、武火、文武火。一般炒黄多用文火，炒焦多用中火，炒炭多用武火。

三、火候的含义

火候是指药材炮制的时间和程度。一般根据药材内外特征变化判断,是否达到了所规定的炒制程度,传统称为看火候。

四、手工炒药所需器具和操作步骤

1. 手工炒药所需器具

手工炒药所需器具包括炒药锅、药铲、药撮、炊帚等。手工炒制时多将炒药锅倾斜30~45°置于灶上,便于搅拌翻动。

2. 手工炒药操作步骤

首先预热,接着投药,然后翻炒,最后出锅。先预热可以提高炒制质量和效率,防止某些种子类药材炒成"僵子",习称"炒哑"。投药时需要根据锅的大小和药材确定投料量。翻炒需要快、勤、规律,俗称"亮锅底"。出锅需要迅速,摊开晾凉。

五、机械炒药

目前大量生产多用炒药机,常用的炒药机包括滚筒式炒药机、平锅式炒药机等。近年来,研制成功的中药微机程控炒制机,采用微机程序控制,炒制性能良好,能保证炮制品的质量均匀与稳定。火源一般包括无烟的煤炭、电力、煤气、天然气等能源,对火源的要求为火力持久,清洁无烟尘。

【知识拓展】

炒法属于火制法的一种。《五十二病方》中有"䪉盐令黄"的记载,汉代称为"熬"。隋唐以后得到了广泛应用,先后出现了微炒、炒出汗、炒香、炒黄、炒熟、炒焦等多种规格要求。同时加辅料炒法也开始出现,如《外台秘要》有杏仁麸炒,《雷公炮炙论》有斑蝥米炒。

清炒法即不加辅料的炒法,包括炒黄、炒焦、炒炭三种操作工艺。清炒前,首先要根据药材的不同品种及炒制方法,将大小不同的药材筛选分开,分次操作,以免加热时生熟不匀。

将净制或切制后的药材与麦麸、糯米、灶心土等固体辅料共同拌炒的炮制方法称为加固体辅料炒法。操作中也可借助烟气或辅料对药材进行熏炒,发挥辅料协同作用,以达到相应的炮制目的。

加固体辅料炒依据所加辅料的不同可分为麸炒、米炒、土炒等。加固体辅料炒法所用工具和设备同清炒法。

任务一 药材炒黄技术(包括炒爆)

炒法是中药炮制常用方法,多数果实种子类药材须经炒制处理后,才应用于临床。

一、炒黄的含义

将净选或切制后的药材，置于炒制容器内，用文火或中火加热，炒至药材表面呈黄色或较原色稍深，或发泡鼓起，或爆裂，并透出药固有的气味。

某些药材需炒至种皮爆裂开花，又称为炒爆。

二、炒黄的目的

1. 增强疗效，如酸枣仁、麦芽等。
2. 降低毒性或消除副作用，如苍耳子、牵牛子等。
3. 保存药效，如芥子、槐花等。
4. 矫味矫臭，如九香虫等。

三、炒黄的操作工艺

炒黄的操作方法：取净药材，置于预热的锅内，用文火（或中火）加热，翻炒至药材表面呈黄色或较原色加深，或膨胀鼓起，或有密集爆裂声，并透出药材的固有气味时，取出放凉。种子类药材用时宜捣碎。

四、注意事项

1. 锅预热，以便于药材受热均匀。
2. 投药前需要将药材大小分档，投药后调节火力，一般为文火。特殊的药材需要中火，如王不留行、水红花子、山楂、苍耳子、乳香等。
3. 炒制过程中需要均匀翻炒，注意亮锅底。
4. 出锅时需看火候。出锅后及时摊开晾凉，然后入库，防止热药吸湿回潮。

五、炒黄程度

1. 炒响，如牵牛子、决明子等。
2. 炒香，如白芥子、莲子等。
3. 炒爆花，如王不留行、水红花子等。
4. 炒去刺，如苍耳子等。
5. 炒变色，如薏苡仁、冬瓜子等。
6. 炒出汗，如花椒等。

【知识拓展】

"逢子必炒"原理

种子类药材一般富含油质，种皮质坚致密（坚硬的种皮保护种子免遭外力破坏，油质提供种子萌发的养分），因此外界的水分不易浸润和渗透。

经加热炒制,种子受热,表层组织细胞失水,干燥收缩,内部组织细胞中的水分汽化,产生膨胀压,使药材膨胀鼓起。当内压达到一定程度时,皮层组织即破裂,表现为种皮出现裂隙或爆花。药材外皮产生裂隙,内聚力降低,便于粉碎;裂隙亦有利于水分的渗入和有效成分的溶出。

 代表药材

芥子

【来源】本品为十字花科植物白芥或芥的干燥成熟种子。前者习称"白芥子",后者习称"黄芥子"。夏末秋初果实成熟时采割植株,晒干,打下种子,除去杂质。

【炮制】

1. 芥子

取原药材,除去杂质,用时捣碎。

2. 炒芥子

取净芥子,置于已预热好的炒制容器内,用文火加热,炒至淡黄色至深黄色(炒白芥子)或深黄色至棕褐色(炒黄芥子),有香辣味逸出即可,用时捣碎。

【成品性状】芥子和炒芥子的性状详见表 6 – 1。

表 6 – 1　　　　　　　　芥子和炒芥子的性状

	形状	颜色	质地	气味
芥子	白芥子呈球形,黄芥子较小	表面灰白色至淡黄色(白芥子)或黄色至棕黄色(黄芥子),有光泽	质稍硬	味辛辣
炒芥子	形如芥子,微见裂纹	表面淡黄色至深黄色(炒白芥子)或深黄色至棕褐色(炒黄芥子),偶有焦斑	质酥脆	有香辣气

【炮制作用】

1. 芥子

生用辛散力猛,易耗气伤阴动火,善于通络止痛。多用于胸闷胁痛,关节疼痛,痈肿疮毒。

2. 炒芥子

炒后可缓和辛散之性,以免助热伤阴。长于温肺利气豁痰,尤适合寒痰咳嗽。炒后易于煎出药效,杀酶保苷,利于保存有效成分。

【质量标准】

1. 芥子

水分不得过 14.0%。总灰分不得过 6.0%。

本品按干燥品计算,含芥子碱以芥子碱硫氰酸盐($C_{16}H_{24}NO_5 \cdot SCN$)计,不得少于 0.50%。

2. 炒芥子

水分不得过 8.0%。总灰分不得过 6.0%。

本品按干燥品计算，含芥子碱以芥子碱硫氰酸盐（$C_{16}H_{24}NO_5 \cdot SCN$）计，不得少于 0.40%。

莱菔子

【来源】本品为十字花科植物萝卜的干燥成熟种子。夏季果实成熟时采割植株，晒干，搓出种子，除去杂质，再晒干。

【炮制】

1. 莱菔子

取原药材，去杂质，洗净，干燥。用时捣碎。

2. 炒莱菔子

取净莱菔子，置于已预热好的炒制容器内，用文火加热，炒至微鼓起，手捻易碎，断面浅黄色，爆裂声减弱，色泽加深，并有香气透出时取出。用时捣碎。

【成品性状】莱菔子和炒莱菔子的性状详见表 6-2。

表 6-2　　莱菔子和炒莱菔子的性状

	形状	颜色	质地	气味
莱菔子	类卵圆形或椭圆形	表面黄棕色、红棕色或灰棕色	质较坚硬，破碎后显油性	气微、味淡、微苦辛
炒莱菔子	形如莱菔子，表面微鼓起	较莱菔子色泽加深	质酥脆	气微香

【炮制作用】

1. 莱菔子

味甘、辛，性平。归肺、脾胃经。具有消食除胀、降气化痰的作用。用于饮食停滞，脘腹胀痛，大便秘结，积滞泻痢，痰壅喘咳。

2. 炒莱菔子

炒后变升为降，长于消气除胀，降气化痰。降低了涌吐的不良反应，既缓和了药性，又利于粉碎和成分煎出。

【质量标准】莱菔子、炒莱菔子：水分不得过 8.0%。总灰分不得过 6.0%。酸不溶性灰分不得过 2.0%。

本品按干燥品计算，含芥子碱以芥子碱硫氰酸盐（$C_{16}H_{24}NO_5 \cdot SCN$）计，不得少于 0.40%。

牛蒡子

【来源】本品为菊科植物牛蒡的干燥成熟果实。秋季果实成熟时采收果序，晒干，打下果实，除去杂质，再晒干。

【炮制】

1. 牛蒡子

取原药材,除去杂质,洗净,干燥。用时捣碎。

2. 炒牛蒡子

取净牛蒡子,置于已预热好的炒制容器内,用文火加热,炒至略鼓起、微有香气。用时捣碎。

【成品性状】牛蒡子和炒牛蒡子的性状详见表 6-3。

表 6-3　　　　　　　　　　牛蒡子和炒牛蒡子的性状

	形状	颜色	质地	气味
牛蒡子	长倒卵形,略扁,微弯曲	表面灰褐色,带紫黑色斑点	果皮较硬,富油性	气微,味苦后微辛而稍麻舌
炒牛蒡子	形如牛蒡子,略鼓起	较牛蒡子色泽加深	富油性	微有香气

【炮制作用】

1. 牛蒡子

辛、苦,寒。归肺、胃经。生品疏散风热,宣肺透疹,解毒利咽。用于风热感冒,咳嗽痰多,麻疹,风疹,咽喉肿痛,痄腮,丹毒,痈肿疮毒。

2. 炒牛蒡子

炒后能缓和寒滑之性,以免伤中;且气香,宣散作用更强。长于解毒透疹,利咽散结,化痰止咳。用于麻疹不透,咽喉肿痛,风热咳喘。

【质量标准】

1. 牛蒡子

水分不得过 9.0%。总灰分不得过 7.0%。

本品含牛蒡苷($C_{27}H_{34}O_{11}$)不得少于 5.0%。

2. 炒牛蒡子

水分不得过 7.0%。总灰分、含量测定同药材。

王不留行

【来源】本品为石竹科植物麦蓝菜的干燥成熟种子。夏季果实成熟、果皮尚未开裂时采割植株,晒干,打下种子,除去杂质,再晒干。

【炮制】

1. 王不留行

取原药材,除去杂质,洗净,干燥。

2. 炒王不留行

取净王不留行,置于已预热好的炒制容器内,用武火加热,迅速拌炒至大部分爆开白花即可。

【成品性状】王不留行和炒王不留行的性状详见表6-4。

表6-4　　　　　　　　　　　王不留行和炒王不留行的性状

	形状	颜色	质地	气味
王不留行	球形，直径约2 mm	表面黑色，少数红棕色，略有光泽	质硬	气微，味微涩、苦
炒王不留行	类球形爆花状	表面白色	质松脆	有香气

【炮制作用】

1. 王不留行

苦，平。归肝、胃经。活血通经，下乳消肿，利尿通淋。用于经闭，痛经，乳汁不下，乳痈肿痛，淋证涩痛。生品长于消痈肿，用于乳痈或其他疮痈肿痛。

2. 炒王不留行

炒后质地松脆，利于有效成分煎出且走散力较强，长于活血通经，下乳，通淋。多用于产后乳汁不下，经闭，痛经，石淋，小便不利。

【质量标准】

1. 王不留行

水分不得过12.0%。总灰分不得过4.0%。

本品按干燥品计算，含王不留行黄酮苷（$C_{32}H_{38}O_{19}$）不得少于0.40%。

2. 炒王不留行

水分不得过10.0%。

本品按干燥品计算，含王不留行黄酮苷（$C_{32}H_{38}O_{19}$）不得少于0.15%。

苍耳子

【来源】本品为菊科植物苍耳的干燥成熟带总苞的果实。秋季果实成熟时采收，干燥，除去梗、叶等杂质。

【炮制】

1. 苍耳子

取原药材，洗净，除去杂质及果核。

2. 炒苍耳子

取净苍耳子，置于已预热好的炒制容器内，用中火加热，炒至焦黄色时即可，碾去刺，筛净。用时捣碎。

【成品性状】苍耳子和炒苍耳子的性状详见表6-5。

表6-5　　　　　　　　　　　苍耳子和炒苍耳子的性状

	形状	颜色	质地	气味
苍耳子	纺锤形或卵圆形，全体有钩刺	表面黄棕色或黄绿色	质硬而韧	气微，味微苦
炒苍耳子	形如苍耳子，有刺痕	表面黄褐色	刺尖焦脆	微有香气

【炮制作用】

1. 苍耳子

味辛、苦，性温，有毒。归肺经。具有散风寒，通鼻窍，祛风湿的作用。生品长于消风止痒。多用于皮肤痒疹、疥癣等皮肤病。

2. 炒苍耳子

炒后可降低毒性，偏于通鼻窍，祛风湿，止痛。多用于鼻渊头痛，风湿痹痛。同时，炒后刺变焦黄，易于去除。

【质量标准】

1. 苍耳子

水分不得过12.0%。总灰分不得过5.0%。

本品按干燥品计算，含绿原酸（$C_{16}H_{18}O_9$）不得少于0.25%。

2. 炒苍耳子

水分不得过10.0%。总灰分、含量测定同药材。

【知识拓展】

"杀酶保苷"原理

苷类是一类由苷元和糖缩合（失水）而成的环状缩醛衍生物。含苷类药材往往在其不同细胞中还含有相应的分解酶。酶是一类多肽类活性物质，在一定温度和湿度下会迅速将相应的苷水解，生成苷元（或次级苷）和糖。切制成饮片后破坏了药材的细胞壁，饮片在贮藏、煎煮过程中遇到适宜的温、湿度，溶媒令苷与相应的分解酶接触，发生分解反应，从而使苷类的含量下降，影响疗效。酶为一类多肽类物质，受热会变性失活，故而加热破坏酶活性，有利于含苷类药材的保存，如芥子等。

实训四　清炒操作（炒黄）

一、实训目的

1. 掌握炒黄方法的技术要领、操作工艺。
2. 熟悉实训药材的炮制标准以及标准判断方法。
3. 了解饮片炒黄的目的。

二、实训器具

煤气灶、炒药锅、铲子、刷子、手套、盛药器具、电子秤。

三、实训药材

王不留行、莱菔子、芥子（药材品种，可根据实际情况调整）。

四、实训操作

1. 炒王不留行

调节火力至中火,将适量的净王不留行投入已预热好的炒锅内加热翻炒,当80%以上的王不留行爆开白花,取出,筛去碎屑,摊开放凉。

2. 炒莱菔子

调节火力至文火,将适量的净莱菔子投入已预热好的炒锅内加热翻炒,炒至微鼓起,爆裂声减弱,断面深黄色,并有香气逸出时,取出,筛去碎屑,摊开放凉。

3. 炒芥子

调节火力至文火,将净芥子投入已预热好的炒锅内加热翻炒,炒至表面深黄色,爆鸣声减弱,内里浅黄色,有香辣气逸出时,取出,筛去碎屑,摊开放凉。

炒黄实训任务表见表6-6。

表6-6　　　　　　　　　　　炒黄实训任务表

药材	药材领用量	成品量	备注
王不留行			
莱菔子			
芥子			

签名:　　　　　　　　　　　　　　　　　　　　　　　　　年　月　日

五、综合评定

炒黄实训综合评定表见表6-7。

表6-7　　　　　　　　　　　炒黄实训综合评定表

班级:　　　　　　　　姓名:　　　　　　　　学号:

考核内容	技能项目	技能要求	分值	实得分
准备	工作服、精神状态	工作服穿戴整齐 衣帽清洁 双手清洁 指甲合格 有良好的精神状态	5	
	药材净制	能采用正确方法净制处理药材	10	
	用具准备	取用适合的用具 摆放整齐、有序	5	
操作	清炒(炒黄)	能正确用清炒法对药材进行炒制,并规范操作 火候控制适当 动作熟练 去除碎屑	50	
	安全操作	安全使用	10	

续表

考核内容	技能项目	技能要求	分值	实得分
结果	成品质量	成品合格率	15	
	清场	废弃物处理	5	
	总分		100	

评定教师：　　　　　　　　　　　　　　　　　　　　　　　　　　年　　月　　日

任务二　药材炒焦技术

一、炒焦的含义

将净选或切制后的药材，置于炒制容器内，用中火加热，翻炒至药材表面呈焦黄色或焦褐色，内部颜色加深，并透出焦香气味的操作方法。

二、炒焦的目的

1. 具有消食健脾的作用，如中药"焦三仙"（焦山楂、焦麦芽、焦神曲）。
2. 降低刺激性，如槟榔、川楝子等。

三、炒焦的操作工艺

取净药材，置于已预热好的锅内，用中火加热，翻炒至药材表面呈焦黄色或焦褐色，内部颜色加深，并透出焦香气味。

四、注意事项

1. 药材大小分档。
2. 根据药材质地选择火力大小。
3. 对材质轻泡、易燃易变色的药材，出锅前要灭尽火星，以保存药效、保障安全。

 代表药材

山楂

【来源】本品为蔷薇科植物山里红或山楂的干燥成熟果实。秋季果实成熟时采收，切片，干燥。

【炮制】

1. 山楂

取原药材，除去杂质及脱落的核及果柄，筛去碎屑。

2. 炒山楂

取山楂,置于已预热好的炒制容器内,用中火加热,炒至颜色加深,取出晾凉,筛去碎屑。

3. 焦山楂

取山楂,置于已预热好的炒制容器内,用武火加热,炒至表面焦褐色,内部黄褐色,取出晾凉,筛去碎屑。

【成品性状】山楂及其炒制品性状详见表 6-8。

表 6-8　　山楂及其炒制品性状

	形状	颜色	质地	气味
山楂	圆形片,皱缩不平	外皮红色,有灰白色小斑点	质较轻	气微清香,味酸、微甜
炒山楂	形如山楂片	果肉黄褐色,偶见焦斑	质较轻	气清香,味酸、微甜
焦山楂	形如山楂片	表面焦褐色,内部黄褐色	质较轻	有焦香气

【炮制作用】

1. 山楂

消食健胃,行气散瘀,化浊降脂。用于肉食积滞,胃脘胀满,泻痢腹痛,瘀血经闭,产后瘀阻,心腹刺痛,胸痹心痛,疝气疼痛,高脂血症。

2. 炒山楂

炒后酸味减弱,可缓和对胃的刺激性,善于消食化积。用于脾虚食滞,食欲不振,神倦乏力。

3. 焦山楂

酸味减弱,苦味增加,长于消食止泻。用于脾虚食积和痢疾。

【质量标准】

1. 山楂

水分不得过 12.0%。总灰分不得过 3.0%。

本品按干燥品计算,含有机酸以枸橼酸（$C_6H_8O_7$）计,不得少于 5.0%。

2. 炒山楂

水分同药材。本品按干燥品计算,含有机酸以枸橼酸（$C_6H_8O_7$）计,不得少于 4.0%。

3. 焦山楂

水分同药材。本品按干燥品计算,含有机酸以枸橼酸（$C_6H_8O_7$）计,不得少于 4.0%。

槟榔

【来源】本品为棕榈科植物槟榔的干燥成熟种子。春末至秋初采收成熟果实,用水煮后,干燥,除去果皮,取出种子,干燥。

【炮制】

1. 槟榔

取原药材,除去杂质,用水浸泡 3~5 天,润透,切薄片,阴干。

2. 炒槟榔

取槟榔片，置于已预热好的炒制容器内，用文火加热，炒至微黄色，取出晾凉，筛去碎屑。

3. 焦槟榔

取槟榔片，置于已预热好的炒制容器内，用中火加热，炒至焦黄色，取出晾凉，筛去碎屑。

【成品性状】槟榔片及其炒制品性状详见表6-9。

表6-9　　　　　　　　　　　槟榔片及其炒制品性状

	形状	颜色	质地	气味
槟榔片	类圆形的薄片	切面可见棕色种皮与白色胚乳相间的大理石样花纹	质脆，易碎	气微，味涩、微苦
炒槟榔	形如槟榔片	表面微黄色，可见大理石样花纹	质脆，易碎	气微，味涩、微苦
焦槟榔	形如槟榔片	表面焦黄色，可见大理石样花纹	质脆，易碎	气微，味涩、微苦

【炮制作用】

1. 槟榔

苦、辛，温。归胃、大肠经。杀虫，消积，行气，利水，截疟。生品力峻，用于绦虫病，蛔虫病，姜片虫病，虫积腹痛，积滞泻痢，里急后重，水肿脚气，疟疾。

2. 炒槟榔

炒后药性缓和，以防耗伤正气，减少服后恶心、腹痛的副作用。

3. 焦槟榔

功效同炒槟榔，长于消食导滞。用于食积不消，泻痢后重。

【质量标准】

1. 槟榔

水分不得过10.0%。

本品按干燥品计算，含槟榔碱（$C_8H_{13}NO_2$）不得少于0.20%。

2. 炒槟榔

水分、含量测定同药材。

3. 焦槟榔

水分不得过9.0%。总灰分不得过2.5%。

本品按干燥品计算，含槟榔碱（$C_8H_{13}NO_2$）不得少于0.10%。

川楝子

【来源】本品为楝科植物川楝的干燥成熟果实。冬季果实成熟时采收，除去杂质，干燥。

【炮制】

1. 川楝子

取原药材，除去杂质，用时捣碎。

2. 炒川楝子

取净川楝子，切厚片或碾碎，置于已预热好的炒制容器内，用中火加热，炒至表面焦黄色，取出晾凉，筛去碎屑。

【成品性状】川楝子及其炒制品性状详见表 6-10。

表 6-10　　　　　　　　　　川楝子及其炒制品性状

	形状	颜色	质地	气味
川楝子	类球形，少数凹陷或皱缩	表面金黄色至棕黄色，微有光泽，具深棕色小点	质坚硬	气特异，味酸、苦
焦川楝子	半球状、厚片或不规则的碎块	表面焦黄色，偶见焦斑	发泡	气焦香，味酸、苦

【炮制作用】

1. 川楝子

苦，寒；有小毒。归肝、小肠、膀胱经。生品长于杀虫、疗癣，止痛。用于虫积腹痛、头癣。

2. 炒川楝子

炒焦后苦寒之性缓和，降低毒性，减少滑肠之弊，长于疏肝理气止痛，用于胁肋疼痛及胃脘疼痛。

【质量标准】

1. 川楝子

水分不得过 12.0%。总灰分不得过 5.0%。

本品按干燥品计算，含川楝素（$C_{30}H_{38}O_{11}$）应为 0.060%~0.20%。

2. 炒川楝子

水分不得过 10.0%。总灰分不得过 4.0%。

本品按干燥品计算，含川楝素（$C_{30}H_{38}O_{11}$）应为 0.040%~0.20%。

栀子

【来源】本品为茜草科植物栀子的干燥成熟果实。9~11 月果实成熟呈红黄色时采收，除去果梗和杂质，蒸至上气或置于沸水中略烫，取出，干燥。

【炮制】

1. 栀子

取原药材，除去杂质，碾碎。

2. 炒栀子

取栀子，或碾碎，置于已预热好的炒制容器内，用文火加热，炒至表面黄褐色，取出晾凉，筛去碎屑。

3. 焦栀子

取栀子，或碾碎，置于已预热好的炒制容器内，用中火加热，炒至表面焦褐色或焦黑色，取出晾凉，筛去碎屑。

【成品性状】栀子及其炒制品性状详见表6-11。

表6-11　　　　　　　　　　栀子及其炒制品性状

	形状	颜色	质地	气味
栀子	长卵圆形或椭圆形，种子扁卵圆形，集结成团	表面红黄色或棕红色，种子红黄色或深红色	果皮薄脆，略有光泽	气微，味微酸而苦
炒栀子	形如栀子碎块	表面黄褐色	果皮薄脆	气微，味微酸而苦
焦栀子	形同栀子或不规则碎块	表面焦褐色或焦黑色	果皮薄脆	气微，味微酸而苦

【炮制作用】

1. 栀子

苦、寒，归心、肺、三焦经。生品长于泻心火、清热、利湿、凉血解毒。但苦寒之性甚强，易伤中气，且对胃有刺激性，脾胃虚弱者生用易吐。

2. 炒栀子

炒后苦寒之性缓和，能清热除烦。用于热病心烦，湿热黄疸，火毒疮疡。

3. 焦栀子

凉血止血。用于血热吐血，衄血，尿血，崩漏。

【质量标准】

1. 栀子

水分不得过8.5%。总灰分不得过6.0%。

本品按干燥品计算，含栀子苷（$C_{17}H_{24}O_{10}$）不得少于1.8%。

2. 炒栀子

水分、总灰分同药材。

本品按干燥品计算，含栀子苷（$C_{17}H_{24}O_{10}$）不得少于1.5%。

3. 焦栀子

水分、总灰分同药材。

本品按干燥品计算，含栀子苷（$C_{17}H_{24}O_{10}$）不得少于1.0%。

实训五　清炒操作（炒焦）

一、实训目的

1. 掌握炒焦法的技术要领及操作工艺。
2. 熟悉实训药材的炮制标准以及标准判断方法。
3. 了解饮片炒焦的目的。

二、实训器具

煤气灶、炒药锅、铲子、刷子、手套、盛药器具、电子秤。

三、实训药材

山楂、栀子、槟榔（药材品种，可根据实际情况调整）。

四、实训操作

1. 焦山楂

调节火力至中火，将适量的净山楂投入已预热好的炒锅内加热翻炒，炒至表面焦褐色、内部焦黄色，焦香气味浓郁时，取出，筛去碎屑。

2. 焦栀子

将净栀子碾碎，果皮、种子分别炒。火力调节至中火，将适量的栀子皮或种子投入已预热好的炒锅内加热翻炒，炒至表面焦黄色、并有焦香气味溢出时，取出，放凉。

3. 焦槟榔

取槟榔片，用中火炒至焦黄色，边缘可见焦褐色斑块，取出，筛去碎屑，摊开放凉。

炒焦实训任务表见表6-12。

表6-12　　　　　　　　　炒焦实训任务表

药材	药材领用量	成品量	备注
山楂			
栀子			
槟榔			

签名：　　　　　　　　　　　　　　　　　　　　　　　　　年　　月　　日

五、综合评定

炒焦实训综合评定表见表6-13。

表6-13　　　　　　　　　炒焦实训综合评定表

班级：　　　　　　　　姓名：　　　　　　　　学号：

考核内容	技能项目	技能要求	分值	实得分
准备	工作服、精神状态	工作服穿戴整齐 衣帽清洁 双手清洁 指甲合格 有良好的精神状态	5	
	药材净制	能采用正确方法净制处理药材	10	
	用具准备	取用适合的用具 摆放整齐、有序	5	

续表

考核内容	技能项目	技能要求	分值	实得分
操作	清炒（炒焦）	能用炒焦法正确地对药材进行炒制，并规范操作 火候控制适当 动作熟练 去除碎屑	50	
	安全操作	安全使用	10	
结果	成品质量	成品合格率	15	
	清场	废弃物处理	5	
总分			100	

评定教师：　　　　　　　　　　　　　　　　　　　　　　　　　年　月　日

任务三　药材炒炭技术

一、炒炭的含义

将净选或切制后的药材，置于炒制容器内，用武火或中火加热，炒至药材表面呈焦黑色或焦褐色，内部呈棕褐色或棕黄色的操作方法。

二、炒炭的目的

1. 增强止血的作用，如地榆、大蓟、牡丹皮。
2. 产生止血的作用，如荆芥、石榴皮等。

三、炒炭的操作工艺

取净药材，置于预热的锅内，用武火或中火加热，翻炒至药材表面呈焦黑色或焦褐色，内部呈棕褐色或棕黄色，出锅，晾凉。

四、注意事项

1. 要掌握好火力，做到"炒炭存性"，防止太过或不及。
2. 根据药材质地、大小，决定所用火力或火候。
3. 炒炭过程中及时喷洒清水熄灭火星，防止复燃。

【知识拓展】

"炒炭存性"是指炒炭操作中，只使其部分炭化，更不能使其灰化。即使外部炭化，内部保留其固有的药性（一般指药材原有的气味功效，花叶、全草类甚至保留原有外形），切勿全部炭化乃至灰化。花类、叶类、全草类经炒炭后仍可清晰辨认药材原形，如槐花、侧柏叶、荆芥等。

 代表药材

荆芥

【来源】本品为唇形科植物荆芥的干燥地上部分。夏、秋两季花开到顶、穗绿时采割，除去杂质，晒干。

【炮制】

1. 荆芥

取原药材，除去杂质，喷淋清水，洗净，润透，于50℃烘1小时，切段，干燥。

2. 荆芥炭

取荆芥段，置于已预热好的炒制容器内，用武火加热，炒至表面焦黑色，内部焦黄色，喷淋清水少许，熄灭火星，取出，晾干。

【成品性状】荆芥和荆芥炭的性状详见表6-14。

表6-14 荆芥和荆芥炭的性状

	形状	颜色	质地	气味
荆芥	茎呈方柱形，被短柔毛	表面淡黄绿色或淡紫红色	体轻，质脆	气芳香，味微涩而辛凉
荆芥炭	形如荆芥	全体黑褐色	体轻，质脆，断面焦褐色	略具焦香气，味苦而辛

【炮制作用】

1. 荆芥

辛，微温。归肺、肝经。具有解表散风，透疹，消疮的作用。多生用，用于感冒、头痛、麻疹、风疹、咽喉不利、疮疡初起等。

2. 荆芥炭

炒炭后收敛止血。用于便血，崩漏，产后血晕。

【质量标准】

1. 荆芥

水分不得过12.0%。总灰分不得过10.0%。酸不溶性灰分不得过3.0%。

本品按干燥品计算，含胡薄荷酮（$C_{10}H_{16}O$）不得少于0.02%。

2. 荆芥炭

醇溶性浸出物不得少于8.0%。

侧柏叶

【来源】本品为柏科植物侧柏的干燥枝梢和叶。多在夏、秋两季采收,阴干。

【炮制】

1. 侧柏叶

取原药材,除去硬梗及杂质。

2. 侧柏叶炭

取净侧柏叶,置于已预热好的炒制容器内,用武火加热,炒至表面黑褐色,内部焦黄色,喷淋清水少许,灭尽火星,取出晾干。

【成品性状】侧柏叶和侧柏叶炭的性状详见表6-15。

表 6-15　　　　　　　　　　侧柏叶和侧柏叶炭的性状

	形状	颜色	质地	气味
侧柏叶	多分枝,小枝扁平	表面深绿或黄绿色	质脆,易折断	气清香,味苦涩、微辛
侧柏叶炭	形如侧柏叶	表面黑褐色	质脆,断面焦黄色	气香,味微苦涩

【炮制作用】

1. 侧柏叶

苦、涩,寒。归肺、肝、脾经。具有凉血止血,生发乌发的作用。以清热凉血、止咳祛痰力胜,用于血热妄行的各种出血证,咳嗽痰多,湿热带下及脱发。

2. 侧柏叶炭

炒炭后寒凉之性平和,专于收敛止血。用于热邪不盛的出血证。

【质量标准】

1. 侧柏叶

杂质不得过6%。水分不得过11.0%。总灰分不得过10.0%。酸不溶性灰分不得过3.0%。

本品按干燥品计算,含槲皮苷($C_{21}H_{20}O_{11}$)不得少于0.10%。

2. 侧柏叶炭

醇溶性浸出物不得少于15.0%。

地榆

【来源】本品为蔷薇科植物地榆或长叶地榆的干燥根。春季将发芽时或秋季植株枯萎后采挖,除去须根,洗净,干燥,或趁鲜切片,干燥。

【炮制】

1. 地榆

除去杂质;未切片者,洗净,除去残茎,润透,切厚片,干燥。

2. 地榆炭

取净地榆片，置于已预热好的炒制容器内，用武火加热，炒至表面焦黑色、内部棕褐色，喷淋清水少许，熄灭火星，取出，晾干。

【成品性状】地榆和地榆炭的性状详见表6-16。

表6-16　　　　　　　　　　地榆和地榆炭的性状

	形状	颜色	质地	气味
地榆	不规则的类圆形片或斜切片	外表皮灰褐色至深褐色	质坚	气微，味微苦涩
地榆炭	形如地榆片	表面焦黑色，内部棕褐色	质坚	具焦香气，味微苦涩

【炮制作用】

1. 地榆

苦、酸、涩，微寒。归肝、大肠经。具有凉血止血，解毒敛疮的作用。用于便血，痔疮出血，血痢，崩漏，水火烫伤，痈肿疮毒。以凉血解毒为主。

2. 地榆炭

炒炭后收敛止血力胜。用于便血，痔疮出血，崩漏下血等。各种出血证均可选用。

【质量标准】

1. 地榆

水分不得过14.0%。总灰分不得过10.0%。酸不溶性灰分不得过2.0%。

本品按干燥品计算，含鞣质不得少于8.0%，含没食子酸（$C_7H_6O_5$）不得少于1.0%。

2. 地榆炭

醇溶性浸出物不得少于20.0%。

本品按干燥品计算，含鞣质不得少于2.0%，含没食子酸（$C_7H_6O_5$）不得少于0.60%。

藕节

【来源】本品为睡莲科植物莲的干燥根茎节部。秋、冬二季采挖根茎（藕），切取节部，洗净，晒干，除去须根。

【炮制】

1. 藕节

取原药材，除去杂质，洗净，干燥。

2. 藕节炭

取净藕节，置于炒药锅内，用武火加热，炒至表面黑褐色或焦黑色，内部黄褐色或棕褐色。喷淋清水少许，熄灭火星，取出，晾干。

【成品性状】藕节和藕节炭的性状详见表6-17。

表 6-17　藕节和藕节炭的性状

	形状	颜色	质地	气味
藕节	短圆柱形，中部稍膨大	表面灰黄色至灰棕色	质硬，断面有多数类圆形的孔	气微，味微甘、涩
藕节炭	形如藕节	表面黑褐色或焦黑色	质坚脆，断面可见多数类圆形的孔	气微，味微甘、涩

【炮制作用】

1. 藕节

甘、涩，平。归肝、肺、胃经。具有止血消瘀的作用。以凉血止血化瘀为主，多用于卒暴出血证。

2. 藕节炭

炒炭后涩性增强，收敛止血，用于慢性出血证。

【质量标准】

1. 藕节

水分不得过15.0%。总灰分不得过8.0%。酸不溶性灰分不得过3.0%。水溶性浸出物不得少于15.0%。

2. 藕节炭

水分不得过10.0%。酸不溶性灰分同药材。水溶性浸出物不得少于20.0%。

白茅根

【来源】本品为禾本科植物白茅的干燥根茎。春、秋二季采挖，洗净，晒干，除去须根和膜质叶鞘，捆成小把。

【炮制】

1. 白茅根

取原药材，除去杂质，洗净，微润，切段，干燥，除去碎屑。

2. 白茅根炭

取净白茅根段，置于已预热好的炒制容器内，用中火加热，炒至表面焦褐色，喷淋清水少许，熄灭火星，取出，晾干。

【成品性状】白茅根和白茅根炭的性状详见表6-18。

表 6-18　白茅根和白茅根炭的性状

	形状	颜色	质地	气味
白茅根	长圆柱形	表面黄白色或淡黄色，微有光泽	体轻，质略脆	气微，味微甜
白茅根炭	形如白茅根	表面黑褐色至黑色，具纵皱纹	体轻，质略脆	略具焦香气，味苦

【炮制作用】

1. 白茅根

甘，寒。归肺、胃、膀胱经。生品长于具有凉血，清热利尿。用于血热妄行的多种出血证，吐血，衄血，尿血，热病烦渴，湿热黄疸，水肿尿少，热淋涩痛。

2. 白茅根炭

炒炭后味涩，寒性减弱。清热凉血作用小，止血作用增强。专用于出血证，偏于收敛止血，常用于出血证较急者。

【质量标准】

1. 白茅根

水分不得过12.0%。总灰分不得过5.0%。水溶性浸出物不得少于24.0%。

2. 白茅根炭

水溶性浸出物不得少于7.0%。

蒲黄

【来源】本品为香蒲科植物水烛香蒲、东方香蒲或同属植物的干燥花粉。夏季采收蒲棒上部的黄色雄花序，晒干后碾轧，筛取花粉。

【炮制】

1. 蒲黄

取原药材，揉碎结块，过筛。

2. 蒲黄炭

取净蒲黄，置于已预热好的锅内，用中火加热，炒至棕褐色，喷淋清水少许，熄灭火星，取出晾干。

【成品性状】蒲黄和蒲黄炭的性状详见表6-19。

表6-19　　蒲黄和蒲黄炭的性状

	形状	颜色	质地	气味
蒲黄	黄色粉末	表面黄色	体轻，放水中则漂浮水面。手捻有滑腻感，易附着于手指上	气微，味淡
蒲黄炭	形如蒲黄	表面棕褐色或黑褐色	体轻，放水中则漂浮水面	具焦香气，味微苦、涩

【炮制作用】

1. 蒲黄

甘，平。归肝、心包经。具有行血化瘀，利尿通淋的作用。用于瘀血阻滞的心腹疼痛，痛经，产后瘀痛，跌打损伤，血淋涩痛。

2. 蒲黄炭

性涩，止血作用增强。常用于咯血，吐血，衄血，尿血。

【质量标准】

1. 蒲黄

水分不得过 13.0%。总灰分不得过 10.0%。酸不溶性灰分不得过 4.0%。醇溶性浸出物不得少于 15.0%。

本品按干燥品计算,含异鼠李素 – 3 – O – 新橙皮苷($C_{28}H_{32}O_{16}$)和香蒲新苷($C_{34}H_{42}O_{20}$)的总量不得少于 0.50%。

2. 蒲黄炭

醇溶性浸出物不得少于 11.0%。

干姜

【来源】本品为姜科植物姜的干燥根茎。冬季采挖,除去须根和泥沙,晒干或低温干燥。趁鲜切片晒干或低温干燥者称为"干姜片"。

【炮制】

1. 干姜

取原药材,除去杂质,略泡,洗净,润透,切厚片或块,干燥。

2. 姜炭

取干姜块,置于已预热好的锅内,用武火加热,炒至表面黑色、内部棕褐色,喷淋清水少许,熄灭火星,取出,晾干,筛去碎屑。

3. 炮姜

先将净河砂置于已预热好的锅内,用武火加热,再加入干姜片或块,不断翻动,砂烫至鼓起,表面棕褐色,取出,筛去砂,晾凉。

【成品性状】干姜及其炒制品性状详见表 6 – 20。

表 6 – 20　　　　　　　　　　干姜及其炒制品性状

	形状	颜色	质地	气味
干姜	扁平块状,具指状分枝,粗糙,具纵皱纹和明显的环节	表面灰黄色或浅灰棕色	质坚实	气香、特异,味辛辣
姜炭	本品形如干姜块	表面焦黑色,内部棕褐色	体轻,质松脆	味微苦,微辣
炮姜	呈不规则膨胀的片或块状,具指状分枝	表面棕黑色或棕褐色	质轻泡	气香、特异,味微辛、辣

【炮制作用】

1. 干姜

味辛,性热。归脾、胃、肾、心、肺经。具有温中散寒,回阳通脉,温肺化饮的作用。用于脘腹冷痛,呕吐泄泻,肢冷脉微,寒饮喘咳。作用多生用,用于感冒,头痛,麻疹,风疹,咽喉不利,疮疡初起等。

2. 姜炭

味苦、辛,性温。具有温中散寒,温经止血的作用。其辛燥之性及温中之力均弱于干姜，长于温中止痛、止血和温经止血。

3. 炮姜

味辛，性热。归脾、胃、肾经。有温经止血，温中止痛的作用。用于阳虚失血，吐衄崩漏，脾胃虚寒，腹痛吐泻。

【质量标准】

1. 干姜

水分不得过 19.0%。总灰分不得过 6.0%。水溶性浸出物不得少于 22.0%。

本品含挥发油不得少于 0.8%（mL/g）。本品按干燥品计算，含 6-姜辣素（$C_{17}H_{26}O_4$）不得少于 0.60%。

2. 姜炭

水溶性浸出物不得少于 26.0%。本品按干燥品计算，含 6-姜辣素（$C_{17}H_{26}O_4$）不得少于 0.05%。

3. 炮姜

水分不得过 12.0%。总灰分不得过 7.0%。水溶性浸出物不得少于 26.0%。

本品按干燥品计算，含 6-姜辣素（$C_{17}H_{26}O_4$）不得少于 0.30%。

实训六　清炒操作（炒炭）

一、实训目的

1. 掌握炒炭技术要领及炒炭方法的操作工艺。
2. 熟悉实训药材的炮制标准以及标准判断方法。
3. 了解饮片炒炭的目的。

二、实训器具

煤气灶、炒锅、铲子、刷子、手套、喷壶、盛药器具、电子秤、药筛。

三、实训药材

蒲黄、干姜（药材品种，可根据实际情况调整）。

四、实训操作

1. 蒲黄炭：将适量的净蒲黄投入已预热好的炒锅内用中火加热翻炒，炒至表面棕褐色时，取出，摊开放凉。

2. 干姜炭：将适量的净干姜片投入预热好的炒锅内用武火加热翻炒，炒至表面黑色，内部棕褐色，喷淋少许清水，灭尽火星，文火炒干，取出，筛去碎屑，摊开放凉。

炒炭实训任务表见表6-21。

表6-21　　　　　　　　　炒炭实训任务表

药材	药材领用量	成品量	备注
蒲黄			
干姜			

签名：　　　　　　　　　　　　　　　　　　　　　　　　年　月　日

五、综合评定

炒炭实训综合评定表见表6-22。

表6-22　　　　　　　　　炒炭实训综合评定表

班级：　　　　　　　姓名：　　　　　　　学号：

考核内容	技能项目	技能要求	分值	实得分
准备	工作服、精神状态	工作服穿戴整齐 衣帽清洁 双手清洁 指甲合格 有良好的精神状态	5	
	药材净制	能采用正确方法净制处理药材	10	
	用具准备	取用适合的用具 摆放整齐、有序	10	
操作	清炒（炒炭）	能用炒炭法正确地对药材进行炒制，并规范操作 火候控制适当 动作熟练 去除碎屑	45	
	安全操作	安全使用	10	
结果	成品质量	成品合格率	15	
	清场	废弃物处理	5	
		总分	100	

评定教师：　　　　　　　　　　　　　　　　　　　　　　年　月　日

目标检测

一、单项选择题

1. 清炒法不包括（　　）。

A. 炒黄　　　　　　　　　B. 炒焦
C. 炒黑　　　　　　　　　D. 炒炭

2. 种子类药材，一般采用的炮制方法为（　　）。
A. 炒黄　　　　　　　　　B. 炒焦
C. 炒黑　　　　　　　　　D. 炒炭

3. 下列药材炒黄时应用中火的是（　　）。
A. 芥子　　　　　　　　　B. 苍耳子
C. 紫苏子　　　　　　　　D. 酸枣仁

4. 炒黄后可以缓和药材寒滑之性，避免伤中的药材是（　　）。
A. 山楂　　　　　　　　　B. 牵牛子
C. 牛蒡子　　　　　　　　D. 决明子

5. 炒炭后收敛止血力胜。用于便血、痔疮出血、崩漏下血等。各种出血证均可选用的是（　　）。
A. 地榆炭　　　　　　　　B. 侧柏叶炭
C. 荆芥炭　　　　　　　　D. 山楂炭

6. 莱菔子经炒黄后，不具备的炮制作用是（　　）。
A. 改变升浮之性　　　　　B. 利于粉碎和煎出
C. 消除涌吐风痰副作用　　D. 降低毒性

7. 酸枣仁经炒黄后疗效增强，下列说法不符合事实的是（　　）。
A. 炒后种皮开裂，易于粉碎和煎出
B. 炒黄后可以起到杀酶保苷的作用
C. 炒黄后增强养心安神的作用
D. 炒黄品有一定的兴奋作用

8. 要求炒爆花的药材是（　　）。
A. 麦芽　　　　　　　　　B. 芥子
C. 王不留行　　　　　　　D. 薏苡仁

9. 下列药材用中火加工炮制的是（　　）。
A. 炒苍耳子　　　　　　　B. 炒芥子
C. 炒莱菔子　　　　　　　D. 炒牛蒡子

10. 炒焦可增强药材（　　）。
A. 消食止泻的作用　　　　B. 消食健脾的功效
C. 活血化瘀的作用　　　　D. 止血的作用

11. 栀子炒后能（　　）。
A. 缓和药性　　　　　　　B. 降低毒性
C. 利于贮藏　　　　　　　D. 增强疗效

12. 治疗虫积，宜选用（　　）。

A. 炒槟榔 B. 焦槟榔
C. 槟榔炭 D. 生槟榔

13. 药材炒焦时，加热使用的是（　　）。
A. 文火 B. 中火
C. 武火 D. 火力大小皆可

14. 荆芥炒炭后（　　）。
A. 增强解表散风的作用 B. 增强凉血止血的作用
C. 增强收敛止血的作用 D. 增强凉血清热的作用

15. 炒炭后辛散作用减弱，产生止血作用的药材是（　　）。
A. 干姜 B. 石榴皮
C. 荆芥 D. 大蓟

16. 炒炭后味涩，寒性减弱。清热凉血的作用小，止血的作用增强。专用于出血证，偏于收敛止血，常用于出血证较急者的是（　　）。
A. 大蓟 B. 石榴皮
C. 白茅根 D. 牡丹皮

17. 炒炭的目的主要是（　　）。
A. 增强解表散风的作用 B. 缓和药性
C. 降低毒性 D. 增强止血的作用

18. 炒制后可降低毒性的药材是（　　）。
A. 苍耳子 B. 牵牛子
C. 槟榔 D. 山楂

二、配伍选择题

A. 长于凉血、清热利尿
B. 涩性增强，收敛止血，用于慢性出血证
C. 具有温中散寒、温经止血的作用
D. 用于便血，痔疮出血，崩漏下血等
E. 清热凉血的作用轻微，止血的作用增强

1. 白茅根的作用是（　　）。
2. 白茅根炭的作用是（　　）。
3. 石榴皮的作用是（　　）。
4. 石榴皮炭的作用是（　　）。
5. 乌梅炭的作用是（　　）。

三、多项选择题

1. 炒黄的目的是（　　）。

A. 增强疗效 B. 降低毒性或消除副作用
C. 保存药效 D. 矫味矫臭
2. 炒黄的程度有（　　）。
A. 炒响 B. 炒香
C. 炒爆花 D. 炒变色
3. 炒焦的目的是（　　）。
A. 增强止血的作用 B. 增强消食健脾的作用
C. 产生止血的作用 D. 降低刺激性
4. 山楂炒焦的目的是（　　）。
A. 破坏部分有机酸 B. 降低毒性
C. 缓和对胃的刺激性 D. 长于活血化瘀
E. 增强消食止泻的作用
5. 中药常用的"焦三仙"包括的药材是（　　）。
A. 焦栀子 B. 焦槟榔
C. 焦神曲 D. 焦麦芽
E. 焦山楂

四、名词解释

1. 炒制　　2. 炒黄　　3. 炒焦　　4. 炒炭

任务四　药材麸炒技术

情境引入

麦麸就是麦皮，是小麦最外层的表皮，小麦被磨面机加工后，变成面粉和麦麸两部分。麦麸为麦黄色，片状或粉状，共分6层，外面的5层含粗纤维较多、营养少，含有大量的维生素B类和纤维素。本任务中作为药用辅料使用。

一、麸炒的含义

将药材净制或切制后与麦麸加热拌炒的方法称为麸炒。麸炒时所用麸皮为未制者称为净麸炒或清麸炒，若用蜂蜜或红糖制过的麸皮熏炒药材，则称为蜜麸炒或糖麸炒。

二、麸炒的目的

1. 增强疗效

具有补脾胃作用的药材,如山药、白术等经麸炒后可增强疗效。

2. 缓和药性

某些作用峻烈的药材,如枳实、苍术等经麸炒后可缓和药性,不致耗气伤阴。

3. 矫臭矫味

某些气味腥臭的药材,如僵蚕经麸炒后可矫正其不良气味,便于服用。

三、麸炒的操作工艺

先将炒锅烧热,再将麸皮均匀撒入热锅中,至起烟时投入净药材。快速均匀翻动并适当控制火力,炒至药材表面呈黄色或深黄色时,取出,筛去麸皮,晾凉。

麦麸的处理:将麦麸用二号筛筛去细小麦麸,留用片大者;或将净麦麸用蜂蜜或红糖拌制,晾干,作蜜麸或糖麸用。麦麸的用量,除另有规定外,一般每 100 kg 净药材,用麦麸 10~15 kg。麸炒法的锅温,最好用麦麸来判断。方法是往中火加热的锅底及其周围各对称点上撒撮麦麸,若稍停即焦化冒烟,又无火星出现,即可判定锅温适中。

麸炒品表面呈淡黄色、鲜黄色或深黄色,具有药材与焦麦麸的混合气味。成品含生片、糊片不得超过 2%,含药屑、杂质不得超过 2%。

四、注意事项

1. 药材炒前要分档,使熏炒药材饮片色泽一致。
2. 麦麸以片大者为佳,以免麦麸很快焦化完全,导致烟气不足。
3. 药材以干燥为宜,以免药材黏附焦麦麸。
4. 火力要适宜,一般用中火,使麦麸产生浓烟熏烤药材。
5. 翻动要均匀,操作要迅速,以免药材受热不匀或程度太过。

 代表药材

苍术

【来源】本品为菊科植物茅苍术或北苍术的干燥根茎。春、秋二季采挖,除去泥沙,晒干,撞去须根。

【炮制】

1. 苍术

取原药材,除去杂质,洗净,润透,切厚片,干燥,除净药屑。

2. 麸炒苍术

先将炒锅预热至一定程度,均匀撒入定量的麸皮,中火加热,即刻烟起,随即投入净苍术片，迅速拌炒至表面深黄色时，取出，筛去麸皮，晾凉，及时收藏。每 100 kg 净苍术片，用麸皮 10 kg。

3. 焦苍术

取净苍术片，置于已预热好的炒锅内。用中火加热，炒至苍术表面呈焦褐色时，喷淋少许清水，再用文火炒干，取出放凉。筛去碎屑后及时收藏。

【成品性状】苍术及其炒制品性状详见表 6-23。

表 6-23 苍术及其炒制品性状

	形状	颜色	质地	气味
苍术	不规则类圆形或条形厚片	外表皮灰棕色至黄棕色，切面黄白色或灰白色	质坚实	气香特异，味微甘、辛、苦
麸炒苍术	形如苍术片	表面深黄色	质坚实	有焦香气
焦苍术	形如苍术片	表面焦褐色	质坚实	有焦香气

【炮制作用】

1. 苍术

味辛、苦，性温。归脾、胃、肝经。具有燥湿健脾，祛风散寒，明目的功能。生品辛温苦燥，长于祛湿发汗。用于风湿痹痛，风寒感冒，湿温发热，脚气。

2. 麸炒苍术

辛燥之性缓和，健脾燥湿的作用增强。用于脾胃不和，脘腹胀满，痰饮停滞，眼目昏涩。

3. 焦苍术

辛燥之性大减，长于固肠止泻。用于脾虚泄泻，久痢。

【质量标准】

1. 苍术

苍术饮片水分不得过 11.0%。总灰分不得过 5.0%。

按干燥品计算，含苍术素（$C_{13}H_{10}O$）不得少于 0.30%。

2. 麸炒苍术

饮片水分不得过 10.0%。总灰分不得过 5.0%。

按干燥品计算，含苍术素（$C_{13}H_{10}O$）不得少于 0.20%。

3. 焦苍术

饮片水分不得过 10.0%。总灰分不得过 7.0%。

按干燥品计算，含苍术素（$C_{13}H_{10}O$）不得少于 0.20%。

【知识拓展】

（1）对化学成分的影响。对苍术不同炮制品（如清炒、麸炒、米泔水制）进行挥发油含量测定，结果表明，经炮制后挥发油含量均明显减少，并以麸炒和米泔水制效果为佳，从而起到了缓和燥性的作用。

(2) 对药理作用的影响。据实验报道，苍术挥发油对青蛙有镇静作用，并略使其脊髓反射亢进。大剂量能使青蛙中枢神经抑制，终致呼吸麻痹而死亡，可见过量的苍术挥发油引起的副作用是非常明显的。苍术不同炮制品（如麸炒、米泔水制）能明显增强脾虚小鼠体重，延长游泳时间，改善小鼠脾虚的症状，抑制脾虚小鼠的小肠推进运动，减轻泄泻程度，而生品作用不明显。可见炮制后的苍术能增强健脾燥湿和固肠止泻的作用。

僵蚕

【来源】本品为蚕蛾科昆虫家蚕 4~5 龄的幼虫感染（或人工接种）白僵菌而致死的干燥体。多于春、秋季生产，将感染白僵菌病死的蚕干燥。

【炮制】

1. 僵蚕

取原药材，筛净灰屑，簸去丝毛，淘洗后干燥。

2. 麸炒僵蚕

将麦麸均匀撒入温度适宜的热锅内，用中火加热，待起烟时，投入净僵蚕，炒至表面黄色时，取出，筛去麦麸，放凉。每 100 kg 净僵蚕，用麦麸 10 kg。

【成品性状】僵蚕和麸炒僵蚕的性状详见表 6-24。

表 6-24　　　　　　　　　　僵蚕和麸炒僵蚕的性状

	形状	颜色	质地	气味
僵蚕	圆柱形，多弯曲皱缩	表面灰黄色，被有白色粉霜	质硬而脆	气微腥，味微咸
麸炒僵蚕	圆柱形，多弯曲皱缩	表面黄棕色或黄白色，偶有焦黄斑	质硬而脆	气微腥，有焦麸气，味微咸

【炮制作用】

1. 僵蚕

味咸、辛，性平。归肝、肺、胃经。具有息风止痉，祛风止痛，化痰散结的功能。生品辛散之力较强，药力较猛，长于祛风定惊，但有腥臭气，不利于患者服用。用于惊痫抽搐，风疹瘙痒，肝风头痛。

2. 麸炒僵蚕

能矫其不良气味，利于服用。用于肝风夹痰，惊痫抽搐，小儿急惊，破伤风，中风，风热头痛，目赤咽痛，风疹瘙痒，发颐痄腮。

【质量标准】僵蚕、麸炒僵蚕：杂质不得过 3%。水分不得过 13.0%。总灰分不得过 7.0%。酸不溶性灰分不得过 2.0%。醇溶性浸出物不得少于 20.0%。本品每 1 000 g 含黄曲霉毒素 B_1 不得过 5 μg，含黄曲霉毒素 G_2、黄曲霉毒素 G_1、黄曲霉毒素 B_2 和黄曲霉毒素 B_1 的总量不得过 10 μg。

【知识拓展】

僵蚕主要含有蛋白质、脂肪，体表的白粉中含有草酸铵，从白僵菌中可分得白僵菌黄色素、高分子昆虫毒素及白僵菌素等成分；僵蛹（蚕蛹经白僵菌发酵的制成品）亦含有草酸铵和白僵菌素等。

枳壳

【来源】本品为芸香科植物酸橙及其栽培变种的干燥未成熟果实。7月果皮尚绿时采收，自中部横切为两半，晒干或低温干燥。

【炮制】

1. 枳壳

取原药材，除去杂质，洗净，润透，切薄片，干燥后，筛去碎落的瓤核。

2. 麸炒枳壳

将麦麸均匀撒入温度适宜的热锅内，用中火加热，待起烟时，投入净枳壳片，炒至色变深时，取出，筛去麦麸，放凉。每100 kg净枳壳片，用麦麸10 kg。

【成品性状】枳壳麸炒枳壳的性状详见表6-25。

表6-25　枳壳麸炒枳壳的性状

	形状	颜色	质地	气味
枳壳	不规则弧形条状薄片	切面外果皮棕褐色至褐色，中果皮黄白色至黄棕色	质脆	气清香，味苦、微酸
麸炒枳壳	形如枳壳片	色较深	偶有焦斑	味较弱

【炮制作用】

1. 枳壳

味苦、辛、酸，性微寒。归脾、胃经。具有理气宽中，行滞消胀的功能。生枳壳药性辛燥，破气作用较强，可理气宽中除胀。用于气实壅满所致之脘腹胀痛或胁肋胀痛，滞疼痛，脏器下垂。

2. 麸炒枳壳

可缓其辛燥之性和破气作用，并增强健胃消食之功。用于食积痞满，胁肋疼痛，下利便血，皮肤瘙痒；亦用于产后子宫下垂或久泻脱肛。

【质量标准】枳壳、麸炒枳壳：水分不得过12.0%。总灰分不得过7.0%。

按干燥品计算，含柚皮苷（$C_{27}H_{32}O_{14}$）不得少于4.0%，新橙皮苷（$C_{28}H_{34}O_{15}$）不得少于3.0%。

【知识拓展】

（1）枳壳中的主要成分由黄酮、生物碱、香豆素及挥发油等类化合物组成，具有调节胃肠运动、利胆排石、升压、抗休克、抗血栓、降血脂、抗肿瘤等多种药理作用，治疗胃肠病、胆囊结石和输尿管结石、颈椎病、腰椎间盘突出等疾病。

（2）化学成分研究表明，枳壳经麸炒后，挥发油减少，故麸炒缓和了枳壳的辛燥之性。

枳实

【来源】本品为芸香科植物酸橙及其栽培变种或甜橙的干燥幼果。5~6月收集自落的果实，除去杂质，自中部横切为两半，晒干或低温干燥，较小者直接晒干或低温干燥。

【炮制】

1. 枳实

取原药材，除去杂质，洗净，略泡，捞起，润透，切片，干燥。

2. 麸炒枳实

将麦麸均匀加入温度适宜的热锅内，用中火加热，待冒烟时，投入净枳实片，炒至色变深时，取出，筛去麦麸，放凉。每 100 kg 净枳实片，用麦麸 10 kg。

【成品性状】枳实和麸炒枳实的性状详见表 6-26。

表 6-26　枳实和麸炒枳实的性状

	形状	颜色	质地	气味
枳实	不规则弧状条形或圆形薄片	中果皮部分黄白色内侧或圆片中央具黄棕色条，瓤棕褐色	质脆	气清香，味苦、微酸
麸炒枳实	弧形或圆形薄片	表面淡黄色，偶有焦斑	质脆易折断	气焦香，味微苦、微酸

【炮制作用】

1. 枳实

味苦、辛、酸，性微寒。归脾、胃经。具有破气消积，化痰散痞的功能。生品以破气化痰为主，但破气作用猛烈。用于痰滞气阻胸痹，痰饮咳喘，眩晕。

2. 麸炒枳实

可缓其峻烈之性，免于损伤正气，以散结消痞力胜。用于积滞内停，痞满胀痛，泻痢后重，大便不通。

【质量标准】

1. 枳实

水分不得过 15.0%。总灰分不得过 7.0%。醇溶性浸出物不得少于 12.0%。

按干燥品计算，本品含辛弗林（$C_9H_{13}NO_2$）不得少于 0.30%。

2. 麸炒枳实

水分不得过 10.0%。总灰分、含量测定同药材。

【知识拓展】

（1）枳实主要化学成分由挥发油、黄酮类化合物和辛弗林、N-甲基酪胺等组成，麸炒能降低其中挥发油的含量。贮存期也能影响枳实的质量，贮存时间越长，其挥发油、辛弗林、水溶性和醇溶性浸出物的含量较生品下降越多。

（2）药理研究表明，枳实挥发油可使肠蠕动频率增加，振幅降低，肠蠕动收缩张力加强，舒张不完全，平滑肌处于痉挛状态。枳实经麸炒后，挥发油约降低了1/2，必然导致枳实对肠道平滑肌的刺激减弱。

实训七　加固体辅料炒操作（麦麸）

一、实训目的

1. 掌握加固体辅料麦麸炒法中的技术要领、操作工艺和质量要求。
2. 熟悉麸炒的目的和意义。
3. 了解麦麸的性质和作用。

二、实训器具

麦麸、煤气灶、炒药锅、铲子、刷子、手套、盛药器具、电子秤、药筛。

三、实训药材

枳壳、苍术、僵蚕（药材品种，可根据实际情况调整）。

四、实训操作

1. 麸炒枳壳

将分档后的枳壳片投入已炒至冒浓烟的麦麸中用中火快速翻炒，炒至枳壳表面淡黄色，麦麸焦褐色时，立即取出，筛去麦麸，摊开放凉。

2. 麸炒苍术

将分档后的苍术片投入已炒至冒浓烟的麦麸中用中火快速翻炒，炒至苍术表面深黄色，麦麸焦褐色时，取出，摊开放凉。

3. 麸炒僵蚕

将分档后的僵蚕投入已炒至冒浓烟的麦麸中用中火快速翻炒，炒至僵蚕表面黄色，麦麸焦褐色时，立即取出，筛去麦麸，摊开放凉。

麸炒实训任务表见表6-27。

表6-27　　　　　　　　　麸炒实训任务表

药材	辅料名称	辅料用量	药材领用量	成品量	备注
枳壳					
苍术					
僵蚕					

签名：　　　　　　　　　　　　　　　　　　　　　　　　　年　月　日

五、综合评定

麸炒实训综合评定表见表 6-28。

表 6-28　　　　　　　　　　麸炒实训综合评定表

班级：　　　　　　　　　　姓名：　　　　　　　　　　学号：

考核内容	技能项目	技能要求	分值	实得分
准备	工作服、精神状态	工作服穿戴整齐 衣帽清洁 双手清洁 指甲合格 有良好的精神状态	5	
	药材净制、分档	能采用正确方法净制处理药材 分档合理	10	
	用具准备	取用适合的用具 摆放整齐、有序	5	
	辅料准备、取量	辅料取用量适当	5	
操作	麸炒	能用麸炒法正确地对药材进行炒制，并规范操作 火候控制适当 动作熟练 去除辅料	45	
	安全操作	安全使用	10	
结果	成品质量	成品合格率	15	
	清场	废弃物处理	5	
总分			100	

评定教师：　　　　　　　　　　　　　　　　　　　　　　年　　月　　日

任务五　药材米炒技术

情境引入

《黄帝内经》中称五谷为"粳米、小豆、麦、大豆、黄黍"，而在《孟子·滕文公》中称五谷为"稻、黍、稷、麦、菽"，李时珍在《本草纲目》中记载谷类有 33 种，豆类有 14 种之多。现在通常说的五谷杂粮，是指稻谷、麦子、高粱、大豆、玉米。本任务中"米炒"用到的米指的是大米或糯米。

一、米炒的含义

净选或切制后的药材与米同炒的方法称为米炒法,又称米拌炒。米性味甘、平,具有补中益气,健脾和胃等作用。并且米能吸附某些药材的毒性成分。故米炒法多适用于某些补益脾胃的药物和某些有毒的昆虫类药物。

二、米炒的目的

1. 增强健脾止泻,如党参,米炒后气味焦香,可起到健脾止泻的作用。
2. 降低毒性,如斑蝥、红娘子等,生品有大毒,米炒后能降低毒性。
3. 矫臭矫味。昆虫类药材有腥臭味,米炒后能矫其不良气味。

三、米炒的操作工艺

1. 贴米炒法

将渍湿的米撒入热锅内,使其平贴于锅底,用中火加热,待米冒烟时投入净药材,轻轻翻动米上的药物,炒至米呈黄棕色,少数焦褐色或焦黑色时,取出,去米,放凉。

2. 拌米炒法

将米撒入温度适宜的热锅内,用中火加热,待米冒烟时,投入净药材,拌炒至米呈黄棕色时,取出,去米,放凉。

米的用量,一般为每 100 kg 净药材,用大米或糯米 20 kg。昆虫类药材,米炒品颜色加深,有光泽,腥臭气减弱。植物类药材,米炒品呈老黄色或深黄色,有香气。成品含药屑、杂质不得超过 1%。

四、注意事项

1. 药材炒前要大小分档,使炒制的时间和程度一致。
2. 米炒药材所用的米,一般以糯米为佳,通常多用大米。
3. 炮制有毒药材时,应加强劳动防护,以防中毒。
4. 米炒昆虫类药材,用贴米炒法或拌米炒法,一般以米的色泽观察炮制火候,炒至米变焦褐色或黄棕色为度。
5. 米炒植物类药材,用拌米炒法,观察米或药材色泽变化,炒至米呈黄棕色或药材呈黄色为度。

 代表药材

党参

【来源】本品为桔梗科植物党参、素花党参或川党参的干燥根。秋季采挖,洗净,晒干。

【炮制】

1. 党参

取原药材,除去杂质,洗净,润透,切厚片,干燥。

2. 米炒党参

将米撒入温度适宜的热锅内,用中火加热至米冒烟时,投入净党参拌炒至表面深黄色,取出,筛去米,放凉。每 100 kg 净党参,用米 20 kg。

3. 蜜炙党参

取炼蜜,用适量开水稀释,与净党参拌匀,稍闷润,置于热锅内,用文火炒至党参呈黄棕色,基本不粘手时,出锅,放凉。每 100 kg 净党参,用炼蜜 20 kg。

【成品性状】党参及其炒制品性状详见表 6-29。

表 6-29　党参及其炒制品性状

	形状	颜色	质地	气味
党参	类圆形的厚片	外表皮灰黄色、黄棕色至灰棕色,切面皮部淡棕黄色至黄棕色,木部淡黄色至黄色	切面皮部质坚韧	有特殊香气,味微甜
米炒党参	形成党参片	表面深黄色,偶有焦斑	质坚韧	有特殊香气,味微甜
蜜炙党参	形成党参片	表面黄棕色,显光泽	质坚韧	味甜,稍有黏性

【炮制作用】

1. 党参

味甘,性平。归脾、肺经。具有补中益气,健脾益肺的功能。生品长于益气生津。用于气阴两伤,气血两亏,肺气亏虚。

2. 米炒党参

气味焦香,增强健脾止泻的作用。用于脾胃虚弱,食少,便溏泄泻,脱肛。

3. 蜜炙党参

增强补中益气,润燥养阴的作用。用于气血两虚之证。

【质量标准】

1. 党参

水分不得过 16.0%。总灰分不得过 5.0%。醇溶性浸出物不得少于 55.0%。

2. 米炒党参

水分不得过 10.0%。总灰分、醇溶性浸出物同药材。

3. 蜜炙党参

水分不得过 18.0%。总分灰、醇溶性浸出物同药材。

【知识拓展】

党参一般生长在我国北方海拔 1 560~3 100 m 的山地林边及灌丛中。党参是我国常用的传统补益药,古代以山西上党地区出产的党参为上品,具有补中益气,健脾益肺之功效。党参有增强免疫力、扩张血管、降压、改善微循环、增强造血功能等作用，此外对化疗、放疗引起的白细胞下降有提升作用。

斑蝥

【来源】本品为芫青科昆虫南方大斑蝥或黄黑小斑蝥的干燥体。夏、秋两季捕捉，闷死或烫死，晒干。

【炮制】

1. 生斑蝥

取原药材，去头、足、翅及杂质。

2. 米炒斑蝥

将净斑蝥用拌米法炒至米呈黄棕色，斑蝥微挂火色，显油亮光泽。也可用贴米法炒至米大部分呈黄棕色，少数焦褐或焦黑色时，取出，去米，除去头、翅、足，放凉。每 100 kg 净斑蝥，用米 20 kg。

注意：斑蝥所含的斑蝥素，对皮肤黏膜有强烈的刺激作用，操作时要注意环境通风和劳动防护。用过的器具和筛下的焦米，要妥善处理，以防中毒。

【成品性状】斑蝥和米炒斑蝥的性状详见表 6-30。

表 6-30　　　　　　　　　　　斑蝥和米炒斑蝥的性状

	形状	颜色	质地	气味
生斑蝥	虫体略呈长圆形，鞘翅 1 对，有三条横纹，胸腹下面有内翅 2 片	背部具革质鞘翅黑色，横纹黄色或棕黄色，鞘翅内翅棕褐色薄膜状透明，胸腹部乌黑色	体轻，质脆	有特殊臭气
米炒斑蝥	虫体略呈长圆形	微挂火色，乌黑发亮	质脆易碎	有焦香气

【炮制作用】

1. 斑蝥

味辛，性热；有大毒。归肝、胃、肾经。具有破血逐瘀，散结消癥，攻毒蚀疮的功能。生品有大毒，气味奇臭，多外用，以攻毒蚀疮为主。用于瘰疬瘘疮，积年顽癣，赘疣，痈疽不溃，恶疮死肌。

2. 米炒斑蝥

降低其毒性并矫正其气味，可内服。以通经破瘀散结为主。用于癥瘕，经闭等。

【质量标准】

1. 生斑蝥

本品含斑蝥素（$C_{10}H_{12}O_4$）不得少于 0.35%。

2. 米炒斑蝥

本品含斑蝥素（$C_{10}H_{12}O_4$）应为 0.25% ~ 0.65%。

【知识拓展】

斑蝥主含斑蝥素，既是有效成分，又是有毒成分。其对皮肤黏膜有强烈的刺激性，能引起充血、发赤和起泡。口服生品斑蝥毒性很大，可引起口咽部灼烧感、恶心、呕吐、腹部绞痛、血尿及中毒性肾炎等症状，往往引起肾功能衰竭或循环衰竭而致死亡。故斑蝥生品不内服，只作外用，口服必须经过加工炮制。

（1）采用低浓度的药用氢氧化钠溶液炮制斑蝥，可以使斑蝥素在虫体内转化成斑蝥酸钠，以达到降低毒性，保留和提高斑蝥抗癌活性的目的，其作用优于米炒法。

（2）由于斑蝥素在84℃开始升华，其升华点为110℃，米炒时锅温为120℃左右，正适合斑蝥素的升华，又不至于温度太高致使斑蝥焦化。当斑蝥与糯米同炒时，由于斑蝥均匀受热，使斑蝥素部分升华而含量降低，从而使其毒性减弱。斑蝥呈乌黑色，单炒难以判断炮制火候，而米炒既能很好地控制温度，又能准确地指示炮制程度，说明用米炒的方法炮制斑蝥是科学的。

（3）药理研究斑蝥通过米炒和其他加热处理，可使斑蝥的半数致死量（LD_{50}）升高。而除去头、足、翅后的斑蝥，不论生品或炮制品中，斑蝥素、甲酸及脂肪油的含量均升高，LD_{50}降低。

任务六 药材土炒技术

情境引入

药材土炒技术中用到的土为灶心土，又称为伏龙肝。灶心土为久经柴草熏烧的灶底中心的土块。在拆修柴火灶（或烧柴的窑）时，将烧结的土块取下，用刀削去焦黑部分及杂质，研磨成粉后使用。

一、土炒的含义

净选或切制后的药材与灶心土拌炒的方法，称为土炒法。灶心土味辛，性温，具有温中燥湿、止泻、止呕止血的作用，且传统有"陈壁土制窃真气骤补中焦"的论述。故土炒法多适用于补脾止泻作用的药材。

二、土炒的目的

1. 增强补脾止泻的作用，如山药、白术等具有补脾作用的药材，经土炒后，土与药材起协同作用，从而增强疗效。

2. 缓和燥性，如白术等具辛燥之性的药材，土炒后辛燥之性降低，避免刺激脾胃。

三、土炒的操作工艺

取灶心土细粉，置于炒制容器内，用中火加热，待土粉色泽变深，呈灵活状态时，立即投入净药材，炒至药物表面均匀挂一层土粉，并有香气逸出时，取出，筛去土粉，放凉。土的用量，一般为每100 kg净药材，用灶心土（也可用黄土、赤石脂）25~30 kg。土炒品表面均匀挂一层土粉，呈土黄色，微带焦斑，有土香气。成品含生片、糊片不得超过2%。

四、注意事项

1. 土炒药材时一般用中火，防止药物烫焦。
2. 用土炒制同种药材时，土粉可连续使用，若土色变深时，应及时更换新土。
3. 用土炒制药材时，土温要适中，若土温过高，药材易焦糊；若土温过低，药材内部水分及汁液渗出较少，粘不住土粉。

 代表药材

山药

【来源】本品为薯蓣科植物薯蓣的干燥根茎。冬季茎叶枯萎后采挖，切去根头，洗净，除去外皮和须根，干燥，习称"毛山药"；或除去外皮，趁鲜切厚片，干燥，称为"山药片"；也有选择肥大顺直的干燥山药，置于清水中，浸至无干心，闷透，切齐两端，用木板搓成圆柱状，晒干，打光，习称"光山药"。

【炮制】

1. 山药

取原药材，除去杂质，分开大小个，泡润至透，切厚片，干燥。

2. 土炒山药

将灶心土细粉置于锅内，用中火加热至轻松滑利状态时，投入净山药片拌炒，至表面均匀挂土粉时，取出，筛去土粉，放凉。每100 kg净山药，用灶心土30 kg。

3. 麸炒山药

将麦麸撒入温度适宜的热锅内，用中火加热，待起烟时，投入净山药片炒至黄色时，取出，筛去麸皮，放凉。每100 kg净山药，用麦麸10 kg。

【成品性状】山药及其炒制品性状详见表6-31。

表6-31　　　　　　　　山药及其炒制品性状

	形状	颜色	质地	气味
山药	类圆形、椭圆形或不规则的厚片	表面类白色或淡黄白色	质脆，易折断，富粉性	气微，味淡、微酸，嚼之发黏

续表

	形状	颜色	质地	气味
土炒山药	形如山药片	表面土黄色，粘有土粉	质脆，易折断，富粉性	具土香气
麸炒山药	形如山药片	切面黄白色或微黄色	偶质脆，易折断，富粉性	略有焦香气

【炮制作用】

1. 山药

味甘，性平。归脾、肺、肾经。具有补脾养胃、生津益肺、补肾涩精的功能。生山药以补肾生精，益脾肺之阴为主。用于脾虚食少，久泻不止，肺虚喘咳，肾虚遗精，带下，尿频，虚热消渴。

2. 土炒山药

以补脾止泻为主。用于脾虚久泻，大便泄泻。

3. 麸炒山药

以补脾健胃为主。用于脾虚食少，泄泻便溏，白带过多。

【质量标准】

1. 山药

水分毛山药和光山药不得过16.0%，山药片不得过12.0%。总灰分毛山药和光山药不得过4.0%，山药片不得过5.0%。水溶性浸出物毛山药和光山药不得少于7.0%，山药片不得少于10.0%。

2. 土炒山药

水分不得过12.0%。总灰分不得过5.0%。水溶性浸出物不得少于4.0%。

3. 麸炒山药

水分不得过12.0%。总灰分不得过4.0%。水溶性浸出物不得少于4.0%。

【知识拓展】

通过对山药生品、清炒品、土炒品和麸炒品中薯蓣皂苷元含量测定，证明山药经清炒、土炒和麸炒后，能促使薯蓣皂苷元的溶出（为生品的2~3倍），有利于药效的发挥和临床疗效的提高。

白术

【来源】本品为菊科植物白术的干燥根茎。冬季下部叶枯黄、上部叶变脆时采挖，除去泥沙，烘干或晒干，再除去须根。

【炮制】

1. 白术

取原药材，除去杂质，洗净，用水润透，切厚片，干燥。

2. 土炒白术

将灶心土细粉置于锅内，用中火加热至轻松滑利状态时，片拌炒，至表面均匀挂土粉时，取出，筛去土粉，放凉。每 100 kg 净白术片，用灶心土细粉 25 kg。

3. 麸炒白术

将麦麸撒入热锅内，用中火加热，待起烟时，加入净白术片，炒至表面焦黄色，溢出焦香气时，取出，筛去麸皮，放凉。每 100 kg 净白术片，用麦麸 10 kg。

【成品性状】白术及其炒制品性状详见表 6-32。

表 6-32　白术及其炒制品性状

	形状	颜色	质地	气味
白术	不规则的厚片	外表皮灰黄色或灰棕色，切面黄白色至淡棕色	质坚实	气清香，味甘、微辛
土炒白术	形如白术片	表面土黄色，粘有土粉	质坚实	具土香气
麸炒白术	形如白术片	表面黄棕色，偶见焦斑	质坚实	略有焦香气

【炮制作用】

1. 白术

味苦、甘，性温。归脾、胃经。具有补脾益气，燥湿利水，止汗，安胎。生白术以健脾燥湿，利水消肿为主。用于水湿内停之痰饮，水气外溢之水肿，风湿痹痛。

2. 土炒白术

可缓和燥性，增强补脾止泻的作用。用于脾虚食少，泄泻便溏，胎动不安。

3. 麸炒白术

可缓和燥性，增强健脾和胃的作用。用于脾胃不和，运化失常，食少胀满，倦怠乏力，表虚自汗，胎动不安。

【质量标准】

1. 白术

水分不得过 15.0%。总灰分不得过 5.0%。醇溶性浸出物不得少于 35.0%。

2. 土炒白术

水分不得过 13.0%。总灰分不得过 7.0%。醇溶性浸出物同药材。

3. 麸炒白术

水分不得过 15.0%。总灰分不得过 5.0%。醇溶性浸出物同药材。

【知识拓展】

（1）白术主要含挥发油，约为 1.5%，其主要成分为苍术酮、苍术醇。白术所含的另一类活性成分为内酯类化合物，如白术内酯Ⅰ等。

（2）白术炒后，挥发油损失约 15%，对胃肠的刺激性减少，药性缓和。白术麸炒后内酯类成分含量增加，可提高健脾和胃的作用。说明白术生用和炒用是通过化学成分的变化而发挥不同的疗效。生品含挥发油较多，可用于燥湿，而炒制品挥发油含量降低，可缓其燥性。炮制后的白术内酯类成分增加，可达到和胃或消导等目的。

实训八　加固体辅料炒操作（米炒、土炒）

一、实训目的

1. 掌握加固体辅料米炒、土炒法中的技术要领、操作工艺和质量要求。
2. 熟悉米炒、土炒的目的和意义。
3. 了解米、土的性质和作用。

二、实训器具

大米、灶心土、炒药锅、铲子、刷子、手套、盛药器具、电子秤、药筛。

三、实训药材

党参、白术（药材品种，可根据实际情况调整）。

四、实训操作

1. 米炒党参

将分档后的适量党参投入已预热好的大米中，用中火快速翻炒，炒至大米呈黄色或焦黄色，党参呈深黄色时，取出，筛去大米，摊开放凉。

2. 土炒白术

将分档后的适量白术投入已预热好的灶心土中，用中火快速翻炒，炒至白术色泽加深，并均匀挂土粉时，取出，筛去灶心土，摊开放凉。

米炒、土炒实训任务表见表6-33。

表6-33　　　　　　　　　米炒、土炒实训任务表

药材	辅料名称	辅料用量	药材领用量	成品量	备注
党参					
白术					

签名：　　　　　　　　　　　　　　　　　　　　　　　　　　年　　月　　日

五、综合评定

米炒、土炒实训综合评定表见表6-34。

表 6-34　　　　　　　　　　米炒、土炒实训综合评定表

班级：　　　　　　　　姓名：　　　　　　　　学号：

考核内容	技能项目	技能要求	分值	实得分
准备	工作服、精神状态	工作服穿戴整齐 衣帽清洁 双手清洁 指甲合格 有良好的精神状态	5	
	药材净制、分档	能采用正确方法净制处理药材 分档合理	10	
	用具准备	取用适合的用具 摆放整齐、有序	5	
	辅料准备、取量	辅料取用量适当	5	
操作	米炒、土炒	能用米炒、土炒法正确地对药材进行炒制，并规范操作 火候控制适当 动作熟练 去除辅料	45	
	安全操作	安全使用	10	
结果	成品质量	成品合格率	15	
	清场	废弃物处理	5	
	总分		100	

评定教师：　　　　　　　　　　　　　　　　　　　　　　　　　年　　月　　日

任务七　药材砂炒技术

情境引入

药材砂炒技术使用的辅料为河砂（或油砂），砂作为中间传热体，本身无药用作用，但因其温度高、传热快，并能与药材紧密接触，使药材整体均匀受热，故砂炒法多适用于质地坚硬的动物（如骨甲类）和有绒毛的植物类药材。目前，随着炮制技术的不断发展，可用砂炒的药物不断增多。

一、砂炒的含义

净选或切制后的药材与受热均匀的河砂（或油砂）共同拌炒的方法，称为砂炒法，又

称砂烫法。

二、砂炒的目的

1. 增强疗效，如鳖甲、龟甲、穿山甲、狗脊等质地坚硬的药材，砂炒后质变酥脆，易于碎和煎出有效成分，提高疗效。

2. 降低毒性，如马钱子砂炒时，由于砂温较高，其毒性成分结构被改变或破坏，毒性降低。

3. 矫臭矫味，如龟甲、脐带、鸡内金等动物类药材，经砂炒或醋淬后，能矫其不良气味，利于服用。

4. 便于洁净，如骨碎补、马钱子、狗脊等，密被绒毛或鳞片等非药用部分，砂炒后易于除去。

三、砂炒的操作工艺

将净砂（或油砂）置于炒制容器内，用武火加热，待砂呈轻松、较滑利状态时，投入净药材，不断用砂掩埋、翻炒，至质地酥脆或鼓起，外表呈黄色或色泽加深时，取出，筛去砂，放凉；或趁热投入米醋中略浸（淬），取出，干燥。

河砂的处理：将河砂筛去石子，箩去细粉，选取颗粒均匀者，用清水洗净泥土，干燥；或将净砂置于锅内加热，并加入1%～2%的食用植物油，拌炒至油尽烟散，砂的色泽均匀变深时，取出，放凉，作"油砂"用。砂的用量，以能完全掩埋所加药材为宜。

动物类药材砂炒品呈黄色，质地酥脆，腥气减弱，有的形体鼓起，醋淬品略有醋气；植物类药材砂炒品颜色加深，形体鼓起，毛微焦。成品含生片、糊片不得超过2%，醋淬品含水分不得超过10%。

四、注意事项

1. 砂炒前将药材大小分档，以保证成品质量。

2. 砂炒时砂温要适中，砂温过低易使药材僵硬不酥，可适当提高火力。砂温过高药材则易焦化，且受热不均，可添加适当冷砂或减小火力进行调节。

3. 砂炒时，砂量过大易产生积热致使砂温过高；砂量过少药材受热不均匀，会影响炮制品质量。

4. 砂炒时，一般选用武火加热，故翻动要勤，成品出锅要快，并立即将砂筛去。有需醋淬的药材，砂炒后应趁热浸淬。

5. 用过的河砂可反复使用，但需将残留在其中的杂质、药材碎渣除去。炒制过毒性药材的砂不可再炒制其他药材。

6. 反复使用油砂时，每次用前均需添加适量食用植物油拌炒后再用。

代表药材

鳖甲

【来源】本品为鳖科动物鳖的背甲。全年均可捕捉,以秋、冬二季为多,捕捉后杀死,置于沸水中烫至背甲上的硬皮能剥落时,取出,剥取背甲,除去残肉,晒干。

【炮制】

1. 鳖甲

取原药材,置于蒸锅内,沸水蒸45分钟,取出,放入热水中,立即用硬刷除去皮肉,洗净,干燥。或用清水浸泡,不换水,至皮肉筋膜与甲骨容易分离时取出,洗净,日晒夜露至无腥臭味,干燥。或用酶解法去皮肉筋膜,取净鳖甲,干燥。

2. 醋鳖甲

将净砂置于锅内,用武火加热,待砂呈轻松滑利状态时,投入大小分档的净鳖甲,翻炒至质酥,表面淡黄色时,取出,筛去砂,趁热投入醋液中浸淬,捞出,干燥。用时捣碎。每100 kg 净鳖甲,用米醋20 kg。

【成品性状】鳖甲和醋鳖甲的性状详见表6-35。

表6-35　鳖甲和醋鳖甲的性状

	形状	颜色	质地	气味
鳖甲	呈椭圆形或卵圆形	外表面黑褐色或墨绿色,略有光泽,内表面类白色	质坚硬	气微腥,味淡
醋鳖甲	呈椭圆形或卵圆形	淡黄色至深黄色	质酥脆	略有醋气

【炮制作用】

1. 鳖甲

质地坚硬,并有腥臭气,长于养阴清热,潜阳息风。用于阴虚发热,骨蒸劳热,阴虚阳亢,头晕目眩,虚风内动。

2. 醋鳖甲

质变酥脆,易于粉碎和煎出有效成分,并能矫臭矫味。醋淬还能增强入肝消积的作用,退热除蒸,软坚散结力强,用于阴虚潮热,癥瘕,经闭等。

【质量标准】鳖甲、醋鳖甲:水分不得过12%。醇溶性浸出物不得少于5.0%。

【知识拓展】

鳖甲炮制前后蛋白质含量基本相近,但炮制后煎出率显著增加,另鳖甲炮制前后锌、铁、硒及钙的含量明显增加。

龟甲

【来源】本品为龟科动物乌龟的背甲及腹甲。全年均可捕捉,以秋、冬二季为多,捕捉后杀死，或用沸水烫死，剥取背甲和腹甲，除去残肉，晒干。

【炮制】

1. 龟甲

取原药材，置于蒸锅内，沸水蒸 45 分钟，取出，放入热水中，立即用硬刷除净皮肉，洗净，晒干。

2. 醋龟甲

将净砂置于锅内，用武火加热，待砂翻动灵活滑利时，加入净龟甲，翻炒至质酥，表面呈淡黄色时，取出，筛去砂，趁热投入醋液中浸淬，捞出，干燥。用时捣碎。每 100 kg 净龟甲，用米醋 20 kg。

【成品性状】 龟甲和醋龟甲的性状详见表 6-36。

表 6-36　　　　　　　　　　　龟甲和醋龟甲的性状

	形状	颜色	质地	气味
龟甲	背甲呈长椭圆形拱状，腹甲呈板片状	背甲外表面棕褐色或黑褐色；腹甲外表面淡黄棕色至棕黑色	质坚硬	气微腥，味微咸
醋龟甲	不规则的块状	表面黄色或棕褐色	质松脆	气微腥，味微咸，略有醋气

【炮制作用】

1. 龟甲

味咸、甘，性微寒。归肝、肾、心经。具有滋阴潜阳，益肾强骨，养血补心，固经止崩的功能。生龟甲质地坚硬，并有腥气，长于滋阴潜阳。用于肝风内动，肝阳上亢。

2. 醋龟甲

长于补肾健骨，滋阴止血，固经止崩，且质地酥脆，易于粉碎和煎出有效成分，并能矫其臭气。用于劳热咯血，脚膝痿软，潮热盗汗，痔疮肿痛，崩漏经多。

【质量标准】

1. 龟甲

水溶性浸出物不得少于 4.5%。

2. 醋龟甲

水溶性浸出物不得少于 8.0%。

【知识拓展】

龟甲主要含骨胶原、多种氨基酸及微量元素等。化学成分研究表明，龟背甲和龟腹甲的化学成分基本相同，仅含量上有些差异。炮制龟甲较生品的有效成分煎出率提高了 4 倍，说明砂炒醋淬后有利于其成分的煎出。龟腹甲的生品、砂烫品、砂炒醋淬品的有效成分煎出量依次是砂炒品＞砂炒醋淬品＞生品；总氨基酸含量、总含氮量的顺序均为砂炒醋淬品＞砂炒品＞生品。

鸡内金

【来源】 本品为雉科动物家鸡的干燥沙囊内壁。杀鸡后,取出鸡肫,立即剥下内壁,洗净,干燥。

【炮制】

1. 鸡内金

取原药材,除去杂质,洗净,干燥,捣碎。

2. 炒鸡内金

将净砂置于锅内,用中火加热,待砂呈轻松滑利状态时,投入大小一致的净鸡内金,翻炒至发泡卷曲、酥脆时,取出,筛去砂,放凉。或取净鸡内金,置于温度适宜的热锅内,用中火炒至鼓起,呈暗黄褐色至焦黄色时,取出,干燥。

3. 醋鸡内金

取净鸡内金,置于温度适宜的热锅内,用文火炒至发泡鼓起时,均匀喷淋醋液,取出,干燥。每100 kg 净鸡内金,用醋15 kg。

【成品性状】 鸡内金及其炮制品性状详见表6-37。

表6-37　　　　　　　　鸡内金及其炮制品性状

	形状	颜色	质地	气味
鸡内金	不规则的卷状片,具明显的条状皱纹	表面黄色、黄绿色或黄褐色	质脆,薄而半透明,断面角质样	气微腥,味微苦
炒鸡内金	发泡卷曲	表面暗黄褐色或焦黄色	质酥脆,轻折即断	具焦香气
醋鸡内金	发泡卷曲	表面褐黄色	质酥脆	略具醋气

【炮制作用】

1. 鸡内金

味甘,性平。归脾、胃、小肠、膀胱经。具有健胃消食,涩精止遗,通淋化石的功能。生鸡内金长于攻积,通淋化石。用于石淋涩痛,泌尿系结石和胆道结石。

2. 炒鸡内金

质地酥脆,便于粉碎,并能增强健脾消积的作用。用于消化不良,食积不化,肝虚泄泻,小儿疳积。

3. 醋鸡内金

质酥易碎,且矫正了不良气味。有疏肝助脾的作用,用于脾胃虚弱,脘腹胀满,胆胀胁痛。

【质量标准】 鸡内金:水分不得过15%。总灰分不得过2%。醇溶性浸出物(热浸法)不得少于7.5%。

【知识拓展】

鸡内金主要含胃激素、角蛋白、氨基酸、微量元素及微量胃蛋白酶、淀粉酶等成分。清炒和醋制使鸡内金中的微量元素含量略有升高，有害元素铅含量降低。清炒后水解氨基酸略降低，但七种人体必需氨基酸含量基本不变。

醋制鸡内金的水解氨基酸略有升高。两种炮制品都显著地增大了鸡内金微量元素的溶出率，有利于人体的吸收利用。鸡内金炮制后，淀粉酶的活性有所下降，蛋白酶的含量升高，活性增强。其原因在于淀粉酶对温度敏感，而蛋白酶对温度不敏感。

鸡内金经清炒、砂炒、醋制、烘制后，水和乙醇浸出物含量均较生品有所增加，三氯甲烷浸出物清炒品和烘制品也高于生品；亚硝酸盐含量清炒、烘制和砂炒均较生品明显降低，可能是加热使有毒的亚硝酸盐转化为硝酸盐的原因。

骨碎补

【来源】本品为水龙骨科植物槲蕨的干燥根茎。全年均可采挖，除去泥沙，干燥，或再燎去茸毛（鳞片）。

【炮制】

1. 骨碎补

取原药材，除去杂质，洗净，润透，切厚片，干燥。

2. 烫骨碎补

将净砂置于锅内，用武火加热，待砂呈轻松滑利状态时，投入净骨碎补或片，翻炒至鼓起，取出，筛去砂，放凉，撞去毛。

【成品性状】骨碎补和烫骨碎补的性状详见表6-38。

表6-38　　骨碎补和烫骨碎补的性状

	形状	颜色	质地	气味
骨碎补	不规则的厚片	表面深棕色至棕褐色	体较轻，质坚脆	气微、味淡、微涩
烫骨碎补	形如骨碎补或片	表面黄棕色或深棕色	质轻、酥松	味微甘、气香

【炮制作用】

1. 骨碎补

味苦，性温。归肾、肝经。具有疗伤止痛，补肾强骨；外用消风祛斑的功能。生骨碎补密被绒毛，不易除净，且质地坚硬而韧，不利于粉碎和煎煮，临床多用炮制品。

2. 烫骨碎补

易于除净绒毛，且质酥易碎，易于粉碎和煎出有效成分，以补肾强骨，续伤止痛为主。用于筋骨折伤，肾虚腰痛，筋骨痿软，耳鸣耳聋，牙齿松动；外治斑秃，白癜风。

【质量标准】

1. 骨碎补

水分不得过14.0%。总灰分不得过7.0%。醇溶性浸出物不得少于16%。

本品按干燥品计算，含柚皮苷（$C_{27}H_{32}O_{14}$）不得少于0.50%。

2. 烫骨碎补

水分不得过 13.0%。总灰分不得过 10.0%。醇溶性浸出物不得少于 16%。

本品按干燥品计算，含柚皮苷（$C_{27}H_{32}O_{14}$）不得少于 0.40%。

【知识拓展】

（1）骨碎补主要含柚皮苷、二氢黄酮苷等成分，目前常将传统砂炒法改为 180 ℃ 烘箱烘烤至全部鼓起，撞去毛或经砂炒后骨碎补放入糖衣锅或滚筒式炒药机中转动，以摩擦撞断绒毛，再取出筛净。新法均可提高饮片质量及工作效率。

（2）骨碎补的砂炒品及焙制品中的柚皮苷含量均高于生品（高 47.45%），清炒品也比生品略高（高 34%）。说明经炮制后，确能有利于有效成分的煎出。

马钱子

【来源】本品为马钱科植物马钱的干燥成熟种子。冬季采收成熟果实，取出种子，晒干。

【炮制】

1. 马钱子

取原药材，除去杂质。

2. 制马钱子

取净砂置于锅内，用武火加热，待砂呈轻松滑利状态时，投入净马钱子，翻炒至鼓起，外表呈棕褐色或深棕色，内部红褐色，并有小泡时，取出，筛去砂，放凉，除去绒毛。

3. 马钱子粉

取制马钱子，粉碎成细粉，测定士的宁含量后，加适量淀粉，使含量符合规定，混匀，即得。

【成品性状】马钱子和砂烫马钱子的性状详见表 6-39。

表 6-39　　　　　　　马钱子和砂烫马钱子的性状

	形状	颜色	质地	气味
马钱子	纽扣状圆板形	表面灰绿色或灰黄色	质坚硬，角质状	气微，味极苦
制马钱子	两面均膨胀鼓起，边缘较厚	表面棕褐色或深棕色	质坚脆，微有香气	味极苦
马钱子粉	粉末	黄褐色	质松软	气微香，味极苦

【炮制作用】

马钱子味苦，性温；有大毒。归肝、脾经。具有通络止痛，散结消肿的功能。

1. 生马钱子

毒性剧烈，仅供外用。用于局部肿痛。

2. 制马钱子

毒性降低，且质变酥脆，易于粉碎，并容易除去绒毛，常供内服。用于跌打损伤，骨折肿痛，风湿顽痹，麻木瘫痪，痈疽疮毒，咽喉肿痛。

3. 马钱子粉

取制马钱子，粉碎成细粉，测定士的宁含量后，加适量淀粉，使含量符合规定，混匀即得。

【质量标准】

1. 生马钱子

水分不得过 13.0%。总灰分不得过 2.0%。

本品按干燥品计算，含士的宁（$C_{21}H_{22}N_2O_2$）应为 1.20%～2.20%，马钱子碱（$C_{23}H_{26}N_2O_4$）不得少于 0.80%。

2. 制马钱子

水分不得过 12.0%。总灰分、含量测定同药材。

3. 马钱子粉

水分不得过 14.0%。总灰分不得过 1.6%。

本品按干燥品计算，含士的宁（$C_{21}H_{22}N_2O_2$）应为 0.78%～0.82%，马钱子碱（$C_{23}H_{26}N_2O_4$）不得少于 0.50%。

【知识拓展】

（1）马钱子传统的炮制目的是减轻其毒性。马钱子以士的宁的含量作为剂量标准，士的宁既是毒性成分也是有效成分。

（2）研究证明，传统的马钱子砂炒、油烫炮制方法并不能有效地降低士的宁的含量，达不到减毒的目的，因此有人认为，用精确称量的生品入药，可以取代传统的炮制后入药的方法。但也有人认为，士的宁不是马钱子中唯一有效成分，故认为以其作为衡量药效的唯一指标是片面的，而与甘草配伍炮制对解毒有一定作用。

实训九　加固体辅料炒操作（砂炒）

一、实训目的

1. 掌握加固体辅料砂炒法中的技术要领、操作工艺和质量要求。
2. 熟悉砂炒的目的和意义。
3. 了解河砂的性质和作用。

二、实训器具

河砂、煤气灶、炒药锅、铲子、刷子、手套、盛药器具、电子秤、药筛。

三、实训药材

骨碎补、鸡内金（药材品种，可根据实际情况调整）。

四、实训操作

1. 砂炒骨碎补

将分档后的适量骨碎补投入已预热好的砂子中，用武火快速翻炒，炒至骨碎补鼓起，绒毛易脱落，断面呈淡红棕色至红棕色时，取出，筛去砂，放凉，撞去毛，筛净。

2. 砂炒鸡内金

将分档后的适量鸡内金投入已预热好的砂子中，用中火快速翻炒，炒至鸡内金鼓起、卷曲、酥脆、表面呈深黄色时，取出，筛去砂，放凉。

砂炒实训任务表见表6-40。

表6-40　　　　　　　　　　　砂炒实训任务表

药材	辅料名称	辅料用量	药材领用量	成品量	备注
骨碎补					
鸡内金					

签名：　　　　　　　　　　　　　　　　　　　　　　　　　　　年　月　日

五、综合评定

砂炒实训综合评定表见表6-41。

表6-41　　　　　　　　　　　砂炒实训综合评定表

班级：　　　　　　　姓名：　　　　　　　学号：

考核内容	技能项目	技能要求	分值	实得分
准备	工作服、精神状态	工作服穿戴整齐 衣帽清洁 双手清洁 指甲合格 有良好的精神状态	5	
	药材净制、分档	能采用正确方法净制处理药材 分档合理	10	
	用具准备	取用适合的用具 摆放整齐、有序	5	
	辅料准备、取量	辅料取用量适当	5	

续表

考核内容	技能项目	技能要求	分值	实得分
操作	砂炒	能用砂炒法正确地对药材进行炒制，并规范操作 火候控制适当 动作熟练 去除辅料	45	
	安全操作	安全使用	10	
结果	成品质量	成品合格率	15	
	清场	废弃物处理	5	
总分			100	

评定教师：　　　　　　　　　　　　　　　　　　　　　　　　年　　月　　日

任务八　药材蛤粉炒技术

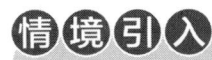

蛤粉又叫蛤蜊粉，系用蛤蜊贝壳制成。其制法为：将蛤蜊贝壳入炭火中，煅烧后研成细粉即成。前人谓："凡用蛤粉，取紫口蛤蜊壳，炭火煅烧，以熟栝楼子同捣，和成团风干用最妙。"中医认为，蛤粉清热、利湿、化痰、软坚。

一、蛤粉炒的含义

净选或切制后的药材与受热均匀的蛤粉共同拌炒的方法，称为蛤粉烫法，又称蛤粉炒法。蛤粉性味咸、寒，具有清热利湿，软坚化痰的作用。由于蛤粉颗粒细小，故传热均匀。

二、蛤粉炒的目的

1. 使药材质地酥脆，利于粉碎和煎煮，如阿胶、鹿角胶、黄明胶等胶类药物，炒后鼓起，质酥，易于制剂时的粉碎和汤剂的煎煮。

2. 降低药材的滋腻性，矫正不良气味动物胶类药材，炒后质酥气香，黏腻性降低，利于服用。

3. 增强药材的疗效，如阿胶经蛤粉炒后，能增强清肺化痰的作用。

三、蛤粉炒的操作工艺

研细过筛后的蛤粉置于炒制容器内，用中火加热至蛤粉滑利易翻动时，投入净药材，不断翻埋烫炒至膨胀鼓起，内部疏松时，取出，筛去蛤粉，放凉。蛤粉的用量，一般为每 100 kg 净药材，用蛤粉 30~50 kg。

四、注意事项

1. 胶块应烘软切成均匀的立方丁，再烫制。
2. 烫制时火力应适宜，以防药材焦煳或烫僵。大批烫制前最好先采用少量试烫的方法，以便掌握火力，保证成品质量。
3. 撒入胶丁要均匀，否则会引起互相粘连，造成不圆整而影响外观。
4. 蛤粉可反复使用，如果色泽变灰暗，需及时更换，以免影响成品色泽。

 代表药材

阿胶

【来源】本品为马科动物驴的干燥皮或鲜皮经煎煮、浓缩制成的固体胶。

【炮制】

1. 阿胶

取阿胶块，烘软后，切成小立方块（以 6 mm~1 cm 为宜）。

2. 阿胶珠

（1）蛤粉炒阿胶。取蛤粉置于锅内，用中火加热，待蛤粉呈灵活状态时，均匀撒入阿胶丁，翻炒至鼓起成珠，内无溏心（内部未膨化的胶质部分）时，取出，筛去蛤粉，摊凉。每 100 kg 阿胶丁，用蛤粉 30~50 kg。

（2）蒲黄炒阿胶。取净蒲黄，置于温度适宜的热锅内，用中火炒至稍微变色时，均匀撒入阿胶丁，翻炒至鼓起成珠，内无溏心时，取出，筛去蒲黄，放凉。

【成品性状】阿胶及其炒制品性状详见表 6-42。

表 6-42　　　　　　　　　　阿胶及其炒制品性状

	形状	颜色	质地	气味
阿胶	不规则块状	棕色至黑褐色，有光泽	质硬而脆	气微，味微甘
蛤粉炒阿胶	类球形	表面棕黄色或灰白色，附有白色粉末。断面淡黄至棕色	体轻，质酥，易碎断面中空或多孔状	气微，味微甜
蒲黄烫阿胶	圆球形	外表棕褐色	断面中空或多孔，质松泡	气微，味微甜

【炮制作用】

1. 阿胶

味甘，性平。归肺、肝、肾经。具有补血止血，滋阴润燥的功能。用于心烦失眠，虚风内动，温燥伤肺。

2. 蛤粉炒阿胶

易于粉碎，且降低了滋腻性，矫正了不良气味。善于清肺化痰。

3. 蒲黄烫阿胶

用于温燥伤肺，且降低了滋腻性，矫正了不良气味。长于止血安神。

【质量标准】

1. 阿胶

水分不得过 15.0%。铅不得过 5 mg/kg，镉不得过 0.3 mg/kg，砷不得过 2 mg/kg，汞不得过 0.2 mg/kg，铜不得过 20 mg/kg。水不溶物不得过 2.0%。

本品按干燥品计算，含 L-羟脯氨酸不得少于 8.0%，甘氨酸不得少于 18.0%，丙氨酸不得少于 7.0%，L-脯氨酸不得少于 10.0%。

2. 蛤粉炒阿胶

水分不得过 10.0%。总灰分不得过 4.0%。含量测定同药材。

【知识拓展】

（1）有实验对不同炮制方法（如阿胶丁、烤阿胶珠、烫阿胶珠）进行了总氮、氨基酸测定以及烊化速率、溶出度的比较，含氮量测定结果表明，阿胶丁、烤阿胶珠、烫阿胶珠的含氮量无多大差异。

（2）烊化溶出实验结果表明，阿胶丁烊化速率低、溶出慢，完全溶化需要 30 分钟以上，服用不便。采用传统烫阿胶珠法，即使是优质烫珠，仍有 6% 的蛋白质因珠表面焦糊变质而不能溶出。相比之下微波膨化阿胶珠烊化速率高、溶出快（2 分钟内烊化，溶出 100%）。

任务九　药材滑石粉炒技术

情境引入

滑石粉味甘，性寒，具有清热利尿的作用。滑石粉质地细腻，与药材接触面积大，且传热较缓慢，使药材受热均匀，又很少被药物黏附。故滑石粉炒法多适用于韧性较强，受热后易出油而容易黏附辅料的动物类药材。

一、滑石粉炒的含义

净选或切制后的药材与受热均匀的滑石粉共同拌炒的方法，称为滑石粉炒法或滑石粉烫法。

二、滑石粉炒的目的

1. 使药材质地酥脆，便于粉碎和煎煮，如鱼鳔胶、黄狗肾等韧性大的药材，滑石粉炒后，质地松泡酥脆，易于制剂时的粉碎和汤剂的煎煮。
2. 降低毒性，如水蛭等，炒后能降低毒性。
3. 矫臭矫味。动物类药材有腥臭气味，滑石粉炒后能矫其不良气味。

三、滑石粉炒的操作工艺

将滑石粉置于锅内，用中火加热至翻动呈灵活状态时，投入净药材，翻炒至鼓起或酥脆，或色泽加深时，取出，筛去滑石粉，放凉。滑石粉的用量，一般为每 100 kg 净药材，用滑石粉 40～50 kg；或以炒时能完全掩埋药材为宜。

四、注意事项

1. 药材炒前，须进行净选和切制后分档。
2. 烫炒时用中火加热，以防药材焦煳或生熟不匀。一般以少量药材试烫以便掌握火候。滑石粉可反复使用，待色泽变灰暗色时，及时更换，以免影响成品色泽。

 代表药材

水蛭

【来源】本品为水蛭科动物蚂蟥、水蛭或柳叶蚂蟥的干燥全体。夏、秋二季捕捉，用沸水烫死，晒干或低温干燥。

【炮制】

1. 水蛭

取原药材，洗净，润软，切段，干燥。

2. 滑石粉炒水蛭

将滑石粉置于锅内，用中火加热至翻动呈灵活状态时，投入净水蛭，翻炒至棘刺鼓起，取出，筛去滑石粉，放凉。每 100 kg 净水蛭，用滑石粉 40 kg。

【成品性状】水蛭和滑石粉炒水蛭的性状详见表 6-43。

表 6-43　　　水蛭和滑石粉炒水蛭的性状

	形状	颜色	质地	气味
水蛭	不规则的段状、扁块状或扁圆柱状	背部表面黑褐色，腹面棕褐色	质脆	气微腥
烫水蛭	不规则的段状、扁块状或扁圆柱状，微鼓起	背部黑褐色，腹面棕黄色至棕褐色	质脆	气微腥

【炮制作用】

1. 水蛭

味咸、苦,性平;有小毒。归肝经。具有破血,逐瘀通经的功能。生水蛭有毒,多入煎剂,以破血逐为主。用于癥瘕经闭及跌打损伤,瘀滞疼痛。

2. 滑石粉炒水蛭

降低毒性,质地酥脆,利于粉碎,还能矫其腥气。用于跌打损伤,内损瘀血,心腹疼痛,大便不通。

【注意】孕妇禁用。

【质量标准】

1. 水蛭

水分不得过18.0%。总灰分不得过8.0%。酸不溶性灰分不得过2.0%。

2. 滑石粉炒水蛭

水分不得过14.0%。总灰分不得过10.0%。酸不溶性灰分不得过3.0%。

【知识拓展】

水蛭烫品氨基酸总量、人体必需氨基酸总量均较生品大。水蛭主要含蛋白质,也含铁、锰、锌等多种微量元素,新鲜水蛭唾液中含有水蛭素,有抗凝血的作用,但在干燥药材中水蛭素已被破坏。水蛭唾液中还分泌有组胺样物质、肝素及抗血栓素等,与水蛭素有协同作用。

实训十 加固体辅料炒操作(蛤粉、滑石粉炒)

一、实训目的

1. 掌握加固体辅料蛤粉、滑石粉炒法中的技术要领、操作工艺和质量要求。
2. 熟悉蛤粉、滑石粉炒的目的和意义。
3. 了解蛤粉、滑石粉的性质和作用。

二、实训器具

蛤粉、滑石粉、炒药锅、铲子、刷子、手套、盛药器具、电子秤、药筛。

三、实训药材

水蛭、阿胶(药材品种,可根据实际情况调整)。

四、实训操作

1. 烫水蛭

将分档后的适量水蛭投入已预热好的滑石粉中,用中火快速翻炒,炒至水蛭鼓起,表面呈黄色时，取出，筛去滑石粉，放凉。

2. 阿胶珠

取阿胶，烘软，切成 1 cm 左右的丁，将蛤粉用中火炒至灵活状态，投入阿胶，埋没片刻后翻炒，至阿胶鼓起呈圆球形，表面呈灰棕或棕褐色，内无溏心时，迅速取出，筛去蛤粉，放凉。

蛤粉、滑石粉炒实训任务表见表 6-44。

表 6-44　　　　　　　　　蛤粉、滑石粉炒实训任务表

药材	辅料名称	辅料用量	药材领用量	成品量	备注
水蛭					
阿胶					

签名：　　　　　　　　　　　　　　　　　　　　　　　　　　　　　年　　月　　日

五、综合评定

蛤粉、滑石粉炒综合评定表见表 6-45。

表 6-45　　　　　　　　　蛤粉、滑石粉炒综合评定表

班级：　　　　　　　　　　姓名：　　　　　　　　　　学号：

考核内容	技能项目	技能要求	分值	实得分
准备	工作服、精神状态	工作服穿戴整齐 衣帽清洁 双手清洁 指甲合格 有良好的精神状态	5	
	药材净制、分档	能采用正确方法净制处理药材 分档合理	10	
	用具准备	取用适合的用具 摆放整齐、有序	5	
	辅料准备、取量	辅料取用量适当	5	
操作	蛤粉、滑石粉	能用蛤粉、滑石粉炒法正确地对药材进行炒制，并规范操作 火候控制适当 动作熟练 去除辅料	45	
	安全操作	安全使用	10	
结果	成品质量	成品合格率	15	
	清场	废弃物处理	5	
总分			100	

评定教师：　　　　　　　　　　　　　　　　　　　　　　　　　　年　　月　　日

模块六　药材炒制技术

目标检测

一、单项选择题

1. 麸炒苍术的作用是（　　）。
   A. 缓和燥性，增强止血止泻的作用
   B. 缓和燥性，增强健脾燥湿的作用
   C. 缓和辛燥之性，用于固肠止泻
   D. 缓和辛燥之性，用于健胃消胀

2. 麸炒药材时，每 100 kg 药物一般用麦麸（　　）。
   A. 40～45 kg　　　　　　B. 30～35 kg
   C. 20～25 kg　　　　　　D. 10～15 kg

3. 苍术中（　　）成分过量，会使人体表现出明显的副作用，中医称之为"燥性"。
   A. 苷类　　　　　　　　B. 挥发油
   C. 生物碱　　　　　　　D. 鞣质

4. 药材土炒的主要目的是（　　）。
   A. 增强补中益气的作用　　B. 增强健脾补胃的作用
   C. 增强补脾止泻的作用　　D. 增强滋阴生津的作用

5. 僵蚕炮制常用的辅料是（　　）。
   A. 米　　　　　　　　　B. 麦麸
   C. 蛤粉　　　　　　　　D. 土

6. 米炒斑蝥降低毒性的原理是（　　）。
   A. 斑蝥素氧化　　　　　B. 斑蝥素分解
   C. 斑蝥素升华　　　　　D. 斑蝥素溶解

7. 土炒白术的作用是（　　）。
   A. 健脾和胃　　　　　　B. 健脾止泻
   C. 补脾益气　　　　　　D. 健脾燥湿

8. 砂炒醋淬龟甲的作用是（　　）。
   A. 养阴清热，潜阳息风　　B. 补肾健骨，滋阴止血
   C. 入肝消积，软坚散结　　D. 活血止痛，通经下乳

9. 米炒药材时，每 100 kg 药物一般用米（　　）。
   A. 20 kg　　　　　　　B. 30 kg
   C. 15～20 kg　　　　　D. 10～15 kg

10. 砂烫法适用于炮制（　　）。
    A. 质地坚硬的药材　　　　　B. 质地坚韧的药材
    C. 胶类药材　　　　　　　　D. 树脂类药材
11. 蛤粉炒适用于炮制的药材是（　　）。
    A. 胶类药材　　　　　　　　B. 动物类药材
    C. 树脂类药材　　　　　　　D. 矿物类药材
12. （　　）不是阿胶珠的成品性状。
    A. 质松脆　　　　　　　　　B. 圆球形
    C. 外表灰白色　　　　　　　D. 外表焦褐色
13. 土炒的最佳辅料是（　　）。
    A. 黄土　　　　　　　　　　B. 黑土
    C. 灶心土　　　　　　　　　D. 赤石脂
14. 砂炒时，辅料砂主要是起（　　）作用。
    A. 协同作用　　　　　　　　B. 中和作用
    C. 中间传热体作用　　　　　D. 吸附油性作用
15. 砂烫后便于去毛的是（　　）。
    A. 马钱子　　　　　　　　　B. 骨碎补
    C. 鹿茸　　　　　　　　　　D. 金樱子

二、判断题

1. 麸炒时，麦麸的用量为药材的20%。　　　　　　　　　　　　　　　　　（　　）
2. 阿胶常用蛤粉炒进行炮制。　　　　　　　　　　　　　　　　　　　　（　　）
3. 补脾止泻的药材适于土炒。　　　　　　　　　　　　　　　　　　　　（　　）
4. 质地坚硬的药材宜砂烫。　　　　　　　　　　　　　　　　　　　　　（　　）
5. 麸炒苍术能缓和燥性，增强祛风、燥湿、散寒的作用。　　　　　　　　（　　）
6. 土炒山药能增强益肺和胃的作用。　　　　　　　　　　　　　　　　　（　　）
7. 采用加辅料炒法炮制同种药材时，辅料可反复使用。　　　　　　　　　（　　）

三、简答题

1. 什么是加固体辅料炒法？常用的辅料有哪些？
2. 写出麸炒法的操作工艺流程及工艺控制要点。
3. 简述加固体辅料炒的注意事项。

模块七 药材炙制技术

学习目标

知识目标
1. 药材炙制技术的含义、炮制目的、操作工艺及工艺控制要点。
2. 代表药材的炙制方法、炮制作用及其成品性状。
3. 代表药材的质量标准。
4. 代表药材的来源和炮制研究。

技能目标
1. 能够选择适宜的炙制技术对代表药材进行炙制操作。
2. 能够准确判断炮制成品的质量。

一、炙制的含义

将净制或切制后的药材，加入一定量的液体辅料拌炒，或经其他方式处理，使辅料逐渐渗入药材组织内部的炮制技术，称为炙制技术。

炙制根据所用辅料的不同，可分为酒炙、醋炙、盐炙、蜜炙、姜炙和油炙等方法。

二、炙制的操作工艺

炙制的操作工艺主要有两种，一种是先加辅料后炒药，另一种是先炒药后加辅料。

1. 先加辅料后炒药（见图7-1）

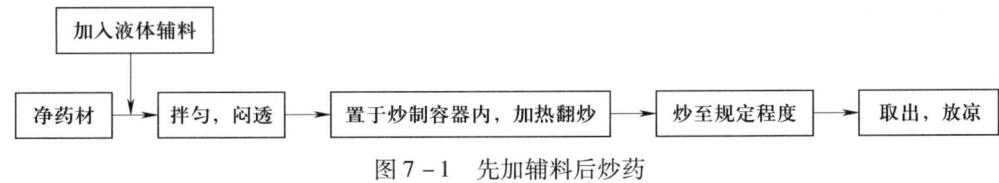

图7-1 先加辅料后炒药

2. 先炒药后加辅料（见图7-2）

传统炙制的工具主要是炒锅，目前国内中药饮片厂炙制常用的设备为炒药机。

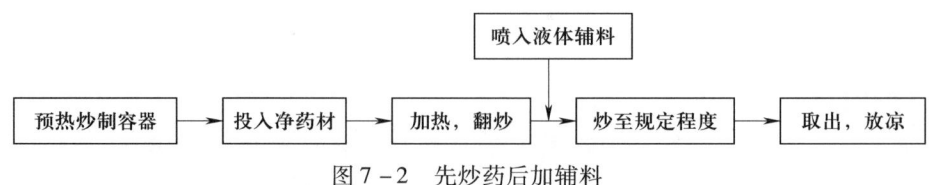

图 7 – 2　先炒药后加辅料

三、炙制技术的工艺控制要点

1. 药材炙制前应干燥，大小分档。
2. 投料前需预热炒锅或炒药机。
3. 使用的辅料应符合要求，辅料用量适当。
4. 加热时要控制好火力和时间。

四、炙制与加辅料炒法的区别

炙制与加辅料炒法在操作方法上基本相似，但二者又有区别。加辅料炒法用固体辅料，辅料作为中间传热体，使药材受热均匀，与药材产生协同作用；而炙制用液体辅料，辅料渗入药材组织内，对其产生辅助作用。加辅料炒法温度较高，一般用中火或武火，翻炒时间较短，炒至药材表面颜色变黄或加深，炒后筛去辅料；而炙制温度较低，一般用文火，翻炒时间较长，炒至药材近干，辅料被药材吸收。

任务一　酒炙技术

情境引入

黄酒是世界上最古老的酒类之一。黄酒香气浓郁，是生活中常用的主要调味品之一，同时也是常用的炙制药材的辅料。黄酒的历史可追溯到 2000 多年前，是用米、麦、黍等和曲酿制而成的。

一、酒炙的含义

将净制或切制后的药材，加入一定量的酒拌炒的技术，称为酒炙。

酒有黄酒和白酒之分。黄酒为米、麦、黍等和曲酿制而成，含乙醇 15% ~ 20%；白酒为米、麦、黍、高粱等和曲酿制并经蒸馏而成，含乙醇 50% ~ 60%。炙药多用黄酒，浸药多用白酒。

酒味甘、辛，性大热。气味芳香，能升能散，宣行药势，具有活血通络、祛风散寒、矫臭去腥的作用。故酒炙多用于活血散瘀、祛风通络及动物类药材。

二、酒炙的目的

1. 改变药性，引药上行

大黄、黄柏等一些苦寒药，生品多用于清中、下焦湿热；酒炙后能缓和寒性，免伤脾胃阳气，并借酒升提之力引药上行，清上焦邪热。

2. 增强活血通络的作用

当归、川芎、桑枝等活血祛瘀、通络药多用酒炙，一方面，酒对药材起协同作用，另一方面，酒能使药材有效成分易于煎出而增强疗效。

3. 矫臭矫味

乌梢蛇、蕲蛇等一些具有腥气的动物类药材，经酒炙后可除去或减弱腥臭气味，利于服用。

三、酒炙的操作工艺

1. 先拌酒后炒药

取净选或切制后的药材，加黄酒拌匀，闷透，置于炒制容器内，用文火炒至规定的程度时，取出，放凉。此法适用于质地较坚实的根及根茎类药材，如大黄、黄连、川芎、白芍等。

2. 先炒药后加酒

将净选或切制后的药材，置于炒制容器内，炒至规定程度时，均匀喷洒一定量的酒炒干，取出，放凉。此法适用于质地疏松的药材，如五灵脂。

酒炙一般多采用第一种方法，因为第二种方法不易使酒渗入药材内部，加热翻炒时，酒易迅速挥发，所以一般少用，只有个别药材适用此法。

酒炙时，除另有规定外，一般用黄酒。除另有规定外，每 100 kg 待炮炙品，用黄酒 10~20 kg。

四、注意事项

1. 加入一定量的酒拌匀、闷润过程中，容器应加盖，以免酒迅速挥发。
2. 若酒的用量较少，不易与药材拌匀时，可将酒加适量水稀释后，再与药材拌润。
3. 在药材加热炒制时，火力不宜过大，一般用文火，勤加翻动。炒至近干，颜色加深时，即可取出，放凉。

 代表药材

黄连

【来源】本品为毛茛科植物黄连、三角叶黄连或云连的干燥根茎。以上三种分别习称"味连""雅连""云连"。秋季采挖，除去须根和泥沙，干燥，撞去残留须根。

【炮制】

1. 黄连片

取原药材,除去杂质,抢水洗净,润透,切薄片,晾干,或用时捣碎。

2. 酒黄连

取净黄连,加定量黄酒拌匀,闷透,置于炒制容器内,用文火炒至规定的程度时,取出,放凉。每 100 kg 净黄连,用黄酒 12.5 kg。

3. 姜黄连

取净黄连片,加姜汁拌匀,闷润。待姜汁被吸尽后,置于炒制容器内,用文火炒干,取出,放凉。每 100 kg 净黄连,用生姜 12.5 kg。

4. 萸黄连

取净吴茱萸,加适量水煎煮,煎液与净黄连片拌匀,吴茱萸汁被吸尽后,置于炒制容器内,用文火炒干,取出,放凉。每 100 kg 净黄连,用吴茱萸 10 kg。

【成品性状】黄连及其炮制品性状详见表 7-1。

表 7-1　　　　　　　　黄连及其炮制品性状

	形状	颜色	质地	气味
黄连	不规则的薄片,外表皮粗糙	外表皮灰黄色或黄褐色,切面或碎断面鲜黄色或红黄色	质硬	气微,味极苦
酒黄连	形如黄连片	色泽较生片加深	质硬脆	略带酒香气
姜黄连	形如黄连片	表面棕黄色	质硬脆	有姜的辛辣味
萸黄连	形如黄连片	表面棕黄色	质硬脆	有吴茱萸的辛辣香气

【炮制作用】

1. 黄连

味苦,性寒。归心、脾、胃、肝、胆、大肠经。具有清热燥湿,泻火解毒的功效。生品苦寒性较强,善于清心火,清热解毒。多用于心火亢盛,心烦不寐,以及湿热诸症,热毒疮疡,痢疾。

2. 酒黄连

能引药上行,缓和寒性,善于清头目之火。用于目赤,口疮。

3. 姜黄连

苦寒之性缓和,止呕的作用增强,善于清胃和胃止呕。用于寒热互结,湿热中阻,痞满呕吐。

4. 萸黄连

可缓和苦寒之性,使黄连寒而不滞,善于舒肝和胃止呕。用于肝胃不和,呕吐吞酸。

【质量标准】黄连片、酒黄连、姜黄连、萸黄连:水分不得过 12.0%。总灰分不得过 3.5%。醇溶性浸出物不得少于 15.0%。

本品按干燥品计算,以盐酸小檗碱($C_{20}H_{18}ClNO_4$)计,含小檗碱($C_{20}H_{17}NO_4$)不得少于 5.0%；含表小檗碱（$C_{20}H_{17}NO_4$）、黄连碱（$C_{19}H_{13}NO_4$）和巴马汀（$C_{21}H_{21}NO_4$）的总量不得少于 3.3%。

【知识拓展】

黄连中主要含小檗碱、黄连碱、表小檗碱、巴马汀等，随着炮制温度升高，小檗碱含量有所下降。黄连经辅料炮制后，可增加生物碱的溶出率，例如生黄连中小檗碱的溶出率为 58.17%，酒、姜汁、吴茱萸炮制后的溶出率可达 85%。黄连主要化学成分小檗碱、巴马汀、药根碱总量按多到少的次序为：酒黄连 > 姜黄连 > 萸黄连 > 生黄连，但不同炮制品中的生物碱含量变化不大。也有研究表明，萸黄连水煎液中总生物碱、小檗碱、巴马汀含量均降低，这与吴茱萸制后降低黄连寒性的传统认识吻合。

大黄

【来源】本品为蓼科植物掌叶大黄、唐古特大黄或药用大黄的干燥根和根茎。秋末茎叶枯萎或次春发芽前采挖，除去细根，刮去外皮，切瓣或段，绳穿成串干燥或直接干燥。

【炮制】

1. 大黄

取原药材，除去杂质，大小分开，洗净，润透，切厚片或块，晾干或低温干燥。

2. 酒大黄

取净大黄片或块，加黄酒拌匀，闷透，置于炒制容器内，用文火炒干，至色泽加深，取出，放凉。每 100 kg 净大黄片或块，用黄酒 10 kg。

3. 熟大黄

（1）酒炖。取净大黄块，加定量黄酒拌匀，置于适宜的容器内，密闭，隔水或用蒸汽炖至酒完全被吸尽，大黄内外均呈黑色时，放凉，取出，干燥。

（2）酒蒸。取净大黄块，加定量黄酒拌匀，闷透，置于适宜的蒸制容器内，用蒸汽加热，蒸至大黄内外均呈黑色时，取出，稍凉，拌回蒸液，再晾至六成干，切片，干燥。每 100 kg 净大黄块，用黄酒 30 kg。

4. 大黄炭

取净大黄片或块，置于热锅内，用武火炒至外表呈焦黑色、内部呈焦褐色时，喷淋清水少许，熄灭火星，取出，晾干。

【成品性状】大黄及其炮制品性状详见表 7-2。

表 7-2　　　　　　　　　大黄及其炮制品性状

	形状	颜色	质地	气味
大黄	不规则类圆形厚片或块，大小不等。外表皮有纵皱纹及疙瘩状隆起。切面较平坦，有明显散在或排列成环的星点，有空隙	外表皮黄棕色或棕褐色，切面黄棕色至淡红棕色	质坚实	气清香，味苦而微涩，嚼之粘牙，有沙粒感

续表

	形状	颜色	质地	气味
酒大黄	形如大黄片	表面深棕色，有的可见焦斑	—	微有酒香气
熟大黄	不规则的块片，断面中间隐约可见放射状纹理	表面黑色	质坚硬	气微香
大黄炭	形如大黄片	表面焦黑色，内部深棕色或焦褐色	—	具焦香气

【炮制作用】

1. 大黄

味苦，性寒。归脾、胃、大肠、肝、心包经。生大黄苦寒沉降，气味重浊，走而不守，直达下焦，泻下作用峻烈，长于泻下攻积，清热泻火，凉血解毒。用于实热便秘，积滞腹痛，泻痢不爽，痈肿疔疮，瘀血经闭，跌打损伤，湿热黄疸；外治烧烫伤。

2. 酒大黄

苦寒泻下作用稍缓，并借酒之升提，引药上行，长于清上焦血分热毒。用于目赤咽肿、齿龈肿痛。

3. 熟大黄

经酒蒸后，泻下作用缓和，腹痛之副作用减轻，活血祛瘀的作用增强。用于火毒疮疡。

4. 大黄炭

泻下作用极微，有凉血、化瘀、止血的作用。用于血热有瘀之出血证。

【质量标准】

1. 大黄

水分不得过13.0%。总灰分不得过10.0%。水溶性浸出物不得少于25.0%。

本品按干燥品计算，含游离蒽醌不得少于0.35%，总蒽醌不得少于1.50%。

2. 酒大黄、熟大黄

干燥失重、总灰分、水溶性浸出物、总蒽醌同大黄。

本品按干燥品计算，含游离蒽醌不得少于0.50%。

3. 大黄炭

干燥失重、总灰分、水溶性浸出物同大黄。

本品按干燥品计算，含总蒽醌不得少于0.90%，游离蒽醌不得少于0.50%。

【知识链接】

大黄中的结合型蒽醌和番泻苷类成分为泻下主要成分，大黄不同炮制品的泻下作用区别较大。大黄经酒炙后，结合型蒽醌衍生物减少（加热水解成游离型蒽醌），泻下作用比生品降低30.0%；加酒蒸制后，结合型和游离型蒽醌衍生物均减少，其中结合型大黄酸减少显著，番泻苷仅余微量。因此，大黄经酒炙后，泻下作用缓和。炒炭后，结合型大黄酸被大量破坏,番泻苷已不存在,因此,泻下作用极弱。

白芍

【来源】本品为毛茛科植物芍药的干燥根。夏、秋二季采挖,洗净,除去头尾和细根,置于沸水中煮后除去外皮,或去皮后再煮,晒干。

【炮制】

1. 白芍

取原药材,除去杂质,大小分开,洗净,润透,切薄片,干燥。

2. 酒白芍

取净白芍片,加定量黄酒拌匀,闷透,置于炒制容器内,用文火炒至表面微黄色,取出,放凉。每100 kg净白芍片,用黄酒10 kg。

3. 炒白芍

取净白芍片,置于炒制容器内,用文火炒至表面微黄色,取出,放凉。

【成品性状】白芍及其炮制品性状详见表7-3。

表7-3 白芍及其炮制品性状

	形状	颜色	质地	气味
白芍	类圆形的薄片。切面形成层环明显,可见稍隆起的筋脉纹呈放射状排列	表面淡红棕色或类白色,切面微带棕红色或类白色	质坚实	气微,味微苦、酸
酒白芍	形如白芍片	表面微黄色或淡棕黄色,有的可见焦斑	质坚实	微有酒香气
炒白芍	形如白芍片	表面微黄色或淡棕黄色,有的可见焦斑	质坚实	气微香

【炮制作用】

1. 白芍

味苦、酸,性微寒。归肝、脾经。具有养血调经,敛阴止汗,柔肝止痛,平抑肝阳的功能。生白芍长于养血敛阴,平抑肝阳。用于头痛眩晕,月经不调,烦躁易怒,自汗,盗汗等。

2. 酒白芍

酸寒之性降低,善于调经止血,柔肝止痛。多用于胁肋疼痛,腹痛,尤其是产后腹痛。

3. 炒白芍

寒性缓和,长于养血和营,敛阴止汗。用于血虚萎黄,腹痛泄泻,自汗,盗汗。

【质量标准】

1. 白芍

水分不得过14.0%。总灰分不得过4.0%。二氧化硫残留量不得过400 mg/kg。水溶性浸出物不得少于22.0%。

本品按干燥品计算,含芍药苷（$C_{23}H_{28}O_{11}$）不得少于1.6%。

2. 酒白芍

水分、总灰分、二氧化硫残留量同白芍。水浸出物不得少于20.5%。

本品按干燥品计算,含芍药苷（$C_{23}H_{28}O_{11}$）不得少于1.2%。

3. 炒白芍

水分不得过10.0%。总灰分、二氧化硫残留量、水浸出物同白芍。

本品按干燥品计算,含芍药苷（$C_{23}H_{28}O_{11}$）不得少于1.2%。

【知识拓展】

　　白芍切片时,水洗后闷润至软切片,芍药苷含量最高,与生品无显著差异;水浸泡软化或水蒸气软化及水煮处理后的白芍,芍药苷含量最低。故白芍加工以水洗后闷润切片或直接刮去外皮为佳。

当归

【来源】本品为伞形科植物当归的干燥根。秋末采挖,除去须根和泥沙,待水分稍蒸发后,捆成小把,上棚,用烟火慢慢熏干。

【炮制】

1. 当归

取原药材,除去杂质,洗净,润透,切薄片,晒干或低温干燥。

2. 酒当归

取净当归片,加入定量的黄酒拌匀,闷透,置于炒制容器内,用文火加热,炒干至深黄色,取出,放凉。每100 kg净当归片,用黄酒10 kg。

3. 土炒当归

将灶心土粉置于炒锅内,中火加热,炒至灵活状态,投入净当归片,炒至片面粘满细土粉时,取出,筛去土粉,放凉。每100 kg净当归片,用灶心土30 kg。

4. 当归炭

取净当归片,置于热锅内,中火加热,炒至外表微黑色时,取出,放凉。

【成品性状】当归及其炮制品性状详见表7-4。

表7-4　　　　　　　　当归及其炮制品性状

	形状	颜色	质地	气味
当归	类圆形、椭圆形或不规则薄片。切面平坦,有裂隙,中间有浅棕色的形成层环,并有多数棕色的油点	外表皮浅棕色至棕褐色,切面浅黄色或黄白色	质柔韧	香气浓郁,味甘、辛、微苦
酒当归	形如当归片	切面深黄色或浅棕黄色,略有焦斑	质柔韧	香气浓郁,并略有酒香气

续表

	形状	颜色	质地	气味
土当归	形如当归片	土黄色，挂土粉	质脆	土香气
当归炭	形如当归片	表面黑褐色，断面灰棕色	质枯脆	气味减弱，带涩味

【炮制作用】

1. 当归

味甘、辛，性温。归肝、心、脾经。生当归质润，具有补血活血，调经止痛，润肠通便的作用。

2. 酒当归

活血通经、祛瘀止痛的作用增强。用于经闭痛经，风湿痹痛，跌打损伤，瘀血肿痛。

3. 土炒当归

既能增强入脾补血的作用，又缓和油润而不滑肠。多用于血虚便溏，腹中时痛。

4. 当归炭

以止血和血为主。用于崩漏、月经过多等。

【质量标准】

1. 当归

水分不得过15.0%。总灰分不得过7.0%。酸不溶性灰分不得过2.0%。重金属及有害元素：铅不得过5 mg/kg；镉不得过1 mg/kg；砷不得过2 mg/kg；汞不得过0.2 mg/kg；铜不得过20 mg/kg。醇溶性浸出物不得少于45.0%。

2. 酒当归

水分不得过10.0%。醇溶性浸出物不得少于50.0%。总灰分、酸不溶性灰分同药材。

【知识拓展】

当归头、身、尾中的挥发油、糖含量等均无明显差别，但三者微量元素及阿魏酸的含量有差别。其中，当归头中的钙、铜、锌最高，为当归身、尾中的1.5~6.8倍；当归尾中的钾、铁含量高，为当归头、身中的1.5~2倍。阿魏酸含量以当归尾最高，当归身次之，当归头最低。

牛膝

【来源】苋科植物牛膝的干燥根。冬季茎叶枯萎时采挖，除去须根和泥沙，捆成小把，晒至干皱后，切齐顶端，晒干。

【炮制】

1. 牛膝

取原药材，除去杂质，洗净，润透，除去残留芦头，切段，干燥。

2. 酒牛膝

取净牛膝段，加定量黄酒拌匀，闷透，置于炒制容器内，文火炒干，取出，放凉。每

100 kg 净牛膝段，用黄酒 10 kg。

3. 盐牛膝

取净牛膝段，加定量食盐水拌匀，闷透，置于炒制容器内，文火炒干，取出，放凉。每 100 kg 净牛膝段，用食盐 2 kg。

【成品性状】牛膝及其炮制品性状详见表 7-5。

表 7-5　　　　　　　　　　　　牛膝及其炮制品性状

	形状	颜色	质地	气味
牛膝	圆柱形的段，切面可见多数黄白色点状维管束，断续排列成 2~4 轮	外表皮灰黄色或淡棕色，切面淡棕色或棕色，略呈角质样而油润，中心维管束黄白色	质硬脆，易折断，受潮变软	气微，味微甜而稍苦涩
酒牛膝	形如牛膝段	表面色略深，偶见焦斑	—	微有酒香气
盐牛膝	形如牛膝段	表面淡黄色，多有焦斑	—	略带咸味

【炮制作用】

1. 牛膝

味甘、微苦，性平。归肝、肾经。具有逐瘀通经，通利关节，利尿通淋的功能。生牛膝长于活血祛瘀，引血下行。用于瘀血阻滞的月经不调，痛经、闭经、症瘕，产后瘀阻腹痛等。

2. 酒牛膝

活血通络，散寒止痛的作用增强。用于风湿痹痛，肢体活动不利等。

3. 盐牛膝

补肝肾，强筋骨，利尿通淋的作用增强。用于肾虚腰痛，小便不利等。

【质量标准】

1. 牛膝

水分不得过 15.0%。总灰分不得过 9.0%。二氧化硫残留量不得过 400 mg/kg。醇溶性浸出物不得少于 5.0%。

本品按干燥品计算，含 β-蜕皮甾酮（$C_{27}H_{44}O_7$）不得少于 0.03%。

2. 酒牛膝

水分、总灰分、二氧化硫残留量、含量测定同药材。醇溶性浸出物不得少于 4.0%。

乌梢蛇

【来源】本品为游蛇科动物乌梢蛇的干燥体。多于夏、秋二季捕捉，剖开腹部或先剥皮留头尾，除去内脏，盘成圆盘状，干燥。

【炮制】

1. 乌梢蛇

取原药材，去头及鳞片，切寸段。

2. 乌梢蛇肉

取净乌梢蛇,用定量黄酒闷透,取出,除去皮骨,干燥。每 100 kg 净乌梢蛇,用黄酒 20 kg。

3. 酒乌梢蛇

取净乌梢蛇,加定量黄酒拌匀,闷透,置于炒制容器内,用文火炒干,取出,放凉。每 100 kg 净乌梢蛇,用黄酒 20 kg。

【成品性状】 乌梢蛇及其炮制品性状详见表 7 – 6。

表 7 – 6　　　　　　　　　　乌梢蛇及其炮制品性状

	形状	颜色	质地	气味
乌梢蛇	半圆筒状或圆槽状的段	背部黑褐色或灰黑色,腹部黄白色或淡棕色	质坚硬	气腥,味淡
乌梢蛇肉	不规则的片或段	淡黄色至黄褐色	质脆	气腥,略有酒气
酒乌梢蛇	形如乌梢蛇段	表面棕褐色或黑色	质坚硬	略有酒气

【炮制作用】

1. 乌梢蛇

味甘,性平。归肝经。具有祛风,通络,止痉的功能。生乌梢蛇长于祛风止痒,解痉,但有腥气。

2. 酒乌梢蛇

祛风通络止痉的作用增强,并能矫臭,防腐,利于服用和贮存。用于风湿顽痹,麻木拘挛,中风口眼㖞斜,半身不遂,抽搐痉挛,破伤风,麻风,疥癣。

【质量标准】

1. 乌梢蛇

水分不得过 13.0%。醇溶性浸出物不得少于 12.0%。

2. 乌梢蛇肉

水分不得过 11.0%。醇溶性浸出物不得少于 14.0%。

3. 酒乌梢蛇

水分不得过 13.0%。醇溶性浸出物不得少于 12.0%。

实训十一　酒炙操作

一、实训目的

1. 掌握酒炙的技术要领、操作工艺和质量要求。
2. 熟悉酒炙的目的和意义。
3. 了解黄酒的性质和作用。

二、实训器具

黄酒、量筒、烧杯、盆、炒药锅、铲子、刷子、手套、盛药器具、电子秤、药筛、烘箱。

三、实训药材

大黄、白芍（药材品种，可根据实际情况调整）。

四、实训操作

1. 酒大黄

取净大黄片，加黄酒拌匀，闷润，待酒被吸尽后，将炒锅预热，将润制好的大黄投入已预热好的炒锅内加热翻炒至干，取出，筛去碎屑，摊开放凉。

2. 酒白芍

取净白芍片，加黄酒拌匀，闷润，待酒被吸尽后，将炒锅预热，将润制好的白芍投入已预热好的炒锅内加热翻炒，炒至微黄色，取出，筛去碎屑，摊开放凉。

酒炙实训任务表见表7-7。

表7-7 酒炙实训任务表

药材	辅料名称	辅料用量	药材领用量	成品量	备注
大黄					
白芍					

签名： 年 月 日

五、综合评定

酒炙实训综合评定表见表7-8。

表7-8 酒炙实训综合评定表

班级： 姓名： 学号：

考核内容	技能项目	技能要求	分值	实得分
准备	工作服、精神状态	工作服穿戴整齐 衣帽清洁 双手清洁 指甲合格 有良好的精神状态	5	
	药材净制、分档	能采用正确方法净制处理药材 分档合理	10	
	用具准备	取用适合的用具 摆放整齐、有序	5	
	辅料准备、取量	辅料取用量适当	5	

续表

考核内容	技能项目	技能要求	分值	实得分
操作	酒炙	能用酒炙法正确地对药材进行炮制,并规范操作 火候控制适当 动作熟练 去除碎屑	45	
	安全操作	安全使用	10	
结果	成品质量	成品合格率	15	
	清场	废弃物处理	5	
		总分	100	

评定教师：　　　　　　　　　　　　　　　　　　　　　　年　　月　　日

任务二　醋炙技术

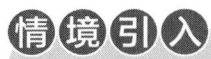

　　醋又叫苦酒，是由于传统的酒含醇度数低，存放时酸败成醋，因此有苦味。炮制用醋以陈醋为佳。李时珍的《本草纲目》指出，"惟米醋二三年者入药""愈久愈佳"。

一、醋炙的含义

将净制或切制后的药材，加入一定量米醋拌炒至规定程度的技术，称为醋炙。

醋有米醋、麦醋、曲醋、化学醋等多种，药材炮制用醋为食用醋，一般采用米醋、高粱醋或其他发酵醋。米醋以米、麦、高粱以及酒糟等酿制而成，一般为黄棕色至深棕色澄明液体，味酸、气特异。化学合成的醋（醋精）不能用于炮制。

醋味酸、苦，性温。主入肝经血分，具有收敛、解毒、散瘀止痛、矫味的作用。故醋炙法多用于疏肝解郁、散瘀止痛、攻下逐水类药材。

二、醋炙的目的

1. 引药入肝，增强活血止痛的作用

乳香、没药、三棱、莪术等药材，经醋炙后可增强活血散瘀的作用；柴胡、延胡索等药材，经醋炙后可增强疏肝止痛的作用。

2. 降低毒性，缓和药性

甘遂、芫花等峻下逐水药，醋炙后可降低毒性，缓和泻下的作用。

3. 矫臭矫味

乳香、五灵脂等具有特殊气味的药材，醋炙不仅增强活血散瘀的作用，还减少了不良气味，便于服用。

三、醋炙的操作工艺

1. 先拌醋后炒药

取净选或切制后的药材，加醋拌匀，闷透，置于炒制容器内，炒至规定的程度时，取出，放凉。此法适用于大多数需醋炙的药材，如甘遂、芫花、柴胡、三棱等。

2. 先炒药后加醋

将净选后的药材，置于炒制容器内，炒至表面熔化发亮（树脂类），或炒至表面颜色改变，有腥气溢出（动物粪便类）时，喷洒一定量的米醋，炒至微干，取出，摊开晾干。此法适用于树脂类、动物粪便类药材，如乳香、没药、五灵脂等。

醋炙时，用米醋。除另有规定外，每 100 kg 待炮炙品，用米醋 20 kg，最多不超过 50 kg。

四、注意事项

1. 醋炙前药材应大小分档。
2. 若醋的用量较少，不易与药材拌匀时，可加适量水稀释后，再与药材拌润。
3. 一般用文火炒制，勤加翻动，使之受热均匀，炒至规定程度。
4. 树脂类、动物粪便类药材必须用先炒药后喷醋的方法，且出锅要快，防止熔化粘锅；摊晾时宜勤翻动，以免相互黏结成团块。

 代表药材

甘遂

【来源】本品为大戟科植物甘遂的干燥块根。春季开花前或秋末茎叶枯萎后采挖，撞去外皮，晒干。

【炮制】

1. 生甘遂

取原药材，除去杂质，洗净，干燥。

2. 醋甘遂

取净甘遂，加入定量的米醋拌匀，闷透，置于炒制容器内，用文火炒干，取出，放凉。每 100 kg 净甘遂，用米醋 30 kg。

【成品性状】生甘遂和醋甘遂的性状详见表 7-9。

表 7-9　　生甘遂和醋甘遂的性状

	形状	颜色	质地	气味
生甘遂	椭圆形、长圆柱形或连珠形	表面类白色或黄白色，断面白色	质脆，易折断	气微，味微甘而辣

续表

	形状	颜色	质地	气味
醋甘遂	形如甘遂	表面黄色至棕黄色，有的可见焦斑	—	微有醋香气，味微酸而辣

【炮制作用】

1. 生甘遂

味苦，性寒；有毒。归肺、肾、大肠经。具有泻水逐饮，消肿散结的功能。生甘遂药力峻烈，临床多入丸散剂用，主要用于痈疽疮毒，胸腹积水，二便不通。

2. 醋甘遂

毒性降低，峻泻作用缓和。用于腹水胀满，痰饮积聚，气逆喘咳，风痰癫痫，二便不利。

【质量标准】生甘遂、醋甘遂：水分不得过 12.0%。总灰分不得过 3.0%。醇溶性浸出物不得少于 15.0%。

本品按干燥品计算，含大戟二烯醇（$C_{30}H_{50}O$）不得少于 0.12%。

延胡索

【来源】本品为罂粟科植物延胡索的干燥块茎。夏初茎叶枯萎时采挖，除去须根，洗净，置于沸水中煮或蒸至恰无白心时，取出，晒干。

【炮制】

1. 延胡索

取原药材，除去杂质，大小分开，洗净，干燥，切厚片或用时捣碎。

2. 醋延胡索

（1）醋炙。取净延胡索或延胡索片，加定量的米醋拌匀，闷透，置于炒制容器内，用文火炒干，取出，放凉。

（2）醋煮。取净延胡索，置于煮制容器内，加定量的米醋和适量清水（以齐平药面为宜），用文火加热，煮至透心，醋液被吸尽时，取出，晾至六成干，切厚片，干燥；或晒干后捣碎。每 100 kg 净延胡索，用米醋 20 kg。

3. 酒延胡索

取净延胡索或延胡索片，加定量黄酒拌匀，闷透，置于炒制容器内，用文火炒干，取出，放凉。每 100 kg 净延胡索，用黄酒 15 kg。

【成品性状】延胡索及其炮制品性状详见表 7-10。

表 7-10　　延胡索及其炮制品性状

	形状	颜色	质地	气味
延胡索	不规则圆形厚片，外表皮有不规则细皱纹。切面或断面角质样，具蜡样光泽	外表皮黄色或黄褐色，切面或断面黄色	质硬而脆	气微，味苦

续表

	形状	颜色	质地	气味
醋延胡索	形如延胡索或片	表面和切面黄褐色	质较硬	微具醋香气
酒延胡索	形如延胡索或片	表面深黄色或黄褐色	质较硬	气微，味苦，略具酒气

【炮制作用】

1. 延胡索

味辛、苦，性温。归肝、脾经。具有活血，行气，止痛的功能。生延胡索止痛的有效成分不易煎出，疗效欠佳，故临床多用醋炙品。

2. 醋延胡索

行气止痛的作用增强。广泛应用于身体各部位的多种疼痛证候。

3. 酒延胡索

以活血、祛瘀、止痛为主。用于心血瘀滞所致的胸痛、胸闷、心悸，跌打损伤，瘀血疼痛。

【质量标准】延胡索、醋延胡索：水分不得过 15.0%。总灰分不得过 4.0%。醇溶性浸出物不得少于 13.0%。

本品按干燥品计算，含四氢帕马丁（$C_{21}H_{25}NO_4$）不得少于 0.04%。

【知识拓展】

延胡索镇痛的有效成分为游离生物碱，难溶于水。醋制可使游离生物碱与醋酸结合生成醋酸盐，易溶于水，从而提高煎出率，增强疗效。这与醋制增强其止痛作用的传统认识相吻合。

香附

【来源】本品为莎草科植物莎草的干燥根茎。秋季采挖，燎去毛须，置于沸水中略煮或蒸透后晒干，或燎后直接晒干。

【炮制】

1. 香附

取原药材，除去毛须及杂质，切厚片或碾碎。

2. 醋香附

（1）醋炙。取净香附片（粒），加定量的米醋拌匀，闷透，置于炒制容器内，用文火炒干，取出，放凉。

（2）醋煮蒸。取净香附，加入定量的米醋，再加与米醋等量的水，共煮至液汁吸尽，再蒸 5 小时，闷片刻，取出，切片干燥，筛去碎屑。或取出干燥后，碾成碎粒。每 100 kg 净香附颗粒或片，用米醋 20 kg。

3. 四制香附

取净香附颗粒或片，加定量生姜汁、米醋、黄酒、食盐水拌匀，闷润，辅料被吸尽后，置于锅内,用文火炒干,取出,放凉。每 100 kg 净香附,用生姜 5 kg(取汁),米醋、黄酒各 10 kg,食盐 2 kg(清水溶解)。

4. 酒香附

取净香附片(粒),加定量黄酒拌匀,闷透,置于炒制容器内,用文火炒干,取出,放凉。每 100 kg 净香附颗粒或片,用黄酒 20 kg。

5. 香附炭

取净香附,大小分档,置于炒制容器内,用中火加热,炒至表面焦黑色、内部焦褐色,喷淋少许清水,灭尽火星,取出,放凉,筛去碎屑。

【成品性状】香附及其炮制品性状详见表 7-11。

表 7-11　　　　　　　　　　香附及其炮制品性状

	形状	颜色	质地	气味
香附	不规则厚片或颗粒状,切面内皮层环纹明显	外表皮棕褐色或黑褐色,切面色白或黄棕色	质硬	气香,味微苦
醋香附	形如香附片(粒)	表面黑褐色	—	微有醋香气,味微苦
四制香附	形如香附片(粒)	表面深棕褐色,内部黄褐色	—	具清香气
酒香附	形如香附片(粒)	表面红紫色	—	略具酒气
香附炭	形如香附片(粒)	表面焦黑色,内部焦褐色	质脆易碎	气焦香,味苦、涩

【炮制作用】

1. 香附

味辛、微苦、微甘,性平。归肝、脾、三焦经。具有疏肝解郁,理气宽中,调经止痛的功能。生香附多入解表剂中,长于理气解郁。用于胸膈痞闷,胁肋疼痛。

2. 醋香附

专入肝经,疏肝止痛的作用增强,且能消积化滞。用于伤食腹痛,寒凝气滞之胃脘疼痛等。

3. 四制香附

以行气解郁,调经散结为主。多用于治疗胁痛,痛经,月经不调等。

4. 酒香附

能通经脉,散结滞。多用于寒疝腹痛。

5. 香附炭

味苦涩,性微温。多用于妇女崩漏不止等。

【质量标准】

1. 香附

水分不得过 13.0%。总灰分不得过 4.0%。醇溶性浸出物不得少于 11.5%。本品挥发油不得少于 1.0%(mL/g)。

2. 醋香附

水分、总灰分同药材。醇溶性浸出物不得少于 13.0%。挥发油不得少于 0.8%(mL/g)。

【知识拓展】

香附主要含有挥发油,挥发油中的主要成分为α-香附酮、β-香附酮、芹子烯等。香附经醋制后,总挥发油含量比生香附降低约35%;乙醇提取液中α-香附酮的含量,醋香附溶出量较生品提高近20%,其水溶性浸出物含量亦明显高于生品,说明醋制香附有利于有效成分的煎出而增强疗效。

柴胡

【来源】本品为伞形科植物柴胡或狭叶柴胡的干燥根。按性状不同,分别习称"北柴胡"和"南柴胡"。春、秋二季采挖,除去茎叶和泥沙,干燥。

【炮制】

1. 柴胡

取原药材,除去杂质及残茎,洗净,润透,切厚片,干燥。

2. 醋柴胡

取柴胡片,加入定量的米醋拌匀,闷透,置于炒制容器内,用文火炒干,取出,放凉。每 100 kg 柴胡片,用米醋 20 kg。

3. 鳖血柴胡

(1) 取柴胡片,加入定量洁净的新鲜鳖血和适量冷开水拌匀,闷润至鳖血被吸尽,置于炒制容器内,用文火炒干,取出,放凉。每 100 kg 柴胡片,用鳖血 12.5 kg。

(2) 取柴胡片,加入定量洁净的新鲜鳖血和定量黄酒拌匀,闷润至鳖血和黄酒被吸尽,置于炒制容器内,用文火炒干,取出,放凉。每 100 kg 柴胡片,用鳖血 12.5 kg,黄酒 25 kg。

【成品性状】柴胡及其炮制品性状详见表 7 – 12。

表 7 – 12　　　　　　　　　柴胡及其炮制品性状

	形状	颜色	质地	气味
柴胡	北柴胡呈不规则厚片。南柴胡呈类圆形或不规则片	北柴胡外表皮黑褐色或浅棕色,切面淡黄白色。南柴胡外表皮红棕色或黑褐色,切面黄白色	北柴胡质硬,南柴胡质稍软	北柴胡气微香,味微苦。南柴胡具败油气
醋柴胡	形如柴胡片	北柴胡表面淡棕黄色	—	微有醋香气,北柴胡味微苦
鳖血柴胡	形如柴胡片	色泽加深	—	具血腥气

【炮制作用】

1. 柴胡

味辛、苦,性微寒。归肝、胆、肺经。具有疏散退热,疏肝解郁,升举阳气的功能。生柴胡升散的作用强,多用于解表退热。

2. 醋柴胡

升散之性缓和,疏肝止痛的作用增强。多用于肝郁气滞的胁肋胀痛、腹痛及月经不调等。

3. 鳖血柴胡

能填阴滋血,抑制升浮之性,增强清肝退热的作用。多用于热入血室,骨蒸劳热。

【质量标准】

1. 北柴胡

水分不得过10.0%。总灰分不得过8.0%。酸不溶性灰分不得过3.0%。醇溶性浸出物不得少于11.0%。

本品按干燥品计算,含柴胡皂苷a($C_{42}H_{68}O_{13}$)和柴胡皂苷d($C_{42}H_{68}O_{13}$)的总量不得少于0.30%。

2. 醋北柴胡

水分、总灰分、酸不溶性灰分、柴胡皂苷a($C_{42}H_{68}O_{13}$)和柴胡皂苷d($C_{42}H_{68}O_{13}$)的总量同北柴胡。醇溶性浸出物不得少于12.0%。

【知识拓展】

柴胡主要含有挥发油、柴胡皂苷、多糖等。化学成分及药理实验表明,柴胡生品中的挥发油含量高,解表退热的作用强;醋制后挥发油含量下降,但柴胡皂苷含量高,疏肝止痛的作用增强。所以临床上,解表退热多用生柴胡,疏肝止痛多用醋柴胡。柴胡历来以根入药,现代研究证实,根与茎叶的主要成分和药理作用不同,质量有差异。实验表明,柴胡根中含皂苷而茎叶中不含皂苷,茎叶的挥发油含量高于根,根与茎叶中的挥发油组成成分也不完全一致。

三棱

【来源】本品为黑三棱科植物黑三棱的干燥块茎。冬季至次年春采挖,洗净,削去外皮,晒干。

【炮制】

1. 三棱

取原药材,除去杂质,浸泡,润透,切薄片,干燥。

2. 醋三棱

取净三棱片,加定量的米醋拌匀,闷透,置于炒制容器内,用文火炒干,炒至色变深,取出,放凉。每100 kg净三棱片,用米醋15 kg。

【成品性状】三棱和醋三棱的性状详见表7-13。

表7-13　　三棱和醋三棱的性状

	形状	颜色	质地	气味
三棱	类圆形的薄片。切面粗糙,有多数明显的细筋脉点	外表皮灰棕色,切面灰白色或黄白色	质坚实	气微,味淡,嚼之微有麻辣感

	形状	颜色	质地	气味
醋三棱	形如三棱片	切面黄色至黄棕色，偶见焦黄斑	质坚实	微有醋香气

【炮制作用】

1. 三棱

味辛、苦，性平。归肝、脾经。具有破血行气，消积止痛的功能。生三棱为血中气药，破血行气之力较强。用于血滞经闭，产后瘀滞腹痛，症瘕积聚，食积痰滞，脘腹胀痛等。

2. 醋三棱

主入血分，破瘀散结，止痛的作用增强。用于瘀滞经闭腹痛，症瘕积聚，心腹疼痛，胁下胀痛等。

【质量标准】

1. 三棱

水分不得过 15.0%。总灰分不得过 6.0%。醇溶性浸出物不得少于 7.5%。

2. 醋三棱

水分不得过 13.0%。总灰分不得过 5.0%。醇溶性浸出物同药材。

乳香

【来源】本品为橄榄科植物乳香树及同属植物树皮渗出的树脂。分为索马里乳香和埃塞俄比亚乳香，每种乳香又分为乳香珠和原乳香。

【炮制】

1. 乳香

取原药材，除去杂质，将大块者砸碎。

2. 醋乳香

取净乳香，大小分档，置于炒制容器内，用文火炒至冒烟，表面微熔时，喷淋定量的米醋，边喷边炒至表面呈油亮光泽时，迅速取出，摊开，放凉。每 100 kg 净乳香，用米醋 5 kg。

【成品性状】乳香和醋乳香的性状详见表 7-14。

表 7-14　　　　　　　乳香和醋乳香的性状

	形状	颜色	质地	气味
乳香	长卵形滴乳状、类圆形颗粒或粘合成大小不等的不规则块状物	表面黄白色，半透明，被有黄白色粉末，久存则颜色加深	质脆，遇热软化	具特异香气，味微苦
醋乳香	形如乳香	表面深黄色，显油亮光泽	质坚脆	微具醋气

【炮制作用】

1. 乳香

味辛、苦，性温。归心、肝、脾经。具有活血止痛，消肿生肌的功能。生乳香气味辛烈，对胃的刺激性较强，易引起呕吐，但活血消肿止痛力强。多用于瘀血肿痛或外用。

2. 醋乳香

刺激性缓和，矫臭矫味，利于服用，便于粉碎；活血止痛，收敛生肌的作用增强。用于心腹疼痛，痈疽肿痛等。

【质量标准】乳香：杂质乳香珠不得过2.0%，原乳香不得过10%。挥发油索马里乳香不得少于6.0%（mL/g），埃塞俄比亚乳香不得少于2.0%（mL/g）。

实训十二　醋炙操作

一、实训目的

1. 掌握醋炙的技术要领、操作工艺和质量要求。
2. 熟悉醋炙的目的和意义。
3. 了解醋的性质和作用。

二、实训器具

米醋、量筒、烧杯、盆、炒药锅、铲子、刷子、手套、盛药器具、电子秤、药筛、烘箱。

三、实训药材

香附、乳香（药材品种，可根据实际情况调整）。

四、实训操作

1. 醋香附

取净香附片，用定量米醋拌匀，闷润至透，置于炒锅内，用文火加热，炒干，取出，筛去碎屑摊开，放凉。

2. 醋乳香

取净乳香，置于炒锅内，用文火炒至冒烟，表面微熔，分次喷淋米醋，再炒至表面光亮，取出，摊开，放凉。

醋炙实训任务表见表7-15。

表7-15　　　　　　　　　　醋炙实训任务表

药材	辅料名称	辅料用量	药材领用量	成品量	备注
香附					
乳香					

签名：　　　　　　　　　　　　　　　　　　　　　　　　　　　年　月　日

五、综合评定

醋炙实训综合评定表见表 7-16。

表 7-16　　　　　　　　　　醋炙实训综合评定表

班级：　　　　　　　　　姓名：　　　　　　　　　学号：

考核内容	技能项目	技能要求	分值	实得分
准备	工作服、精神状态	工作服穿戴整齐 衣帽清洁 双手清洁 指甲合格 有良好的精神状态	5	
	药材净制、分档	能采用正确方法净制处理药材 分档合理	10	
	用具准备	取用适合的用具 摆放整齐、有序	5	
	辅料准备、取量	辅料取用量适当	5	
操作	醋炙	能用醋炙法正确地对药材进行炮制，并规范操作 火候控制适当 动作熟练 去除碎屑	45	
	安全操作	安全使用	10	
结果	成品质量	成品合格率	15	
	清场	废弃物处理	5	
	总分		100	

评定教师：　　　　　　　　　　　　　　　　　　　　年　　月　　日

任务三　盐炙技术

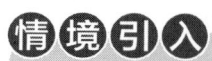

盐既是生活中常见的调味品，又是常用的药材炮制辅料。炮制时多用食盐水。炮制后可以入肾，软坚散结。

一、盐炙的含义

将净制或切制后的药材，加入一定量的食盐水拌炒的技术，称为盐炙。

食盐水，系食盐加适量水溶化、过滤而得到的澄清溶液。食盐味咸、性寒，具有清热凉血、软坚散结、润燥的作用。盐炙多用于补肾固精、疗疝、利尿和泻相火的药材。

二、盐炙的目的

1. 引药下行，增强疗效

盐咸寒入肾，主沉降，可以增强中药入肾治下之功。杜仲、巴戟天等补肾药，盐炙后能增强其补肝肾的作用；小茴香、橘核等药物盐炙后能增强疗疝止痛的作用；益智仁等药材盐炙后能增强缩小便和固精的作用。

2. 增强滋阴降火的作用

黄柏、知母等药材盐炙后可起协同作用，增强滋阴降火的作用。

3. 缓和辛燥之性

补骨脂、益智仁等药材辛温而燥，容易伤阴，盐炙后可缓和其辛燥之性，并能增强其补肾固精的作用。

三、盐炙的操作工艺

1. 先拌盐水后炒

取净选或切制后的药材，加盐水拌匀，闷透，置于炒制容器内，以文火加热，炒至规定的程度时，取出，放凉。此法适用于大多数盐炙的药材，如黄柏、泽泻等。

2. 先炒药后加盐水

先将净选或切制后的药材置于炒制容器内，用文火炒至规定程度，均匀喷淋适量食盐水，炒干，取出，放凉。此法适用于含黏液质较多的药材，如知母、车前子等。

盐炙时，所用食盐应先加适量水溶解，然后滤过，备用。除另有规定外，每 100 kg 待炮制品，用食盐 2 kg。

四、注意事项

1. 加水溶解食盐时，一定要控制水量。水的用量应视药材的吸水情况而定，一般以食盐的 4~5 倍量为宜。若加水过多，则食盐水不能被药材吸尽，或者过湿则不易炒干；水量过少，又不易与药材拌匀。

2. 含黏液质多的药材如车前子、知母，不宜先用食盐水拌匀。这类药材遇水容易发黏，使食盐水不易渗入，炒时又容易粘锅，所以需先将药材炒至质地疏松，再喷淋食盐水，以利于食盐水渗入，又不至于粘锅。

3. 盐炙法火力宜小，采用先炒药后加食盐水的操作方法时，更应控制火力。若火力过大，加入食盐水后，水分迅速蒸发，食盐易黏附在锅上，达不到盐炙的目的。

 代表药材

知母

【来源】本品为百合科植物知母的干燥根茎。春、秋二季采挖，除去须根和泥沙，晒干,习称"毛知母";或除去外皮,晒干。

【炮制】

1. 知母

取原药材,除去杂质,洗净,润透,切厚片,干燥,去毛屑。

2. 盐知母

取净知母片,置于炒制容器内,文火加热,炒至变色,喷淋适量食盐水,炒干,取出,放凉。每 100 kg 净知母片,用食盐 2 kg。

【成品性状】知母和盐知母的性状详见表 7-17。

表 7-17　　　　　　　　　　　知母和盐知母的性状

	形状	颜色	质地	气味
知母	不规则类圆形的厚片,可见少量残存的黄棕色叶基纤维和凹陷或突起的点状根痕	外表皮黄棕色或棕色,切面黄白色至黄色	质硬,易折断	气微,味微甜、略苦,嚼之带黏性
盐知母	形如知母片	色黄或微带焦斑	—	味微咸

【炮制作用】

1. 知母

味苦、甘,性寒。归肺、胃、肾经。具有清热泻火,滋阴润燥的功能。生知母苦寒滑利,长于清热泻火,生津润燥,尤其是泻肺、胃之火。

2. 盐知母

可引药下行,专于入肾,滋阴降火的作用增强,并善清虚热。常用于肝肾阴亏,虚火上炎,骨蒸潮热,盗汗遗精。

【质量标准】

1. 知母

水分不得过 12.0%。总灰分不得过 9.0%。酸不溶性灰分不得过 2.0%。

本品按干燥品计算,含芒果苷（$C_{19}H_{18}O_{11}$）不得少于 0.50%,含知母皂苷 BⅡ（$C_{45}H_{76}O_{19}$）不得少于 3.0%。

2. 盐知母

水分、总灰分、酸不溶性灰分同药材。

本品按干燥品计算,含芒果苷（$C_{19}H_{18}O_{11}$）不得少于 0.40%,含知母皂苷 BⅡ（$C_{45}H_{76}O_{19}$）不得少于 2.0%。

泽泻

【来源】本品为泽泻科植物东方泽泻或泽泻的干燥块茎。冬季茎叶开始枯萎时采挖,洗净,干燥,除去须根和粗皮。

【炮制】

1. 泽泻

取原药材,除去杂质,大小分开,稍浸,润透,切厚片,干燥。

2. 盐泽泻

取净泽泻片,加适量食盐水拌匀,闷透,置于炒制容器内,用文火炒干,取出,放凉。每 100 kg 净泽泻片,用食盐 2 kg。

3. 麸炒泽泻

先将炒制容器加热,均匀撒入定量麦麸,中火加热,待起烟时投入净泽泻片,不断翻动,炒至药材呈黄色时,取出,筛去麸皮,放凉。每 100 kg 净泽泻片,用麦麸 10 kg。

【成品性状】泽泻及其炮制品性状详见表 7-18。

表 7-18　泽泻及其炮制品性状

	形状	颜色	质地	气味
泽泻	圆形或椭圆形厚片。外表皮可见细小突起的须根痕。切面粉性,有多数细孔	外表皮淡黄色至淡黄棕色,切面黄白色至淡黄色	质坚实	气微,味微苦
盐泽泻	形如泽泻片	表面淡黄棕色或黄褐色,偶见焦斑	—	味微咸
麸炒泽泻	形如泽泻片	表面黄色,偶见焦斑	—	微具焦香气

【炮制作用】

1. 泽泻

味甘、淡,性寒。归肾、膀胱经。具有利水渗湿,泄热,化浊降脂的功能。生泽泻以利水渗湿为主。用于小便不利,水肿,泄泻,淋浊,湿热黄疸等。

2. 盐泽泻

引药下行,增强泻热的作用,利尿而不伤阴。用于小便淋漓,腰部重痛等。

3. 麸炒泽泻

缓和寒性,长于渗湿和脾,降浊以升清。多用于脾虚泄泻,痰湿眩晕。

【质量标准】

1. 泽泻

水分不得过 12.0%。总灰分不得过 5.0%。醇溶性浸出物不得少于 10.0%。

本品按干燥品计算,含 23-乙酰泽泻醇 B($C_{32}H_{50}O_5$)和 23-乙酰泽泻醇 C($C_{32}H_{48}O_6$)的总量不得少于 0.10%。

2. 盐泽泻

水分不得过 13.0%。总灰分不得过 6.0%。醇溶性浸出物不得少于 9.0%。含量测定同药材。

杜仲

【来源】本品为杜仲科植物杜仲的干燥树皮。4~6 月剥取,刮去粗皮,堆置"发汗"

至内皮呈紫褐色，晒干。

【炮制】

1. 杜仲

取原药材，刮去残留粗皮，洗净，切块或丝，干燥。

2. 盐杜仲

取杜仲块或丝，加食盐水拌匀，闷透，置于炒制容器内，用中火加热，炒至断丝、表面焦黑色时，取出，放凉。每 100 kg 杜仲丝或块，用食盐 2 kg。

【成品性状】杜仲和盐杜仲的性状详见表 7-19。

表 7-19 杜仲和盐杜仲的性状

	形状	颜色	质地	气味
杜仲	小方块或丝状。断面有细密、银白色、富弹性的橡胶丝相连	外表面淡棕色或灰褐色，内表面暗紫色	质脆，易折断	气微，味稍苦
盐杜仲	形如杜仲块或丝	外表面黑褐色，内表面褐色	折断时胶丝弹性较差	味微咸

【炮制作用】

1. 杜仲

味甘，性温。归肝、肾经。具有补肝肾，强筋骨，安胎的功能。生杜仲应用很少，一般仅用于浸酒。

2. 盐杜仲

引药入肾，直达下焦，温而不燥，补肝肾，强筋骨，安胎的作用增强。用于肾虚腰痛，筋骨无力，胎动不安，妊娠漏血等。

【质量标准】

1. 杜仲

醇溶性浸出物不得少于 11.0%。本品含松脂醇二葡萄糖苷（$C_{32}H_{42}O_{16}$）不得少于 0.10%。

2. 盐杜仲

水分不得过 13.0%。总灰分不得过 10.0%。醇溶性浸出物不得少于 12.0%。松脂醇二葡萄糖苷（$C_{32}H_{42}O_{16}$）含量同药材。

【知识拓展】

净制方面，去除粗皮的杜仲饮片有效成分煎出率比未去粗皮者高，且外表粗皮占全皮重量的 20% 以上，因此，杜仲应去粗皮后入药。切制方面，杜仲切制规格对总成分的溶出有明显影响，切制成 0.5 cm 的横丝，煎出率高。实验表明，杜仲要达到断丝要求，需武火炒至呈炭状，损耗较大；而中火炒至断丝损耗少，因此杜仲炮制采用中火。

黄柏

【来源】本品为芸香科植物黄皮树的干燥树皮。习称"川黄柏"。剥取树皮后，除去粗皮，晒干。

【炮制】

1. 黄柏

取原药材，除去杂质，喷淋清水，润透，切丝，干燥。

2. 盐黄柏

取净黄柏丝，加食盐水拌匀，闷透，置于炒制容器内，用文火炒干，取出，放凉。每100 kg净黄柏丝，用食盐2 kg。

3. 酒黄柏

取净黄柏丝，加黄酒拌匀，闷透，置于炒制容器内，用文火炒干，取出，放凉。每100 kg净黄柏丝，用黄酒10 kg。

4. 黄柏炭

取净黄柏丝，置于炒制容器内，武火加热，炒至表面焦黑色、内部焦褐色，喷淋清水少许，熄灭火星，取出，及时摊开，晾干。

【成品性状】黄柏及其炮制品性状详见表7-20。

表7-20　黄柏及其炮制品性状

	形状	颜色	质地	气味
黄柏	丝条状。内表面具纵棱纹。切面纤维性，呈裂片状分层	外表皮黄褐色或黄棕色，内表面暗黄色或淡棕色，切面深黄色	质硬	味极苦
盐黄柏	形如黄柏丝	表面深黄色，偶有焦斑	—	味极苦、微咸
酒黄柏	形如黄柏丝	表面深黄色，偶见焦斑	—	略具酒气
黄柏炭	形如黄柏丝	外表面焦黑色，内部深褐色或棕黑色	体轻，质脆，易折断	味苦涩

【炮制作用】

1. 黄柏

味苦，性寒。归肾、膀胱经。具有清热燥湿，泻火除蒸，解毒疗疮的功能。生黄柏苦燥，性寒而沉，长于清热燥湿，解毒疗疮。多用于热毒疮疡，湿疹，湿热泻痢，黄疸，疮疡肿毒等。

2. 盐黄柏

可引药入肾，缓和苦燥之性，增强滋肾阴、泻相火、退虚热的作用。多用于阴虚发热，骨蒸劳热，盗汗，遗精，足膝痿软，咳嗽咯血等。

3. 酒黄柏

能缓和苦寒之性，免伤脾阳，并能借酒之升提，引药上行，清上焦之热。用于热壅上焦诸证及热在血分。

4. 黄柏炭

清湿热之中兼有涩性，长于止血。多用于便血、崩漏下血。

【质量标准】 黄柏、盐黄柏：水分不得过12.0%。总灰分不得过8.0%。

本品按干燥品计算，含小檗碱以盐酸小檗碱（$C_{20}H_{17}NO_4 \cdot HCl$）计，不得少于3.0%；含黄柏碱以盐酸黄柏碱（$C_{20}H_{23}NO_4 \cdot HCl$）计，不得少于0.34%。

【知识拓展】

黄柏中含有生物碱、挥发油、黄酮类化合物等。黄柏经浸泡切丝，小檗碱含量明显减少；而酒炒、盐炒、清炒品的小檗碱含量变化不大。黄柏炭经高温加热，小檗碱几乎损失殆尽，抗菌消炎的作用随之减弱。因此，中医用黄柏炭治疗崩漏等出血证，而不用于治痢疾。

车前子

【来源】 本品为车前科植物车前或平车前的干燥成熟种子。夏、秋二季种子成熟时采收果穗，晒干，搓出种子，除去杂质。

【炮制】

1. 车前子

取原药材，除去杂质。

2. 盐车前子

取净车前子，置于炒制容器内，文火加热，炒至略有爆裂声时，喷淋适量盐水，炒干，取出，放凉。每100 kg净车前子，用食盐2 kg。

【成品性状】 车前子和盐车前子的性状详见表7–21。

表7–21　车前子和盐车前子的性状

	形状	颜色	质地	气味
车前子	椭圆形、不规则长圆形或三角状长圆形，略扁，表面有细皱纹，一面有灰白色凹点状种脐	表面黄棕色至黑褐色	质硬	气微，味淡
盐车前子	形如车前子	表面黑褐色	质脆	气微香，味微咸

【炮制作用】

1. 车前子

味甘，性微寒。归肝、肾、肺、小肠经。具有清热利尿通淋，渗湿止泻，明目，祛痰的功能。生车前子长于利水通淋，清肺化痰，清肝明目。用于水肿，淋证，暑湿泄泻，痰热咳嗽。

2. 盐车前子

能引药下行，泻热利尿而不伤阴，又能益肝明目。用于肾虚脚肿，眼目昏暗，虚劳梦泄。

【质量标准】

1. 车前子

水分不得过12.0%。总灰分不得过6.0%。酸不溶性灰分不得过2.0%。膨胀度不低于4.0。

本品按干燥品计算，含京尼平苷酸（$C_{16}H_{22}O_{10}$）不得少于0.50%，毛蕊花糖苷（$C_{29}H_{36}O_{15}$）不得少于0.40%。

2. 盐车前子

水分不得过10.0%。总灰分不得过9.0%。酸不溶性灰分不得过3.0%。膨胀度不低于3.0。

本品按干燥品计算，含京尼平苷酸（$C_{16}H_{22}O_{10}$）不得少于0.40%，毛蕊花糖苷（$C_{29}H_{36}O_{15}$）不得少于0.30%。

实训十三　盐炙操作

一、实训目的

1. 掌握盐炙的技术要领、操作工艺和质量要求。
2. 熟悉盐炙的目的和意义及盐水的制备。
3. 了解盐的性质和作用。

二、实训器具

盐水、烧杯、盆、炒药锅、铲子、刷子、手套、盛药器具、电子秤、药筛、烘箱。

三、实训药材

杜仲、车前子、知母（药材品种，可根据实际情况调整）。

四、实训操作

1. 盐杜仲

调节火力至中火，将盐水润制好的杜仲投入已预热好的炒锅内加热翻炒，炒至杜仲表面呈焦黑色、丝易断时，取出，筛去碎屑，摊开，放凉。

2. 盐车前子

调节火力至文火，将车前子投入已预热好的炒锅内加热翻炒，炒至车前子的爆裂声由急剧变得稀发时，喷洒盐水，再炒至车前子由团状散开时，取出，放凉。

3. 盐知母

调节火力至文火,将知母投入已预热好的炒锅内加热翻炒,炒至表面色泽加深,略有焦斑,手可以将之任意折叠时,喷洒的盐水,再炒至近干时,取出,放凉。

盐炙实训任务表见表7-22。

表7-22　　　　　　　　　　盐炙实训任务表

药材	辅料名称	辅料用量	药材领用量	成品量	备注
杜仲					
车前子					
知母					

签名：　　　　　　　　　　　　　　　　　　　　　　　　　　年　月　日

五、综合评定

盐炙实训综合评定表见表7-23。

表7-23　　　　　　　　　　盐炙实训综合评定表

班级：　　　　　　　　姓名：　　　　　　　　学号：

考核内容	技能项目	技能要求	分值	实得分
准备	工作服、精神状态	工作服穿戴整齐 衣帽清洁 双手清洁 指甲合格 有良好的精神状态	5	
	药材净制、分档	能采用正确方法净制处理药材 分档合理	10	
	用具准备	取用适合的用具 摆放整齐、有序	5	
	辅料准备、取量	辅料取用量适当	5	
操作	盐炙	能用盐炙法正确地对药材进行炮制,并规范操作 火候控制适当 动作熟练 去除碎屑	45	
	安全操作	安全使用	10	
结果	成品质量	成品合格率	15	
	清场	废弃物处理	5	
总分			100	

评定教师：　　　　　　　　　　　　　　　　　　　　　　　　年　月　日

任务四 蜜炙技术

情境引入

蜂蜜是常见的药食同源的天然食品。《神农本草经》将蜂蜜列为上品,称其"安五脏诸不足,益气补中,止痛解毒,除众痛,和百药"。蜂蜜是蜜蜂采集花粉经酿制而成的,富含营养物质。一定要注意,有毒的花蜜是不能食用和制药的。

一、蜜炙的含义

将净制或切制后的药材,加入一定量炼蜜拌炒的技术,称为蜜炙。

蜂蜜味甘、性平,具有补中益气、润肺止咳、缓和药性、矫味等作用。故蜜炙法多用于止咳平喘、补脾益气类药材。

蜂蜜生用性偏凉,能清热解毒;熟用则性偏温,长于补脾气、润肺燥。蜜炙所用的蜂蜜都要先经加热炼制过。

二、蜜炙的目的

1. 增强润肺止咳的作用

百部、款冬花、紫菀等化痰止咳药,蜜炙后能增强润肺止咳的作用。

2. 增强补脾益气的作用

甘草、黄芪、党参等补气药,蜂蜜能与药材起协同作用,增强其补中益气的作用。

3. 缓和药性

麻黄的发汗作用较猛,蜜炙后能缓和发汗的作用,并可增强其止咳平喘的作用。

4. 矫味和消除副作用

马兜铃味苦,对胃有一定的刺激性,蜜炙后除了能增强润肺止咳的功效,还可矫味,减少呕吐的副作用。

三、蜜炙的操作工艺

1. 先拌蜜后炒药

先将炼蜜加适量沸水稀释后,加入净药材中拌匀,闷透,置于炒制容器内,用文火加热,炒至颜色加深、不粘手时,取出,放凉,凉后及时收贮。此法适用于大多数蜜炙药材,如甘草、黄芪、枇杷叶等。

2. 先炒药后加蜜

先取净药材，置于炒制容器内，用文火炒至颜色加深时，再加入用适量开水稀释的炼蜜，迅速翻动，使蜜与药材拌匀，炒至不粘手时，取出，放凉，凉后及时收贮。此法适用于质地致密、蜜不易被吸收的药材，如百合等。此类药材通过炒制，可以除去部分水分，使药材质地略变酥脆，蜜较易被吸收。

炼蜜的制备：将蜂蜜置于锅内，加热至徐徐沸腾后，改用文火，保持微沸，除去泡沫和上浮蜡质后，滤去死蜂、杂质，然后倾倒入锅内，加热至116～118 ℃，至满锅起鱼眼泡，用手捻之有黏性，两指间尚无长白丝出现时，迅速出锅。炼蜜的含水量控制在10%～13%为宜。

蜜炙时，用炼蜜。除另有规定外，每100 kg待炮炙品，用炼蜜25 kg。

四、注意事项

1. 炼蜜时，火力不宜过大，以免蜂蜜沸腾外溢或焦化。当蜂蜜水微沸时，及时上下搅动。此外，若蜂蜜过于浓稠，可加适量开水稀释。

2. 蜜炙药材所用的炼蜜不宜过多、过老，否则黏性太强，不易与药材拌匀。

3. 炼蜜的用量视药材的性质而定。一般质地疏松、纤维多的药材用蜜量宜大；质地坚实、黏性较强、油分较多的药材用蜜量宜小。

4. 炼蜜用开水稀释时，要严格控制水量（炼蜜量的1/3～1/2），以蜜汁能与药材拌匀而又无剩余的蜂蜜为宜。若加水量过多，则药材过湿，不易炒干，成品容易发霉。

5. 蜜炙时，火力一定要小，以免焦化。炙的时间可稍长，尽量除去水分，避免发霉。

6. 蜜炙药材必须凉后再密闭贮存，以免吸潮发黏或发霉变质；贮存的环境除应通风干燥外，还应置于阴凉处，不宜受日光直射。

 代表药材

甘草

【来源】本品为豆科植物甘草、胀果甘草或光果甘草的干燥根和根茎。春、秋二季采挖，除去须根，晒干。

【炮制】

1. 甘草

取原药材，除去杂质，洗净，润透，切厚片，干燥。

2. 炙甘草

取炼蜜，用适量开水稀释后，加入净甘草片中拌匀，闷透，置于炒制容器内，文火加热，炒至黄色至深黄色、不粘手时，取出，放凉。每100 kg净甘草片，用炼蜜25 kg。

【成品性状】甘草和炙甘草的性状详见表7-24。

表 7-24　甘草和炙甘草的性状

	形状	颜色	质地	气味
甘草	类圆形或椭圆形的厚片,切面略显纤维性,有明显放射状纹理及形成层环	外表皮红棕色或灰棕色,切面中心黄白色	质坚实,具粉性	气微,味甜而特殊
炙甘草	类圆形或椭圆形的切片,微有光泽,切面形成层环明显,射线放射状	外表皮红棕色或灰棕色,切面黄色至深黄色	略有黏性	具焦香气,味甜

【炮制作用】

1. 甘草

味甘,性平。归心、肺、脾、胃经。具有补脾益气,清热解毒,祛痰止咳,缓急止痛,调和诸药的功能。生甘草味甘、性偏凉,长于泻火解毒,化痰止咳。多用于痰热咳嗽,咽喉肿痛,痈肿疮毒,食物中毒和药物中毒。

2. 炙甘草

味甘,性平。归心、肺、脾、胃经。长于补脾和胃,益气复脉。用于脾胃虚弱,倦怠乏力,心动悸,脉结代。

【质量标准】

1. 甘草片

水分不得过 12.0%。总灰分不得过 5.0%。酸不溶性灰分不得过 2.0%。重金属及有害元素:铅不得过 5 mg/kg;镉不得过 1 mg/kg;砷不得过 2 mg/kg;汞不得过 0.2 mg/kg;铜不得过 20 mg/kg。

本品按干燥品计算,含甘草苷（$C_{21}H_{22}O_9$）不得少于 0.45%,甘草酸（$C_{42}H_{62}O_{16}$）不得少于 1.8%。

2. 炙甘草

水分不得过 10.0%。总灰分不得过 5.0%。

本品按干燥品计算,含甘草苷（$C_{21}H_{22}O_9$）不得少于 0.50%,甘草酸（$C_{42}H_{62}O_{16}$）不得少于 1.0%。

【思政引领】

某地药品监督管理局发布了药品抽检不合格信息公告,其中某药业有限公司生产的炙甘草有效成分含量测定不符合标准规定。甘草为常用大宗药材品种,甘草、炙甘草有效成分含量不合格较常出现在不合格信息公告中。在《中国药典》（2020 年版）中,甘草饮片的甘草苷含量不得少于 0.45%,但炙甘草标准为甘草苷含量不得少于 0.50%,高于甘草片标准,所以生产炙甘草务必做好内控,否则将会导致成品报废的情况。再者,中药饮片的质量直接影响着中医临床治疗的效果,保障饮片质量安全,对于维护公众健康、促进中药产业持续健康发展具有重要意义。

黄芪

【来源】本品为豆科植物蒙古黄芪或膜荚黄芪的干燥根。春、秋二季采挖,除去须根和根头，晒干。

【炮制】

1. 黄芪

取原药材，除去杂质，大小分开，洗净，润透，切厚片，干燥。

2. 炙黄芪

取炼蜜，用适量开水稀释后，加入净黄芪片中拌匀，闷透，置于炒制容器内，文火加热，炒至深黄色、不粘手时，取出，放凉。每 100 kg 净黄芪片，用炼蜜 25 kg。

【成品性状】黄芪和炙黄芪的性状详见表 7－25。

表 7－25　　　　　　　　　　　　黄芪和炙黄芪的性状

	形状	颜色	质地	气味
黄芪	类圆形或椭圆形的厚片。切面有放射状纹理及裂隙，有的中心偶有枯朽状，黑褐色或呈空洞	外表皮黄白色至淡棕褐色，切面皮部黄白色，木部淡黄色	质硬而韧	气微，味微甜，嚼之有豆腥味
炙黄芪	形如黄芪片，外表皮略有光泽	外表皮淡棕黄色或淡棕褐色，切面皮部黄白色，木部淡黄色	质硬而韧	具蜜香气，味甜，略带黏性，嚼之微有豆腥味

【炮制作用】

1. 黄芪

味甘，性微温。归肺、脾经。具有补气升阳，固表止汗，利水消肿，生津养血，行滞通痹，托毒排脓，敛疮生肌的功能。生黄芪长于益卫固表，托毒生肌，利尿消肿。常用于表卫不固的自汗或体虚易于感冒，气虚水肿，痈疽不溃或溃久不敛。

2. 炙黄芪

甘温偏润。长于益气补中。多用于脾肺气虚，食少便溏，气短乏力或兼中气下陷之久泻脱肛、子宫下垂，以及气虚不能摄血的便血、崩漏等出血证；也可用于气虚便秘。

【质量标准】

1. 黄芪

水分不得过 10.0%。总灰分不得过 5.0%。重金属及有害元素：铅不得过 5 mg/kg；镉不得过 1 mg/kg；砷不得过 2 mg/kg；汞不得过 0.2 mg/kg；铜不得过 20 mg/kg。水溶性浸出物不得少于 17.0%。

本品按干燥品计算，含黄芪甲苷（$C_{41}H_{68}O_{14}$）不得少于 0.08%，毛蕊异黄酮葡萄糖苷（$C_{22}H_{22}O_{10}$）不得少于 0.02%。

2. 炙黄芪

水分不得过 10.0%。总灰分不得过 4.0%。

本品按干燥品计算，含黄芪甲苷（$C_{41}H_{68}O_{14}$）不得少于 0.06%，毛蕊异黄酮葡萄糖苷（$C_{22}H_{22}O_{10}$）不得少于 0.02%。

枇杷叶

【来源】本品为蔷薇科植物枇杷的干燥叶。全年均可采收,晒至七八成干时,扎成小把,再晒干。

【炮制】

1. 枇杷叶

取原药材,除去绒毛,用水喷润,切丝,干燥。

2. 蜜枇杷叶

取炼蜜,用适量开水稀释后,加入净枇杷叶丝中拌匀,闷透,置于炒制容器内,文火加热,炒至表面老黄色、不粘手时,取出,放凉。每 100 kg 净枇杷叶丝,用炼蜜 20 kg。

【成品性状】枇杷叶和蜜枇杷叶的性状详见表 7-26。

表 7-26 枇杷叶和蜜枇杷叶的性状

	形状	颜色	质地	气味
枇杷叶	丝条状。下表面可见绒毛,主脉突出	表面灰绿色、黄棕色或红棕色,较光滑	革质而脆	气微,味微苦
蜜枇杷叶	形如枇杷叶丝	表面黄棕色或红棕色,略显光泽	略带黏性	具蜜香气,味微甜

【炮制作用】

1. 枇杷叶

味苦,性微寒。归肺、胃经。具有清肺止咳,降逆止呕的功能。生枇杷叶长于清肺止咳,降逆止呕。多用于肺热咳嗽,胃热呕秽或口渴。

2. 蜜枇杷叶

润肺止咳的作用增强。多用于肺燥或肺阴不足,咳嗽痰稠。

【质量标准】枇杷叶、蜜枇杷叶:水分不得过 10.0%。总灰分不得过 7.0%。醇溶性浸出物不得少于 16.0%。

本品按干燥品计算,含齐墩果酸($C_{30}H_{48}O_3$)和熊果酸($C_{30}H_{48}O_3$)的总量不得少于 0.70%。

麻黄

【来源】本品为麻黄科植物草麻黄、中麻黄或木贼麻黄的干燥草质茎。秋季采割绿色的草质茎,晒干。

【炮制】

1. 麻黄

取原药材,除去木质茎、残根及杂质,切段。

2. 蜜麻黄

取炼蜜,用适量开水稀释后,加入麻黄段中拌匀,闷透,置于炒制容器内,文火加热,炒至深黄色、不粘手时,取出,放凉。每 100 kg 净麻黄,用炼蜜 20 kg。

3. 麻黄绒

取净麻黄段，碾成绒状，筛去粉末。

4. 蜜麻黄绒

取炼蜜，用适量开水稀释，加入净麻黄绒内拌匀，闷透，置于炒制容器内，文火加热，炒至深黄色、不粘手时，取出，放凉。每 100 kg 净麻黄绒，用炼蜜 25 kg。

【成品性状】麻黄及其炮制品性状详见表 7－27。

表 7－27　　　　　　　　　麻黄及其炮制品性状

	形状	颜色	质地	气味
麻黄	圆柱形的段，表面粗糙，有细纵脊线，节上有细小鳞叶	表面淡黄绿色至黄绿色，切面中心红黄色	体轻，质脆，易折断	气微香，味涩、微苦
蜜麻黄	形如麻黄段	表面深黄色，微有光泽	略带黏性	具蜜香气，味甜
麻黄绒	松散的绒团状	黄绿色	体轻	气微香，味涩、微苦
蜜麻黄绒	有黏性的绒团	深黄色	略带黏性	具蜜香气，味微甜

【炮制作用】

1. 麻黄

味辛、微苦，性温。归肺、膀胱经。具有发汗散寒，宣肺平喘，利水消肿的功能。生麻黄长于发汗解表，利水消肿。多用于风寒表实证，风水浮肿，风湿痹痛，阴疽，痰核。

2. 蜜麻黄

性温偏润，辛散发汗的作用缓和，宣肺平喘止咳的作用增强。多用于表证已解之气喘咳嗽。

3. 麻黄绒

作用缓和。适于老人、幼儿及气虚风寒感冒者。

4. 蜜麻黄绒

作用更缓和。适于表证已解而喘咳未愈的老人、幼儿及体虚患者。

【质量标准】

1. 麻黄

水分不得过 9.0%。总灰分不得过 9.0%。

本品按干燥品计算，含盐酸麻黄碱（$C_{10}H_{15}NO \cdot HCl$）和盐酸伪麻黄碱（$C_{10}H_{15}NO \cdot HCl$）的总量不得少于 0.80%。

2. 蜜麻黄

水分同药材。总灰分不得过 8.0%。本品按干燥品计算，含盐酸麻黄碱（$C_{10}H_{15}NO \cdot HCl$）和盐酸伪麻黄碱（$C_{10}H_{15}NO \cdot HCl$）的总量同药材。

【知识拓展】

麻黄主要含有麻黄碱、伪麻黄碱、挥发油等成分。麻黄草质茎中的生物碱含量最高，木质茎最低，前者含量为后者的35倍以上，所以传统炮制要求除去木质茎。麻黄茎中所含的多种麻黄型生物碱主要在节间，以髓部含量最高。

麻黄根与麻黄茎作用相反，麻黄根具有止汗和降压的作用，麻黄茎具有发汗和升压的作用，原因在于两者所含的生物碱类型不同，导致其功效各异，所以麻黄根与麻黄茎应分别入药。

生麻黄发汗的作用最强，主要物质基础是挥发油；蜜炙麻黄平喘的作用最强，主要物质基础是生物碱和挥发油。炮制对发汗作用的影响主要在于挥发油的变化，对平喘作用的影响主要在于生物碱和挥发油的变化。

麻黄绒不管采用何种制法，均会不同程度地损失部分有效成分，故其作用较为缓和。

实训十四 蜜炙操作

一、实训目的

1. 掌握蜜炙法的技术要领、操作工艺和质量要求。
2. 熟悉蜜炙的目的和意义。
3. 了解蜂蜜的性质和作用。

二、实训器具

蜂蜜、烧杯、盆、炒药锅、铲子、刷子、手套、盛药器具、电子秤、药筛、烘箱。

三、实训药材

黄芪、款冬花、百合（药材品种，可根据实际情况调整）。

四、实训操作

1. 黄芪

将已拌润蜂蜜的黄芪投入已预热好的炒锅内加热翻炒，炒至表面颜色加深，呈金黄色、不粘手时，取出，摊开，放凉。

2. 百合

取百合，称重，投入已预热的炒锅内翻炒至颜色加深，且有浅色泡点出现时，洒入定量的炼蜜水，翻炒至均匀，再继续炒至干燥，取出，摊开，放凉。

3. 款冬花

将已拌润蜂蜜的款冬花投入已预热好的炒锅内加热翻炒，炒至表面色泽加深、略有焦斑、不粘手时，取出，摊开，放凉。

蜜炙实训任务表见表7-28。

表7-28　　　　　　　　　　　蜜炙实训任务表

药材	辅料名称	辅料用量	药材领用量	成品量	备注
黄芪					
百合					
款冬花					

签名：　　　　　　　　　　　　　　　　　　　　　　　　　　　　年　月　日

五、综合评定

蜜炙实训综合评定表见表7-29。

表7-29　　　　　　　　　　　蜜炙实训综合评定表

班级：　　　　　　　　姓名：　　　　　　　　学号：

考核内容	技能项目	技能要求	分值	实得分
准备	工作服、精神状态	工作服穿戴整齐 衣帽清洁 双手清洁 指甲合格 有良好的精神状态	5	
	药材净制、分档	能采用正确方法净制处理药材 分档合理	10	
	用具准备	取用适合的用具 摆放整齐、有序	5	
	辅料准备、取量	辅料取用量适当	5	
操作	蜜炙	能用蜜炙法正确地对药材进行炮制，并规范操作 火候控制适当 动作熟练 去除碎屑	45	
	安全操作	安全使用	10	
结果	成品质量	成品合格率	15	
	清场	废弃物处理	5	
总分			100	

评定教师：　　　　　　　　　　　　　　　　　　　　　　　　　　年　月　日

任务五　姜炙技术

情境引入

生姜既是生活中常见的调味食材，也是常用的炮制材料。只是，炮制时经常取其姜汁使用。姜汁是将生姜压榨或捣碎取汁，或干姜加水煎煮而得。生姜在生活中有什么作用呢？这些作用在炮制药材时是否会改变呢？

一、姜炙的含义

将净制或切制后的药材，加入定量的姜汁拌炒的技术，称为姜炙。

生姜味辛，性微温。归肺、脾、胃经。具有解表散寒、温中止呕、化痰止咳、解鱼蟹毒的功效。姜炙多用于祛痰止咳、降逆止呕类药材。

二、姜炙的目的

1. 缓和寒性，增强和胃止呕的作用

黄连姜炙可缓和其苦寒之性，免伤脾阳，并增强止呕的作用。竹茹姜炙可增强其降逆止呕的作用。

2. 降低副作用，增强疗效

厚朴姜炙可以缓和其对咽喉的刺激性，并增强其温中化湿的作用。

三、姜炙的操作工艺

取待炮炙品，加入一定量的姜汁拌匀，放置闷润，待姜汁被吸尽后，置于温度适宜的炒制容器内，用文火炒至规定的程度时，取出，放凉。或者将待炮炙品与一定量的姜汁拌匀，待姜汁被吸尽后，进行干燥。

姜汁的制备方法包括以下两种。

1. 榨汁

先将生姜洗净，捣烂，加水适量，压榨取汁，姜渣再加水适量重复压榨一次，合并汁液，即为"姜汁"。

2. 煮汁

先将生姜洗净，切片，加适量水煎煮，过滤，残渣再加水煎煮，过滤，合并两次滤液，适当浓缩，备用。

除另有规定外，每 100 kg 待炮炙品，用生姜 10 kg。若用干姜，则用量为生姜用量的 1/3。

四、注意事项

1. 制备姜汁时,水的用量不宜过多,一般以最后所得姜汁与生姜的比例为1:1为宜。
2. 药材与姜汁拌匀后,需要充分闷润,待姜汁完全被吸尽后,再用文火炒干,否则达不到姜炙的目的。

 代表药材

厚朴

【来源】本品为木兰科植物厚朴或凹叶厚朴的干燥干皮、根皮及枝皮。4~6月剥取,根皮和枝皮直接阴干;干皮置于沸水中微煮后,堆置阴湿处,"发汗"至内表面变紫褐色或棕褐色时,蒸软,取出,卷成筒状,干燥。

【炮制】

1. 厚朴

取原药材,刮去粗皮,洗净,润透,切丝,干燥。

2. 姜厚朴

(1) 姜炙。取净厚朴丝,加适量姜汁拌匀,闷润,待姜汁被吸尽后,置于炒制容器内,用文火炒干,取出,放凉。

(2) 姜汁煮。取定量生姜切片,加水煎汤;另取刮去粗皮的厚朴,捆成捆,置于姜汤中,用文火加热,待姜汁被药材吸尽后,取出,切丝,干燥。每100 kg净厚朴,用生姜10 kg。

【成品性状】厚朴和姜厚朴的性状详见表7-30。

表7-30　厚朴和姜厚朴的性状

	形状	颜色	质地	气味
厚朴	弯曲的丝条状或单、双卷筒状。外表面有时可见椭圆形皮孔或纵皱纹。内表面较平滑,具细密纵纹,划之显油痕。切面颗粒性,有油性,有的可见小亮星	外表面灰褐色,内表面紫棕色或深紫褐色	质坚硬	气香,味辛辣、微苦
姜厚朴	形如厚朴丝	表面灰褐色,偶见焦斑	质硬	略有姜辣气

【炮制作用】

1. 厚朴

味苦、辛,性温。归脾、胃、肺、大肠经。具有燥湿消痰,下气除满的功能。生厚朴辛味峻烈,对咽喉有刺激性,一般不内服。

2. 姜厚朴

姜炙可消除对咽喉的刺激性,增强宽中和胃的作用。多用于湿阻气滞,脘腹胀满或呕吐泻痢,积滞便秘,痰饮喘咳,梅核气。

【质量标准】

1. 厚朴

水分不得过 10.0%。总灰分不得过 5.0%。酸不溶性灰分不得过 3.0%。

本品按干燥品计算，含厚朴酚（$C_{18}H_{18}O_2$）与和厚朴酚（$C_{18}H_{18}O_2$）的总量不得少于 2.0%。

2. 姜厚朴

水分、总灰分、酸不溶性灰分同药材。

本品按干燥品计算，含厚朴酚（$C_{18}H_{18}O_2$）与和厚朴酚（$C_{18}H_{18}O_2$）的总量不得少于 1.6%。

【知识拓展】

同株厚朴的树皮，经产地煮、"发汗"和蒸制加工后，其有效成分厚朴酚与和厚朴酚的含量比未经产地加工者稍高。厚朴粗皮中基本不含厚朴酚与和厚朴酚，说明净制中要求去除粗皮是合理的。

竹茹

【来源】本品为禾本科植物青秆竹、大头典竹或淡竹的茎秆的干燥中间层。全年均可采制，取新鲜茎，除去外皮，将稍带绿色的中间层刮成丝条，或削成薄片，捆扎成束，阴干。前者丝条的称"散竹茹"，后者片状的称"齐竹茹"。

【炮制】

1. 竹茹

取原药材，除去杂质，切段或揉成小团。

2. 姜竹茹

取净竹茹段或团，加适量姜汁拌匀，闷润，待姜汁被吸尽后，置于炒制容器内，文火加热，如烙饼一样将两面烙至微黄色时，取出，放凉。每 100 kg 净竹茹，用生姜 10 kg。

【成品性状】竹茹和姜竹茹的性状详见表 7-31。

表 7-31　　　　　　　　　　竹茹和姜竹茹的性状

	形状	颜色	质地	气味
竹茹	卷曲成团的不规则丝条状或呈长条形薄片状。宽窄厚薄不等	浅绿色、黄绿色或黄白色	纤维性，体轻松，质柔韧，有弹性	气微，味淡
姜竹茹	形如竹茹	表面黄色，略见焦斑	—	微有姜香气

【炮制作用】

1. 竹茹

味甘，性微寒。归肺、胃、心、胆经。具有清热化痰，除烦，止呕的功能。生竹茹长于清热化痰，除烦。多用于痰热咳嗽或痰火内扰，心烦不安。

2. 姜竹茹

降逆止呕的作用增强。多用于呕秽，呃逆。

【质量标准】竹茹、姜竹茹：水分不得过 7.0%。水溶性浸出物不得少于 4.0%。

实训十五　姜炙操作

一、实训目的

1. 掌握姜炙的技术要领、操作工艺和质量要求。
2. 熟悉姜炙的目的和意义及姜汁的制备。
3. 了解生姜的性质和作用。

二、实训器具

姜汁、烧杯、盆、炒药锅、铲子、刷子、手套、盛药器具、电子秤、药筛、烘箱。

三、实训药材

厚朴、竹茹（药材品种，可根据实际情况调整）。

四、实训操作

1. 姜厚朴

取净厚朴丝，加适量姜汁拌匀，闷润，姜汁被吸尽后，置于炒制容器内，用文火翻炒干，炒至表面色泽加深、略有焦斑时，取出，放凉。

2. 姜竹茹

取净竹茹段或团，加适量姜汁拌匀，闷润，姜汁被吸尽后，置于锅内，用文火翻炒干，炒至表面色泽加深、略有焦斑时，取出，放凉。

姜炙实训任务表见表 7-32。

表 7-32　　　　　　　　　　姜炙实训任务表

药材	辅料名称	辅料用量	药材领用量	成品量	备注
厚朴					
竹茹					

签名：　　　　　　　　　　　　　　　　　　　　　　　　　年　月　日

五、综合评定

姜炙实训综合评定表见表 7-33。

表 7-33　　　　　　　　　　姜炙实训综合评定表

班级：　　　　　　　　　　　姓名：　　　　　　　　　　　学号：

考核内容	技能项目	技能要求	分值	实得分
准备	工作服、精神状态	工作服穿戴整齐 衣帽清洁 双手清洁 指甲合格 有良好的精神状态	5	
	药材净制、分档	能采用正确方法净制处理药材 分档合理	10	
	用具准备	取用适合的用具 摆放整齐、有序	5	
	辅料准备、取量	辅料取用量适当	5	
操作	姜炙	能用姜炙法正确地对药材进行炮制，并规范操作 火候控制适当 动作熟练 去除碎屑	45	
	安全操作	安全使用	10	
结果	成品质量	成品合格率	15	
	清场	废弃物处理	5	
总分			100	

评定教师：　　　　　　　　　　　　　　　　　　　　　　　　年　　月　　日

任务六　油炙技术

情境引入

炮制常用的油是麻油。麻油是芝麻的种子冷压或热压制成的油脂。麻油自身有清热解毒的作用，常用于炮制坚硬或有毒的药材。另外，还会用到羊脂油等，如羊脂油炙淫羊藿，增强其温补之性。

一、油炙的含义

将净制或切制后的药材，与定量的食用油脂共同加热处理的技术，称为油炙。

油炙所用的辅料包括植物油和动物脂（习称"动物油"）两类。常用的有麻油（芝麻油）、羊脂油。

羊脂油味甘，性温，具有补虚助阳、润燥、祛风、解毒的功能。常用羊脂油制的药材有淫羊藿等。

麻油味甘，性微寒，具有清热、润燥、生肌的功能。常用于炮制坚硬或有毒的药材，使之质地变得酥脆，降低毒性。常用麻油炮制的药材有三七、马钱子等。

二、油炙的目的

1. 增强疗效，降低毒性

淫羊藿等一些补肾助阳的药材，油炙后能增强其温肾助阳的作用。生马钱子有大毒，油炸后能降低其毒性。

2. 利于粉碎，便于制剂和服用

三七、蛤蚧等质地坚硬的药材，经油炸或涂酥后，能使其质地变得酥脆，易于粉碎，便于使用。

三、油炙的操作工艺

1. 油炒

先将羊脂油置于锅内，加热熔化后去渣，然后加入待炮炙品拌匀，用文火炒至油脂被吸尽，药材表面呈油亮光泽时取出，摊开，放凉。

2. 油炸

取植物油，倒入锅内加热，至沸腾时，放入药材，用文火炸至一定程度，取出，沥油，粉碎。

3. 油脂涂酥烘烤

将需酥炙的药材（多为骨质类药材），放无烟炉火上烤热，用油脂涂布其表面，加热烘烤；待油脂渗入药材内部后，再涂再烤，反复操作，直至药材质地酥脆，晾凉或粉碎。

四、注意事项

1. 油炸时，因温度较高，操作时要控制好温度和时间，以防药材炸焦，致使药效降低或药效丧失。

2. 油炸、涂酥炙时，均应控制好火力和温度，以免药材炒焦或烤焦。

3. 用油脂涂酥药材时，需反复操作，直至质地变得酥脆为度。

 代表药材

淫羊藿

【来源】本品为小檗科植物淫羊藿、箭叶淫羊藿、柔毛淫羊藿或朝鲜淫羊藿的干燥叶。夏、秋季茎叶茂盛时采收，晒干或阴干。

【炮制】

1. 淫羊藿

取原药材，除去杂质，摘取叶片，喷淋清水，稍润，切丝，干燥。

2. 炙淫羊藿

取羊脂油加热熔化后去渣，加入淫羊藿丝，用文火炒至均匀、有光泽，取出，放凉。每 100 kg 淫羊藿，用羊脂油（炼油）20 kg。

【成品性状】淫羊藿和炙淫羊藿的性状详见表 7-34。

表 7-34　　　　　　　　　淫羊藿和炙淫羊藿的性状

	形状	颜色	质地	气味
淫羊藿	丝片状。下表面网脉明显，中脉及细脉凸出，边缘具黄色刺毛状细锯齿	上表面绿色、黄绿色或浅黄色，下表面灰绿色	近革质	气微，味微苦
炙淫羊藿	形如淫羊藿丝	表面浅黄色，显油亮光泽	—	微有羊脂油气

【炮制作用】

1. 淫羊藿

味辛、甘，性温。归肝、肾经。具有补肾阳，强筋骨，祛风湿的功能。生淫羊藿长于祛风湿，强筋骨。用于风湿痹痛，肢体麻木，筋骨痿软，慢性支气管炎等。

2. 炙淫羊藿

温肾助阳的作用增强。多用于阳痿，不孕。

【质量标准】

1. 淫羊藿

水分不得过 12.0%。总灰分不得过 8.0%。

本品按干燥品计算，叶片含总黄酮以淫羊藿苷（$C_{33}H_{40}O_{15}$）计，不得少于 5.0%；叶片含朝藿定 A（$C_{39}H_{50}O_{20}$）、朝藿定 B（$C_{38}H_{48}O_{19}$）、朝藿定 C（$C_{39}H_{50}O_{19}$）和淫羊藿苷（$C_{33}H_{40}O_{15}$）的总量，朝鲜淫羊藿不得少于 0.50%，淫羊藿、柔毛淫羊藿、箭叶淫羊藿均不得少于 1.5%。

2. 炙淫羊藿

水分不得过 8.0%。总灰分同药材。

本品按干燥品计算，含宝藿苷 I（$C_{27}H_{30}O_{10}$）不得少于 0.03%；含朝藿定 A（$C_{39}H_{50}O_{20}$）、朝藿定 B（$C_{38}H_{48}O_{19}$）、朝藿定 C（$C_{39}H_{50}O_{19}$）和淫羊藿苷（$C_{33}H_{40}O_{15}$）的总量，朝鲜淫羊藿不得少于 0.40%，淫羊藿、柔毛淫羊藿、箭叶淫羊藿均不得少于 1.2%。

【知识链接】

淫羊藿含黄酮类成分，如淫羊藿苷、生物碱、木脂素等。经羊脂油炙后，淫羊藿苷、宝藿苷 I 含量增加，而朝藿定 A、朝藿定 B、朝藿定 C 含量降低。淫羊藿苷具有雄性激素样作用，含量增加，促性功能的作用增强。

蛤蚧

【来源】本品为壁虎科动物蛤蚧的干燥体。全年均可捕捉，除去内脏，拭净，用竹片撑开，使全体扁平顺直，低温干燥。

【炮制】

1. 蛤蚧

取原药材，除去鳞片及头足，切成小块。

2. 油酥蛤蚧

取蛤蚧，涂以麻油，用无烟火烤至色稍黄、质脆，除去鳞片及头足，切成小块。

3. 酒蛤蚧

取净蛤蚧块，用黄酒浸润后，烘干。每100 kg 净蛤蚧块，用黄酒20 kg。

【成品性状】蛤蚧及其炮制品性状详见表7-35。

表7-35　　　　　蛤蚧及其炮制品性状

	形状	颜色	质地	气味
蛤蚧	不规则的片状小块，表面有棕黄色的斑点及鳞甲脱落的痕迹，脊椎骨和肋骨突起	表面灰黑色或银灰色，切面黄白色或灰黄色	—	气腥，味微咸
酥蛤蚧	形如蛤蚧块	色稍黄	质较脆	微具香酥气
酒蛤蚧	形如蛤蚧块	色如蛤蚧块	—	微有酒香气，味微咸

【炮制作用】

1. 蛤蚧

味咸，性平。归肺、肾经。具有补肺益肾，纳气定喘，助阳益精的功能。生蛤蚧长于补肺益精，纳气定喘。常用于肺虚咳嗽或肾虚作喘。

2. 油酥蛤蚧

与生蛤蚧功效相同，酥后易粉碎，腥气减少。

3. 酒蛤蚧

补肾壮阳的作用增强。有酒香气，便于服用。用于肾阳不足，精血亏虚的阳痿。

【质量标准】蛤蚧、酒蛤蚧：醇溶性浸出物不得少于8.0%。

三七

【来源】本品为五加科植物三七的干燥根和根茎。秋季花开前采挖，洗净，分开主根、支根及根茎，干燥。支根习称"筋条"，根茎习称"剪口"。

【炮制】

1. 三七

取原药材，除去杂质，用时捣碎。

2. 三七粉

取三七，洗净，干燥，碾成细粉。

3. 熟三七

取净三七，打碎，大小分档，用食用油炸至表面棕黄色，取出，沥油，放凉，碾成细粉。或取净三七，洗净，蒸透，取出，及时切片，干燥。

【成品性状】三七及其炮制品性状详见表7-36。

表7-36　　　　　　　　　三七及其炮制品性状

	形状	颜色	质地	气味
三七	类圆锥形或圆柱形，表面有断续的纵皱纹及支根痕，顶端有茎痕，周围有瘤状突起。木部微呈放射状排列	表面灰褐色或灰黄色，断面灰绿色、黄绿色或灰白色	体重，质坚实	气微，味苦回甜
三七粉	粉末状	灰黄色	—	气微，味苦回甜
熟三七	细粉末状	棕黄色	—	略具油气，味微苦

【炮制作用】

1. 三七

味甘、微苦，性温。归肝、胃经。具有散瘀止血，消肿定痛的功能。生三七长于止血化瘀，消肿定痛，具有止血不留瘀，化瘀而不会导致出血的特点。常用于各种出血证、跌打损伤及瘀滞肿痛。

2. 三七粉

功效与三七相同，多内服或外敷，用于创伤出血。

3. 熟三七

止血化瘀的作用较弱，长于滋补。可用于身体虚弱，气血不足。

【质量标准】三七：水分不得过14.0%。总灰分不得过6.0%。酸不溶性灰分不得过3.0%。醇溶性浸出物不得少于16.0%。

本品按干燥品计算，含人参皂苷Rg_1（$C_{42}H_{72}O_{14}$）、人参皂苷Rb_1（$C_{54}H_{92}O_{23}$）及三七皂苷R_1（$C_{47}H_{80}O_{18}$）的总量不得少于5.0%。

常见炙制药材见表7-37。

表7-37　　　　　　　　　常见炙制药材

药材	操作要点	成品性状	炮制作用
丹参	除去杂质和残茎，洗净，润透，切厚片，干燥。酒炙：每100 kg丹参片，用黄酒10 kg	呈类圆形或椭圆形的厚片。外表皮棕红色或暗棕红色，粗糙，具纵皱纹。切面有裂隙或略平整而致密，有的呈角质样，皮部棕红色，木部灰黄色或紫褐色，有黄白色放射状纹理。气微，味微苦、涩。酒炙后表面红褐色，略具酒香气	丹参味苦，性微寒。归心、肝经。生品长于祛瘀活血，清心除烦，凉血消痈。酒丹参可缓和寒凉之性，增强活血祛瘀、调经的作用
蕲蛇	蕲蛇肉：去头，用黄酒润透后，除去鳞、骨，干燥。酒炙：每100 kg蕲蛇，用黄酒20 kg	呈条状或块状，长2~5 cm，可见深黄色的肉条及黑褐色的皮。肉条质地较硬，皮块质地较脆。有酒香气，味微咸。酒炙后表面棕褐色或黑色，略有酒气。气腥，味微咸	蕲蛇味甘、咸，性温；有毒。归肝经。具有祛风，通络，止痉的功能。酒炙后增强祛风除湿、通络止痛的作用，并减少腥气

续表

药材	操作要点	成品性状	炮制作用
续断	续断片：洗净，润透，切厚片，干燥 酒炙：每 100 kg 续断片，用黄酒 10 kg 盐炙：每 100 kg 续断片，用食盐 2 kg	呈类圆形或椭圆形的厚片。外表皮灰褐色至黄褐色，有纵皱。切面皮部墨绿色或棕褐色，木部灰黄色或黄褐色，可见放射状排列的导管束纹，形成层部位多有深色环。气微，味苦、微甜而涩 酒炙后表面浅黑色或灰褐色，略有酒香气 盐炙后表面黑褐色，味微咸	续断味苦、辛，性微温。归肝、肾经。具有补肝肾，强筋骨，续折伤，止崩漏的功能。酒炙后增强通血脉，强筋骨的作用。盐炙后能引药下行，补肝肾，强腰膝的作用增强
川牛膝	除去杂质及芦头，洗净，润透，切薄片，干燥 酒炙：每 100 kg 川牛膝片，用黄酒 10 kg	呈圆形或椭圆形薄片。外表皮黄棕色或灰褐色。切面浅黄色至棕黄色。可见多数排列成数轮同心环的黄色点状维管束。气微，味甜 酒炙后表面棕黑色，微有酒香气，味甜	川牛膝味甘、微苦，性平。归肝、肾经。具有逐瘀通经，通利关节，利尿通淋的功能。酒川牛膝活血通络，散寒止痛的作用增强
芫花	除去杂质 醋炙：每 100 kg 芫花，用醋 30 kg	单朵呈棒槌状，多弯曲，花被筒表面淡紫色或灰绿色，密被短柔毛。质软，气微，味甘、微辛 醋炙后表面微黄色，微有醋香气	芫花味苦、辛，性温；有毒。归肺、脾、肾经。具有泻水逐饮，解毒杀虫的功能。较少内服，多外用。醋炙后可降低毒性，缓和泻下的作用和腹痛症状
商陆	除去杂质，洗净，润透，切厚片或块，干燥 醋炙：每 100 kg 商陆，用醋 30 kg	为横切或纵切的不规则块片，厚薄不等。外皮灰黄色或灰棕色。横切片弯曲不平，边缘皱缩；切面浅黄棕色或黄白色，木部隆起，形成数个突起的同心环纹。纵切片弯曲或卷曲，木部呈平行条状突起。质硬，气微，味稍甜，久嚼麻舌 醋炙后表面黄棕色，微有醋香气，味稍甜，久嚼麻舌	商陆味苦，性寒；有毒。归肺、脾、肾、大肠经。具有逐水消肿，通利二便，解毒散结的功能。醋炙后可降低毒性，缓和峻泻的作用，以逐水消肿为主
没药	醋炙：先炒药后淋醋，每 100 kg 没药，用醋 5 kg	呈不规则小块状或类圆形颗粒状，表面棕色或黑褐色，有光泽，具特异香气，略有醋香气，味苦而微辛	没药味辛、苦，性平。归心、肝、脾经。具有活血止痛，消肿生肌的功能。生品气味浓烈，对胃有刺激性，多外用。醋炙后可矫正不良气味，缓和对胃的刺激性，便于服用、粉碎。活血止痛，收敛生肌的作用增强
橘核	除去杂质，洗净，干燥，用时捣碎 盐炙：每 100 kg 橘核，用食盐 2 kg	略呈卵形。表面淡黄白色或淡灰白色，光滑，一侧有种脊棱线，一端钝圆，另端渐尖呈小柄状。外种皮薄而韧，内种皮菲薄，淡棕色，子叶 2，黄绿色，有油性。气微，味苦 盐炙后子叶淡棕色或黄绿色，少淡绿色，气微，味微咸、苦	橘核味苦，性平。归肝、肾经。具有理气，散结，止痛的功能。盐炙后引药下行，增强疗疝止痛的作用
小茴香	除去杂质 盐炙：每 100 kg 小茴香，用食盐 2 kg	双悬果，呈圆柱形，有的稍弯曲，表面黄绿色或淡黄色，两端略尖，顶端残留有黄棕色突起的柱基。分果呈长椭圆形，背面有纵棱 5 条，接合面平坦而较宽。有特异香气，味微甜、辛 盐炙后表面微鼓起，色泽加深，偶有焦斑，味微咸	小茴香味辛，性温。归肝、肾、脾、胃经。具有散寒止痛，理气和胃的功能。生品辛散作用较强，长于理气、温胃止痛。盐炙后缓和了辛散作用，长于温肾祛寒，疗疝止痛

续表

药材	操作要点	成品性状	炮制作用
巴戟天	巴戟肉：蒸制，趁热除去木心，切段，干燥 盐炙：盐蒸法蒸透，趁热除去木心，切段，干燥 制巴戟天：取甘草，捣碎，加水煎汤，去渣，加入净巴戟天拌匀，煮制，趁热除去木心，切段，干燥。每100 kg 巴戟天，用甘草6 kg	巴戟肉呈扁圆柱形短段或不规则块。表面灰黄色或暗灰色，具纵纹和横裂纹。切面皮部厚，紫色或淡紫色，中空。气微，味甘而微涩 盐巴戟天形如巴戟肉。气微，味甘、咸而微涩 制巴戟天形如巴戟肉。气微，味甘而微涩	巴戟天味甘、辛，性微温。归肾、肝经。具有补肾阳，强筋骨，祛风湿的功能。盐炙后增强了补肾阳的作用。甘草制后增强了补益的作用，长于补肾助阳
款冬花	除去杂质及残梗 蜜炙：每100 kg 净款冬花，用炼蜜25 kg	呈长圆棒状，外面被有多数鱼鳞状苞片。苞片外表面紫红色或淡红色，内表面密被白色絮状茸毛。体轻，气香，味微苦而辛 蜜炙后表面棕黄色或棕褐色，稍带黏性。具蜜香气，味微甜	款冬花味辛、微苦，性温。归肺经。具有润肺下气，止咳化痰的功能。蜜炙后药性温润，增强了润肺止咳的作用
紫菀	除去杂质，洗净，稍润，切厚片或段，干燥 蜜炙：每100 kg 紫菀，用炼蜜25 kg	呈不规则的厚片或段。根外表皮紫红色或灰红色，有纵皱纹。切面淡棕色，中心具棕黄色的木心。气微香，味甜、微苦 蜜炙后表面棕褐色或紫棕色。有蜜香气，味甜	紫菀味辛、苦，性温。归肺经。具有润肺下气，消痰止咳的功能。蜜炙后增强了润肺祛痰的作用
桑白皮	洗净，稍润，切丝，干燥 蜜炙：每100 kg 桑白皮，用炼蜜25 kg	呈丝条状，外表面白色或淡黄白色，有的残留橙黄色或棕黄色鳞片状粗皮；内表面黄白色或灰黄色，有细纵纹。体轻，质韧，纤维性强。气微，味微甘 蜜炙后表面深黄色或棕黄色，略具光泽，滋润，纤维性强，易纵向撕裂。气微，味甜	桑白皮味甘，性寒。归肺经。具有泻肺平喘，利水消肿的功能。蜜炙后缓和寒泻之性，能润肺止咳
白前	除去杂质，洗净，润透，切段，干燥 蜜炙：每100 kg 净白前，用炼蜜12.5 kg	柳叶白前根茎呈细圆柱形的段。表面黄白色或黄棕色，节明显。质脆，断面中空。有时节处簇生纤细的根或根痕，气微，味微甜。芫花叶白前根茎呈细圆柱形的段，表面灰绿色或灰黄色。质较硬 蜜炙后表面深黄色至黄棕色，节明显。断面中空。有时节处簇生纤细的根或根痕。略有黏性，味甜	白前味辛、苦，性微温。归肺经。具有降气，消痰，止咳的功能。生品对胃有较强的刺激性，长于解表理肺，降气化痰。蜜炙后缓和对胃的刺激性，增强了润肺止咳，化痰，降气的作用
草果	草果仁：取草果，清炒，去壳，取仁，用时捣碎 姜炙：每100 kg 净草果仁，用生姜10 kg	呈圆锥状多面体，表面棕色至红棕色，有的可见外被残留灰白色膜质的假种皮。种脊为一条纵沟，尖端有凹状的种脐。胚乳灰白色至黄白色。有特异香气，味辛、微苦 姜炙后表面棕褐色，偶见焦斑。有特异香气，味辛、微苦	草果仁味辛，性温。归脾、胃经。具有燥湿温中，除痰截疟的功能。姜炙后可缓和其燥烈之性，长于温胃止呕

目标检测

一、单项选择题

1. 炙制与加辅料炒的主要区别不包括（　　）。
   A. 所用辅料不同，辅料所起作用不同
   B. 操作方法不同
   C. 火力不同，翻炒时间不同
   D. 所用的炒制容器不一样
2. 可引药上行的炙法是（　　）。
   A. 醋炙　　　　　　　　B. 蜜炙
   C. 姜炙　　　　　　　　D. 酒炙
3. 酒炙药材时，使用的酒一般是（　　）。
   A. 白酒　　　　　　　　B. 黄酒
   C. 红酒　　　　　　　　D. 葡萄酒
4. 欲发挥黄柏清上焦湿热的作用，宜选用的炮制品是（　　）。
   A. 生黄柏　　　　　　　B. 酒黄柏
   C. 盐黄柏　　　　　　　D. 黄柏炭
5. 酒炙多用于炮制（　　）。
   A. 活血散瘀、祛风通络及动物类药材
   B. 疏肝解郁、散瘀止痛、攻下逐水类药材
   C. 补肾固精、疗疝、利尿和泻相火类药材
   D. 祛痰止咳、降逆止呕类药材
6. 治热结便秘、潮热谵语的大承气汤，应选用（　　）。
   A. 酒大黄　　　　　　　B. 熟大黄
   C. 生大黄　　　　　　　D. 大黄炭
7. 酒白芍的色泽是（　　）。
   A. 微黄色　　　　　　　B. 黄棕色
   C. 深黄色　　　　　　　D. 焦黄色
8. 酒炙辅料的用量，一般每 100 kg 药材，用黄酒（　　）。
   A. 5～10 kg　　　　　　B. 10～20 kg
   C. 20～30 kg　　　　　D. 30～40 kg

9. 不属于酒炙法炮制的药材是（　　）。

A. 当归 B. 乌梢蛇

C. 川芎 D. 知母

10. 炙法中不宜采用先炒药后加辅料操作的是（　　）。

A. 树脂类药材 B. 含黏液质较多的药材

C. 动物粪便类药材 D. 含挥发油较多的药材

11. 醋柴胡的炮制作用是（　　）。

A. 增强疏肝止痛的作用

B. 抑制升浮之性，增强清肝退热截疟的作用

C. 增强止痛的作用

D. 缓和升散之性，增强疏肝止痛的作用

12. 醋炙商陆的目的是（　　）。

A. 增强疏肝理气的作用 B. 增强活血止痛的作用

C. 便于调剂和制剂 D. 降低毒性，缓和峻泻的作用

13. 不属于醋炙法炮制的药材是（　　）。

A. 延胡索 B. 柴胡

C. 丹参 D. 乳香

14. 以下药材中，先炒药后喷醋的是（　　）。

A. 商陆 B. 三棱

C. 乳香 D. 甘遂

15. 采用先炒药后加盐水拌炒方法的药材是（　　）。

A. 车前子 B. 杜仲

C. 泽泻 D. 黄柏

16. 盐炙知母的炮制作用是（　　）。

A. 引药下行，增强滋阴降火的作用

B. 升提药力，增强清热解毒的作用

C. 缓和药性，降低对脾胃的刺激性

D. 引药入血分，降低寒泻之性

17. 炙法中多用文火，下列药材炙制时应用中火的是（　　）。

A. 知母 B. 杜仲

C. 甘草 D. 柴胡

18. 盐炙药材时，每 100 kg 药材，用食盐（　　）。

A. 2 kg B. 5 kg

C. 10 kg D. 15 kg

19. 盐炙药材时，加水溶化食盐时，一般加水量应为食盐的（　　）。

A. 2～3 倍　　　　　　　　B. 4～5 倍
C. 6～7 倍　　　　　　　　D. 8～9 倍

20. 采用先炒药后加蜜炮制方法的药材是（　　）。
    A. 百部　　　　　　　　B. 麻黄
    C. 百合　　　　　　　　D. 甘草

21. 欲增强黄芪补中益气的作用，应采用的炮制方法是（　　）。
    A. 蜜炙法　　　　　　　B. 盐炙法
    C. 醋炙法　　　　　　　D. 炒焦法

22. 蜜炙药材时，每 100 kg 药材，用炼蜜（　　）。
    A. 10 kg　　　　　　　　B. 15 kg
    C. 20 kg　　　　　　　　D. 25 kg

23. 百部的炮制方法是（　　）。
    A. 酒炙　　　　　　　　B. 醋炙
    C. 盐炙　　　　　　　　D. 蜜炙

24. 下列选项中，除（　　）外，其余皆为蜜炙的目的。
    A. 增强补脾益肝的作用　　B. 缓和药性
    C. 增强润肺止咳的作用　　D. 增强补脾益气的作用

25. 关于蜜炙药材的叙述，不正确的是（　　）。
    A. 蜂蜜要炼制　　　　　　B. 稀释时用开水
    C. 炒制时用中火　　　　　D. 炒至色泽加深，不粘手

26. 蜜炙甘草表面的颜色是（　　）。
    A. 浅黄色　　　　　　　B. 深黄色
    C. 焦黄色　　　　　　　D. 焦褐色

27. 姜炙药材时，每 100 kg 药材，用生姜（　　）。
    A. 5 kg　　　　　　　　B. 10 kg
    C. 15 kg　　　　　　　D. 20 kg

28. 竹茹常用的炮制方法是（　　）。
    A. 酒炙　　　　　　　　B. 醋炙
    C. 姜炙　　　　　　　　D. 蜜炙

29. 姜炙厚朴的炮制目的是（　　）。
    A. 缓和药性　　　　　　B. 抑制寒性
    C. 矫臭矫味　　　　　　D. 消除刺激性，增强宽中和胃的功效

30. 淫羊藿用羊脂油炙的目的是（　　）。
    A. 增强止咳平喘的作用　　B. 增强温肾助阳的作用
    C. 增强祛风湿的作用　　　D. 减少副作用

31. 炮制淫羊藿用的辅料是（　　）。
A. 大豆油　　　　　　　B. 花生油
C. 麻油　　　　　　　　D. 羊脂油
32. 蛤蚧宜采用的炮制方法为（　　）。
A. 醋炙　　　　　　　　B. 盐炙
C. 蜜炙　　　　　　　　D. 油炙

二、多项选择题

1. 炙法中，先炒药后加辅料方法适用的药材类型是（　　）。
A. 树脂类药材　　　　　B. 根茎类药材
C. 矿石类药材　　　　　D. 动物粪便类药材
E. 含黏液质较多的药材

2. 盐炙的炮制目的有（　　）。
A. 引药入肾，增强补肝肾的作用
B. 引药下行，增强疗疝止痛的作用
C. 缓和辛燥，增强补肾固精的作用
D. 升提药性，增强活血化瘀的作用
E. 引药下行，增强滋阴降火的作用

3. 蜜炙的注意事项有（　　）。
A. 炼蜜可用开水稀释
B. 火力要小，以免焦化
C. 须凉后密闭贮存
D. 所用炼蜜不宜过老
E. 蜜炙品不宜受日光直接照射

4. 姜炙多用于炮制（　　）。
A. 活血祛瘀药　　　　　B. 祛痰止咳药
C. 芳香化湿药　　　　　D. 温中行气药
E. 降逆止呕药

5. 油炙的操作工艺有（　　）。
A. 油炒法　　　　　　　B. 油煎法
C. 油炸法　　　　　　　D. 油煮法
E. 油脂涂酥烘烤

6. 下列药材中，既用酒炙又用盐炙炮制的有（　　）。
A. 牛膝　　　　　　　　B. 黄柏
C. 黄连　　　　　　　　D. 续断
E. 川芎

三、简答题

1. 什么是炙制?
2. 写出炙制技术的操作工艺流程。
3. 写出炙制技术的工艺控制要点。
4. 简述酒炙的目的。

模块八　药材煅制技术

 学习目标

知识目标

1. 各类煅制技术的工艺流程图、煅制注意事项及炮制作用。
2. 各类代表药材的炮制工艺和质量要求。
3. 白矾、牡蛎、自然铜、炉甘石、血余炭的现代炮制研究。

技能目标

1. 会使用传统和现代煅制工具及机器煅制饮片。
2. 能依据饮片质量要求，正确判断所炮制品的质量。

任务一　明煅技术

煅制技术常用于矿物类、贝壳类、化石类等药材，是中药炮制常用的方法之一。诸多药材需要经过煅制后，消除其毒副作用或改变原有性状，以便更适合临床应用。

一、明煅技术的含义

明煅技术是指将净制或切制后的药材直接放于无烟炉火上或装入适宜容器内，不隔绝空气进行煅烧至所需程度的技术。分为直接煅（直火煅）和间接煅（锅煅）。

二、明煅的目的

1. 使药材质地酥脆，便于制剂和调剂，如花蕊石。
2. 除去结晶水，如白矾、硼砂等。
3. 使药材有效成分易于煎出，如钟乳石、花蕊石等。

4. 改变或缓和药材性能，如石膏、石决明等。

三、明煅的操作工艺

1. 操作工艺

明煅的操作工艺如图8-1所示。

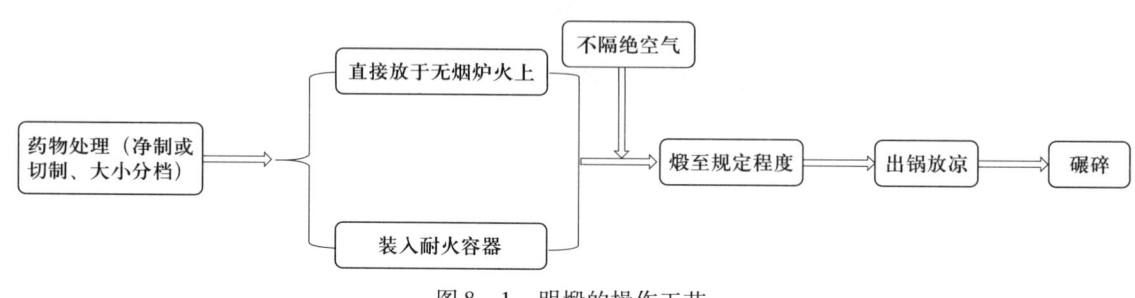

图8-1　明煅的操作工艺

2. 具体操作

（1）敞锅煅：将药材直接放入煅锅中，用武火加热。此法适用于含结晶水的易熔矿物类药材，如白矾等。

（2）炉膛煅：将药材直接放于炉火上煅至红透，取出放凉。煅后易碎或煅时爆裂的药材需装入耐火容器或适宜容器内煅透，取出放凉。本法适用于质地坚硬的矿物药。

（3）平炉煅：将药材置于炉膛内，武火加热，并用鼓风机吹风，促使温度迅速均匀升高。在煅制过程中，可根据要求适当翻动，使药材受热均匀，煅至药材发红或红透（通过观察孔可见炉膛发红或红亮）时停止加热，取出放凉或进一步加工。此法煅制效率较高，适用于大量生产。其适用范围与炉膛煅相同。

（4）反射炉煅：将燃料投入炉内点燃，并用鼓风机吹旺，然后将燃料口密闭。从投料口投入药材，再将投料口密闭，鼓风燃至指定时间，适当翻动，使药材受热均匀，煅红后停止鼓风，继续保温煅烧，稍后取出放凉或进一步加工。此法煅制效率较高，适用于大量生产。其适用范围与炉膛煅相同。

3. 明煅设备

传统煅制多使用阳城罐、陶瓷等器具。饮片厂使用煅药锅（见图8-2）等设备，多采用通电加热。煅制药材时，将药材放入煅药锅内，盖上锅盖。设定温度仪，启动煅药机。达到要求后，关闭电加热器，再关闭电源，待温度降至一定程度后，用器具取出药材。

四、注意事项

1. 需煅制的药材应大小分档，分别煅制，以免

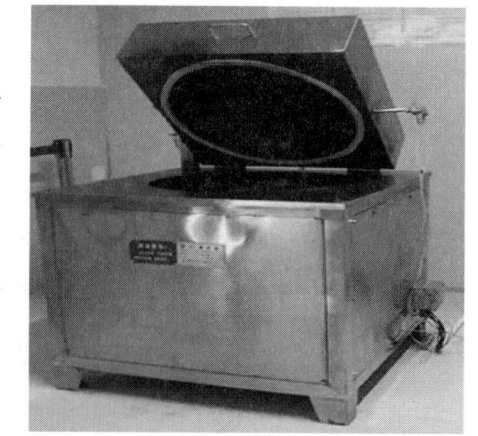

图8-2　煅药锅

生熟不匀。

2. 煅制过程中宜一次煅透，中途不得停火，以免出现夹生现象。

3. 煅制温度、时间应适度，根据药材性质而定。如主含云母类、石棉类、石英类等矿物药，煅制时温度应高，时间应长。主含硫化物类和硫酸盐类药材，煅制时温度不一定过高，时间需稍长，以使结晶水挥发彻底和达到理化性质应有的变化。

4. 有些药材在煅制时易产生爆溅，可在容器上加盖（不密闭），以防爆溅伤人。

5. 煅锅炉（敞锅、炉膛、平炉、反射炉）、煅药容器等设备温度较高，注意防止烫伤。

6. 注意水电安全、消防安全。

 代表药材

白矾

【来源】本品为硫酸盐类矿物明矾石族明矾石经加工提炼制成。主含含水硫酸铝钾 $[KAl(SO_4)_2 \cdot 12H_2O]$。煅后称"枯矾"。

【炮制】

1. 白矾

取原药材，除去杂质，用时捣碎或研细。

2. 枯矾

取净白矾，敲成小块，置于煅锅内，用武火加热至熔化，继续煅至白矾膨胀松泡，呈白色蜂窝状或海绵状固体，且完全干燥，则停火，放凉后取出，研成细粉。

【成品性状】白矾和枯矾的性状详见表8-1。

表8-1　　　　　　　　　　　白矾和枯矾的性状

	形状	颜色	质地	气味
白矾	不规则的块状或粒状	无色或淡黄白色，透明或半透明，有玻璃样光泽	质硬而脆	气微，味酸、微甘而极涩
枯矾	不规则的块状、颗粒或粉末	白色或淡黄白色，不透明，无玻璃样光泽	体轻，质疏松而脆，手捻易碎，有颗粒感	气微，味微甘而极涩

【炮制作用】

1. 白矾

味酸、涩，性寒。归肺、脾、肝、大肠经。外用解毒杀虫，燥湿止痒；内服止血止泻，祛除风痰。外治常用于湿疹，疥癣，脱肛，痔疮，聘耳流脓；内服常用于久泻不止，便血，崩漏，癫痫发狂。

2. 枯矾

白矾经明煅后，酸寒之性降低，涌吐的作用减弱，增强了收湿敛疮、止血化腐的功能。用于湿疹湿疮，脱肛，痔疮，聘耳流脓，阴痒带下，鼻衄齿衄，鼻息肉。

【质量标准】白矾：本品含含水硫酸铝钾 $[KAl(SO_4)_2 \cdot 12H_2O]$ 不得少于99.0%。

【知识拓展】

白矾经煅制后不仅失去了结晶水，晶形结构也发生了变化。用 X 射线分析法得知生白矾为立方晶形，枯矾为六方晶形。白矾是强酸弱碱的盐类，呈微酸性，与铁锅加热时反应生成红色的三氧化二铁，所以紧贴锅底的白矾呈红褐色。因此，在煅制白矾时，应使用耐火材料的容器煅制为好。

石膏

【来源】本品为硫酸盐类矿物石膏族石膏，主含含水硫酸钙（$CaSO_4 \cdot 2H_2O$），采挖后，除去杂石及泥沙。

【炮制】

1. 石膏

取石膏打碎，除去杂石，粉碎成粗粉。

2. 煅石膏

取净石膏块，置于无烟炉火上或耐火容器内，用武火加热，煅至质地酥松，取出，放凉后碾碎。

【成品性状】石膏和煅石膏的性状详见表 8-2。

表 8-2　　　　　石膏和煅石膏的性状

	形状	颜色	质地	气味
石膏	纤维状的集合体，呈长块状、板块状或不规则块状	白色、灰白色或淡黄色，纵断面具绢丝样光泽	体重，质软	气微，味淡
煅石膏	白色的粉末或酥松块状物	表面透出微红色的光泽，不透明	体较轻，质软，易碎，捏之成粉	气微，味淡

【炮制作用】

1. 石膏

味甘、辛，性大寒。归肺、胃经。具有清热泻火，除烦止渴的功能。常用于外感热病，高热烦渴，肺热喘咳，胃火亢盛，头痛，牙痛。

2. 煅石膏

明煅后味甘、辛、涩，性寒。归肺、胃经。寒性降低，具有收湿，生肌，敛疮，止血的作用。外治溃疡不敛，湿疹瘙痒，水火烫伤，外伤出血。

【质量标准】

1. 石膏

本品含含水硫酸钙（$CaSO_4 \cdot 2H_2O$）不得少于 95.0%。

2. 煅石膏

本品含硫酸钙（$CaSO_4$）不得少于 92.0%。

【知识拓展】

目前已对生、煅石膏的生肌作用进行过药理研究。实验结果表明，煅石膏能促进大鼠伤口成纤维细胞和毛细血管的形成，加快肉芽组织增生，从而促进皮肤创口的愈合。这说明石膏煅制后药效发生改变，具有生肌作用。

牡蛎

【来源】本品为牡蛎科动物长牡蛎、大连湾牡蛎或近江牡蛎的贝壳。全年均可捕捞，去肉，洗净，晒干。

【炮制】

1. 牡蛎

取牡蛎，洗净，干燥，碾碎。

2. 煅牡蛎

取净煅牡蛎，置于耐火容器内或无烟炉火上，用武火加热，煅至质地酥脆时取出，放凉，碾碎。

【成品性状】牡蛎和煅牡蛎的性状详见表8-3。

表8-3　　　　　　　　　　牡蛎和煅牡蛎的性状

	形状	颜色	质地	气味
牡蛎	不规则的碎块（断面层状）	白色	质硬	气微，味微咸
煅牡蛎	不规则的碎块（断面层状）或粗粉	灰白色	质酥脆	气微，味微咸

【炮制作用】

1. 牡蛎

味咸，性微寒。归肝、胆、肾经。具有重镇安神，潜阳补阴，软坚散结的功能。常用于惊悸失眠，眩晕耳鸣，瘰疬痰核，癥瘕痞块。

2. 煅牡蛎

经明煅后，易于煎出有效成分，增强收敛固涩，制酸止痛的作用。常用于自汗盗汗，遗精滑精，崩漏带下，胃痛吞酸。

【质量标准】牡蛎、煅牡蛎：酸不溶性灰分不得过2.0%。重金属及有害元素：铅不得过5 mg/kg；镉不得过0.3 mg/kg；砷不得过2 mg/kg；汞不得过0.2 mg/kg；铜不得过20 mg/kg。本品含碳酸钙（$CaCO_3$）不得少于94.0%。

【知识拓展】

在牡蛎的传统炮制方法中，其火候不易掌握，常受热不均，导致上下药材煅不均匀；工艺烦琐，需特殊设备及工具，而且易受煤烟污染，影响疗效及外观。近年来，改用电热自动恒温干烤箱煅制法，收到满意效果。具体方法：将牡蛎刷去泥沙杂质后，捣碎，按大小分档，置于烤箱内铁盘中铺平，至 10~15 cm 厚，放入烤箱最底层。将电接点温度计调至 300 ℃，保持恒温 3~4 小时，待凉后取出。煅好的牡蛎呈灰白色或灰褐色，质酥脆，碾碎后过 40 目筛即可。烤箱煅制，温度易掌握，受热均匀，不致煅得太过或不及；不受煤烟污染，干净卫生，操作方便，无需特殊设备工具，并可减少劳作量。

石决明

【来源】本品为鲍科动物杂色鲍、皱纹盘鲍、羊鲍、澳洲鲍、耳鲍或白鲍的贝壳。夏、秋二季捕捞，去肉，洗净，干燥。

【炮制】

1. 石决明

取石决明，去杂质，洗净，干燥，碾碎。

2. 煅石决明

取净石决明置于耐火容器内或置于无烟炉火上，用武火加热，煅至质地酥脆，易碎时，取出放凉，碾碎。

【成品性状】石决明和煅石决明的性状详见表 8-4。

表 8-4　　石决明和煅石决明的性状

	形状	颜色	质地	气味
石决明	不规则的碎块	灰白色，有珍珠样彩色光泽	质坚硬	气微，味微咸
煅石决明	不规则的碎块（断面呈层状）或粗粉	灰白色，无光泽	质酥脆	气微，味微咸

【炮制作用】

1. 石决明

味咸，性寒。归肝经。具有平肝潜阳，清肝明目的功效。用于头痛眩晕，目赤翳障，视物昏花，青盲雀目。

2. 煅石决明

煅后咸寒之性降低，平肝潜阳的功效缓和，增强了固涩收敛、明目的作用。而且煅后质地疏松，便于粉碎，有利于外用涂敷撒布，并利于煎出有效成分。

【质量标准】

1. 石决明

本品含碳酸钙（$CaCO_3$）不得少于 93.0%。

2. 煅石决明

本品含碳酸钙（$CaCO_3$）不得少于 95.0%。

炉甘石

【来源】本品为碳酸盐类矿物方解石族菱锌矿，主含碳酸锌（$ZnCO_3$）。采挖后，洗净，晒干，除去杂石。

【炮制】

1. 炉甘石

除去杂质，打碎。

2. 煅炉甘石

取净炉甘石，置于耐火容器内，用武火加热，煅至红透，取出，立即倒入水中浸淬，搅拌，倾取上层水中的混悬液，残渣继续煅淬 3~4 次，至不能混悬为度，合并混悬液，静置。待澄清后倾去上层水，干燥。

3. 制炉甘石

（1）黄连汤制炉甘石。取黄连加水煎汤 2~3 次，过滤去渣，合并药汁浓缩，加入煅炉甘石细粉中拌匀，吸尽后，干燥。每 100 kg 煅炉甘石细粉，用黄连 12.5 kg。

（2）三黄汤制炉甘石。取黄连、黄柏、黄芩加水煮汤 2~3 次，至苦味淡薄，过滤去渣，加入煅炉甘石细粉中拌匀，吸尽后，干燥。每 100 kg 煅炉甘石，用黄连、黄柏、黄芩各 12.5 kg。

【成品性状】炉甘石和煅炉甘石的性状详见表 8-5。

表 8-5　　　　　　　　　　　炉甘石和煅炉甘石的性状

	形状	颜色	质地	气味
炉甘石	块状集合体，呈不规则的块状，表面粉性，凹凸不平，多孔，似蜂窝状	灰白色或淡红色，无光泽	体轻，易碎	气微，味微涩
煅炉甘石	粉末状	白色、淡黄色或粉红色	体轻，质松软而细腻光滑	气微，味微涩

【炮制作用】

1. 炉甘石

味甘，性平。归肝、脾经。具有解毒明目退翳，收湿止痒敛疮的功效。一般不生用，也不作内服，多煅制后作外敷剂使用。

2. 煅炉甘石

煅后再进行水飞，质地纯洁、细腻，消除了对黏膜、创面的刺激性，适用于眼科及皮肤科。用于目赤肿痛，睑弦赤烂，翳膜遮睛，胬肉攀睛，溃疡不敛，脓水淋漓，湿疮瘙痒。

3. 制炉甘石

采用黄连汤或三黄汤明煅、水飞后，可增强清热明目、敛疮收湿的作用。

【质量标准】

1. 炉甘石

本品按干燥品计算，含氧化锌（ZnO）不得少于 40.0%。

2. 煅炉甘石

本品按干燥品计算，含氧化锌（ZnO）不得少于 56.0%。

【知识拓展】

炉甘石含非碳酸盐类矿物及毒性成分铅等，火煅、水飞后，这类成分含量降低。生炉甘石溶出物中的铅含量大于3%，而煅制、水飞后铅含量只占0.4%。炉甘石的主要成分为碳酸锌（$ZnCO_3$），煅后分解生成氧化锌（ZnO），氧化锌内服不吸收，外敷于黏膜疮疡面，有收敛、吸湿、消炎等作用。在眼内吸收，还可参与维生素A还原酶的构成，因而可治疗暗适应能力下降等症。炉甘石用黄连汤等药汁制可增加新的成分，并可形成络合物，促进锌的吸收。

任务二　煅淬技术

一、煅淬技术的含义

煅淬技术是指药材在高温、有氧的条件下煅烧至红透后，立即投入规定的液体辅料中骤然冷却的操作。所用的液体辅料称为淬液。常用的淬液有醋、酒、药汁等。

二、煅淬的目的

1. 使药材质地酥脆，易于粉碎，利于有效成分煎出，如赭石、磁石等。
2. 改变药材的理化性质，减少副作用，增强疗效，如自然铜等。
3. 清除药材中的杂质，洁净药材。

三、煅淬的操作工艺

1. 操作工艺

煅淬的操作工艺如图8-3所示。

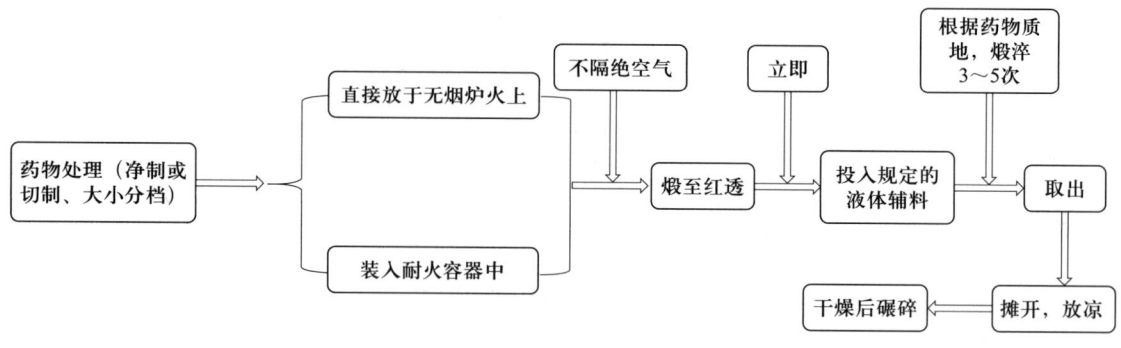

图8-3　煅淬的操作工艺

2. 具体操作

按照明煅法，将药材煅烧至红透后，立即投入规定的液体辅料中冷却。

3. 煅淬设备

传统煅淬，多将药材放于阳城罐、陶瓷等器具内，直接置于火上煅烧后，立即投入液体辅料中冷却。饮片厂使用马弗炉（见图 8-4）等设备，多采用通电加热。煅制药材时，将药材放入坩埚内，再平放于炉膛内，关好炉门。开始设定工作温度及升温曲线，通过显示屏观察炉内药材的煅烧程度，待药材煅制红透后，用钳夹将坩埚夹出，立即将药材投入规定液体中，根据药材质地，可反复煅淬 3~5 次，使用完毕，将开关按钮拨至"关"的位置，切断电源开关。

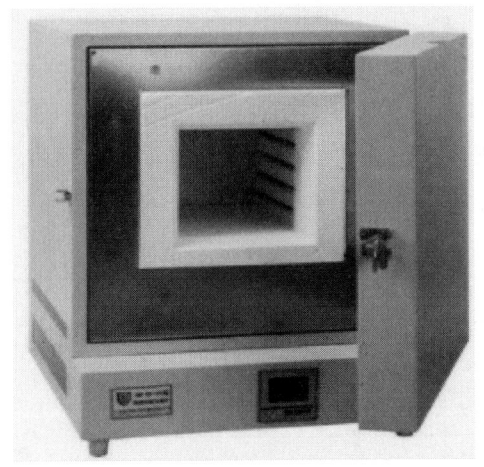

图 8-4 马弗炉

四、注意事项

1. 有些药材在煅烧时易产生爆溅，可在容器上加盖（不密闭），以防爆溅伤人。
2. 煅淬要反复进行几次，以使液体辅料吸尽、药材全部酥脆为度，避免生熟不均。
3. 所用淬液种类和用量由各药材的性质和煅淬目的及要求而定。
4. 煅锅炉、煅药容器等设备温度较高，注意防止烫伤。
5. 注意水电安全、消防安全。

【知识拓展】

煅淬的原理

某些药材经过高温仍不能变得酥脆，其主要原因是药材质地较为均一，膨胀系数相同或近似，因此受热时晶格并未膨胀或膨胀很小，晶格间未能形成足以裂解的缝隙，冷却后保持原形，相互间的引力未发生变化。若在受热膨胀后投入淬液迅速冷却，则表面晶格迅速缩小，内部晶格仍处于膨胀状态，从而产生裂隙；淬液浸入裂隙后还可继续冷却，产生新的裂隙，经反复煅淬，晶格间完全裂解，因此达到质地酥脆的目的。

代表药材

自然铜

【来源】本品为硫化物类矿物黄铁矿族黄铁矿,主含二硫化铁(FeS_2)。采挖后,除去杂石。

【炮制】

1. 自然铜

除去杂质,洗净,干燥,用时砸碎。

2. 煅自然铜

取净自然铜置于耐火容器内,用武火加热,煅至暗红色,立即取出,投入醋液中淬制,待冷后取出。如此反复煅淬数次,醋淬至药材表面呈黑褐色,外表脆裂,光泽消失,质地酥松,取出,摊开,放凉,干燥后碾碎。每100 g 自然铜,用醋 30 kg。

【成品性状】自然铜和煅自然铜的性状详见表8-6。

表8-6　　自然铜和煅自然铜的性状

	形状	颜色	质地	气味
自然铜	晶体多为立方体,集合体呈致密块状	表面亮淡黄色,有金属光泽;有的黄棕色或棕褐色,无金属光泽;断面黄白色,有金属光泽	体重,质坚硬或稍脆,易砸碎	气微,味淡
煅自然铜	小立方体或不规则的碎粒或粉末状	棕褐色至黑褐色或灰黑色,无金属光泽	质酥脆	略有醋酸气

【炮制作用】

1. 自然铜

味辛,性平。具有散瘀止痛,续筋接骨的功效。用于跌打损伤,筋骨折伤,瘀肿疼痛。

2. 煅自然铜

经煅淬后,可增强散瘀止痛的作用。多用于跌打止痛,筋骨折伤。同时,使其质地变得酥脆,便于粉碎加工,利于煎出有效成分。

【质量标准】

1. 自然铜

本品含铁(Fe)应为 40.0%~55.0%。

2. 煅自然铜

本品含铁(Fe)不得少于 40.0%。

【知识拓展】

自然铜主含二硫化铁,煅制后,二硫化铁分解成硫化铁,经醋淬后,一部分硫化铁与乙酸反应生成醋酸铁,且药材质地酥脆易碎,提高了铁离子的溶出率,有利于机体吸收。

在自然铜煅制的过程中,会产生硫的升华物或有毒的二氧化硫气体,操作时应在通风处进行。淬液应装于较大的容器中，以免煅烧时将红透的自然铜放于其中，使温度快速升高、液体外溢，而对操作者造成烫伤，以及造成醋液浪费。

赭石

【来源】本品为氧化物类矿物刚玉族赤铁矿，主含三氧化二铁（Fe_2O_3）。采挖后，除去杂石。

【炮制】

1. 赭石

除去杂质，砸碎。

2. 煅赭石

取净赭石，砸成碎块，置于耐火容器内，用武火加热，煅至红透，立即倒入醋液淬制，如此反复煅淬至质地酥脆，淬液用尽为度，干燥后碾成粗粉。每 100 g 赭石，用醋 30 kg。

【成品性状】赭石和煅赭石的性状详见表 8-7。

表 8-7　赭石和煅赭石的性状

	形状	颜色	质地	气味
赭石	多呈不规则的扁平块状。一面多有圆形的突起，习称"钉头"；另一面与突起相对应处有同样大小的凹窝。砸碎后，断面显层叠状	暗棕红色或灰黑色，条痕樱红色或红棕色，有的有金属光泽	体重，质硬	气微，味淡
煅赭石	无定型粉末或粗粉	暗褐色或紫褐色，光泽消失	质酥脆	略带醋气

【炮制作用】

1. 赭石

味苦，性寒。归肝、心、肺、胃经。具有平肝潜阳，重镇降逆，凉血止血的功效。用于眩晕耳鸣，呕吐，噫气，呃逆，喘息，吐血，衄血，崩漏下血。

2. 煅赭石

降低了苦寒之性，增强了平肝止血的作用。用于吐血、衄血及崩漏等。煅后使质地变得酥脆，易于粉碎和煎出有效成分。

【质量标准】赭石、煅赭石：本品含铁（Fe）不得少于 45.0%。

【知识拓展】

目前以赭石煅制后的硬度、疏松度，以及煎液中 Fe^{2+}、As 的含量为指标，采用正交设计综合评分法优选煅赭石的炮制工艺，得到煅赭石的最佳炮制工艺为：煅制温度 850 ℃、醋浓度 5.5 g/100 mL、程序升温时间 20 分钟、煅制时间 2 小时。工艺具有可控性，可为工业生产设置煅制工艺参数、统一饮片质量标准提供依据。

磁石

【来源】本品为氧化物类矿物尖晶石族磁铁矿，主含四氧化三铁（Fe_3O_4）。采挖后，除去杂石。

【炮制】

1. 磁石

除去杂质,砸碎。

2. 煅磁石

取净磁石小块,置于耐火容器内,用武火加热,煅至红透,立即倒入醋液淬制,反复淬制至质地酥脆,淬液用尽为度,干燥后碾成粗粉。每100 g磁石,用醋30 kg。

【成品性状】磁石和煅磁石的性状详见表8-8。

表8-8　　　　　　　　　　磁石和煅磁石的性状

	形状	颜色	质地	气味
磁石	不规则的碎块	灰黑色或褐色,条痕黑色,具金属光泽,具磁性	质坚硬	有土腥味,味淡
煅磁石	不规则的碎块或颗粒	表面黑色	质硬而酥	具醋香气

【炮制作用】

1. 磁石

味咸,性寒。归肝、心、肾经。具有镇静安神,平肝潜阳,聪耳明目,纳气平喘的功效。用于惊悸失眠,头晕目眩,视物昏花,耳鸣耳聋,肾虚气喘。

2. 煅磁石

煅后聪耳明目、补肾纳气的作用增强,并且质地酥脆,易于粉碎及煎出有效成分。

【质量标准】

1. 磁石

本品含铁(Fe)不得少于50.0%。

2. 煅磁石

本品含铁(Fe)不得少于45.0%。

【知识拓展】

磁石煅淬后,砷含量显著降低,为生品的1/25~1/5,且颗粒越小,表面积越大,除砷效果越好。采用原子发射光谱分析磁石炮制前后微量元素的变化,发现磁石中含有钛、锰、铝、铬、钡、锶等有害元素。煅制后,这些元素均有变化,尤其是锶在煅制后未检出,说明磁石煅制对降低有害元素含量具有一定意义。

紫石英

【来源】本品为氟化物类矿物萤石族萤石,主含氟化钙(CaF_2)。采挖后,除去杂石。

【炮制】

1. 紫石英

除去杂石,砸成碎块。

2. 煅紫石英

取净紫石英块,置于耐火容器内,用武火加热,煅至红透,立即倒入醋中淬制,如此反复煅淬2~3次,取出,干燥,捣碎。每100 kg紫石英,用醋30 kg。

【成品性状】紫石英和煅紫石英的性状详见表8-9。

表8-9　　　　　　　　　　紫石英和煅紫石英的性状

	形状	颜色	质地	气味
紫石英	不规则碎块	紫色或绿色,半透明至透明,有玻璃样光泽	质坚脆,易击碎	气微,味淡
煅紫石英	不规则碎块或粉末	表面黄白色、棕色或紫色,无光泽	质酥脆	有醋香气,味淡

【炮制作用】

1. 紫石英

甘,温。归肾、心、肺经。具有温肾暖宫,镇心安神,温肺平喘的功效。用于肾阳亏虚,宫冷不孕,惊悸不安,失眠多梦,虚寒咳喘。

2. 煅紫石英

经煅淬后,使质地酥脆,易于粉碎和煎出有效成分,且温肾暖宫,温肺平喘的作用增强,多用于肺虚寒咳,宫冷不孕等。

【质量标准】

1. 紫石英

本品含氟化钙(CaF_2)不得少于85.0%。

2. 煅紫石英

本品含氟化钙(CaF_2)不得少于80.0%。

任务三　闷煅技术

一、闷煅技术的含义

闷煅技术是指药材在煅制时,在隔绝空气、高温、缺氧的条件下对原料一次加热至规定程度,使原料煅烧成炭的方法,又称扣锅煅、密闭煅、暗煅。

二、闷煅的目的

1. 改变中药性能,产生新的疗效。如血余炭,生品不入药,煅后方具止血的作用。

2. 增强止血的作用。如灯心草煅炭后，凉血止血的作用增强。

3. 降低毒性。如干漆煅后，降低了毒性和刺激性。

三、闷煅的操作工艺

1. 操作工艺

闷煅的操作工艺如图 8-5 所示。

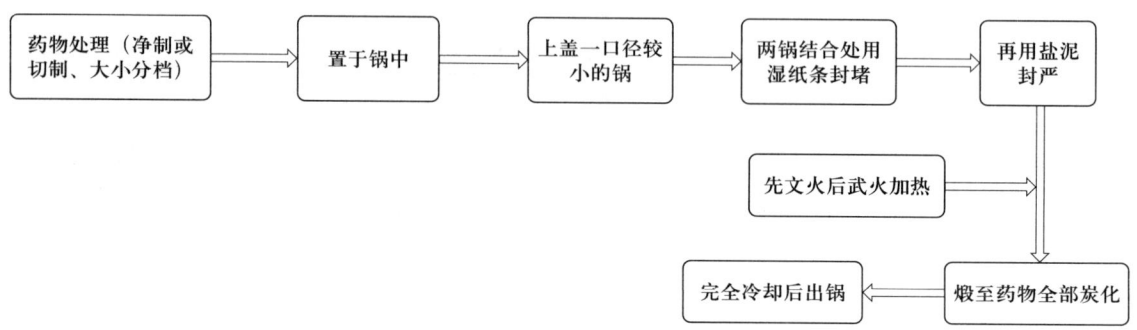

图 8-5 闷煅的操作工艺

2. 具体操作

将药材置于锅中，上盖一口径较小的锅，两锅结合处先用湿纸条封堵，再用盐泥封严，扣锅上压一重物（防止锅内气体膨胀而冲开扣锅），扣锅底部贴一张白纸条或放几粒大米；待盐泥稍干后，先用文火后用武火加热，煅制药材全部炭化，停火，待冷却后，取出药材。

3. 闷煅设备

传统闷煅，多将药材放于耐火容器中，隔绝空气，置于火上煅烧。饮片厂使用煅药锅等设备，多采用通电加热。煅制药材时，将药材放入煅药锅内，盖上锅盖。设定温度仪，启动煅药机。达到要求后，关闭电加热器，再关闭电源，待温度降至一定程度，用器具取出药材。

四、注意事项

1. 药材或饮片装量占锅容积的 1/3~1/2，不宜放过多或过紧，以免煅制不透。

2. 煅制过程中，应及时用盐泥封堵漏气处，防止空气进入，导致药材燃烧灰化而得不到炭制品。

3. 煅制温度、时间应适度，根据药材性质而定。判断药材是否煅透，除观察米和纸的颜色变化外，可用滴水于扣锅底即沸的方法观察火候大小。

4. 药材煅透后放冷，开锅取药，以免遇空气后药材复燃灰化。

5. 煅锅炉、煅药容器等设备温度较高，注意防止烫伤。

6. 注意水电安全、消防安全。

【知识拓展】

传统煅炭炮制操作经验认为，当以下情况出现时提示药材已经煅透：封泥处留一个小孔,用筷子塞住,在煅烧中定时拔下,观察小孔中的烟雾,待白烟转为黄烟又转为青烟,最后烟气逐渐稀少时降低火力,待烟气基本消失时即可停火;在盖锅顶部放少量白米,待米变黄时即可停火;或盖锅的顶部贴上几张白纸片,待其变黄时即可停火。

代表药材

血余炭

【来源】本品为人发制成的炭化物。取头发,除去杂质,碱水洗去油垢,清水漂净,晒干,焖煅成炭,放凉。

【炮制】取头发,除去杂质,用碱水洗去油垢,清水漂净,晒干,装入锅内,上扣一个较小的锅,上压重物,两锅结合处垫纸,用盐泥或黄泥封固,武火煅透。离火,放凉后取出,剁成小块。

【成品性状】血余炭成品的性状详见表8-10。

表8-10　　　　　血余炭成品的性状

	形状	颜色	质地	气味
血余炭	不规则块状,有多数细孔	乌黑光亮	体轻,质脆	用火烧之有焦发气,味苦

【炮制作用】味苦,性平。归肝、胃经。具有收敛止血,化瘀,利尿的功效。用于吐血、咯血、衄血、血淋、尿血、便血、崩漏、外伤出血、小便不利。

【质量标准】血余炭:酸不溶性灰分不得过10.0%。

【知识拓展】

(1) 临床及药理实践均证明,血余炭可显著缩短动物的凝血时间,促进血小板聚集,降低血浆中cAMP(环磷酸腺苷)的含量。而人发与水和乙醇煎出液则无此效果,说明血余炭确有良好的止血作用。在血余炭中,除去钙、铁离子后,其凝血时间延长,说明血余炭的止血作用可能与其所含的钙、铁离子有关。

(2) 血余炭的质量与人发的来源、炮制工艺的控制有关。实验表明,以缩短凝血时间为指标,结果以中青年人的头发质量最佳,男性老年者头发质量最差。对血余炭炮制工艺的研究认为,以300 ℃闷煅制20分钟,所得制品的浸出物——钙元素含量高,并具有明显的止血作用。

灯心草

【来源】本品为灯心草科植物灯心草的干燥茎髓。夏末至秋季割取茎,晒干,取出茎髓,理直,扎成小把。

【炮制】

1. 灯心草

除去杂质,剪段。

2. 灯心炭

取净灯心段置于锅内,上扣一较小锅,两锅结合处先用湿纸条封严,再用盐泥封固,上压重物,并贴一块白纸条或放数粒大米,用武火加热,煅至白纸条或大米呈深黄色时,停火,待锅凉后,取出。

【成品性状】灯心草和灯心炭的性状详见表8-11。

表8-11　　　　　　　　　灯心草和灯心炭的性状

	形状	颜色	质地	气味
灯心草	段状	断面白色	体轻,质软	气微,味淡
灯心炭	细圆柱形的段	表面黑色	体轻,质松脆,易碎	气微,味微涩

【炮制作用】

1. 灯心草

味甘、淡,性微寒。归心、肺、小肠经。具有清心火,利小便的功效。用于心烦失眠,尿少涩痛,口舌生疮。

2. 灯心炭

煅后具有凉血止血,清热敛疮的作用。

【质量标准】灯心草:水分不得过11.0%。总灰分不得过5.0%。

【思政引领】

在2019年12月举行的同仁堂品牌创立350周年庆祝大会上,知名药材炮制大师于葆墀荣获"同仁堂贡献奖"。在同仁堂,也正是于葆墀这样一批知名药材炮制师傅在守着这份"手艺活"。从当初的徒弟变成大师的他们,也在用带徒的方式,将这份技艺传承下去。于葆墀说,煅药是炮制的重要技艺,如果煅药不当,比如应该煅成炭的药一旦火候过大而被煅成灰,药材便失去了药效。他还强调,炮制过程中对火候的把握至关重要,有经验的做法便是,在位于上方的锅顶部放置一张白纸条,白纸上放置数粒大米,待加热至米粒变得焦黄时就说明煅药火候合适。煅药之后,要自然晾凉,再将药材取出。他说:"这是个功夫活,必须等待煅锅自然凉,急不得。"

2013年,于葆墀成立了北京市级于葆墀中药炮制首席技师工作室,承担起了炮制人才培养的任务,他说:"这个工作到底还是年轻人的,工业化生产以后,很多传统操作在实际中也就不再使用,但这些传统技艺是中华民族优秀文化的一部分,必须传承下去。"

棕榈

【来源】本品为棕榈科植物棕榈的干燥叶柄。采棕时割取旧叶柄下延部分和鞘片,除去纤维状的棕毛，晒干。

【炮制】

1. 棕榈

取原药材，除去杂质，洗净，切段，干燥，筛去灰屑。

2. 棕榈炭

取净棕榈段，置于锅内，上扣一较小锅，两锅结合处用盐泥（或黄泥）封固，上压重物，并贴一块白纸条或放数粒大米，武火加热，煅至白纸条或大米呈焦黄色时，停火，待锅凉后，取出。

【成品性状】棕榈和棕榈炭的性状详见表 8-12。

表 8-12　　棕榈和棕榈炭的性状

	形状	颜色	质地	气味
棕榈	长条板状，一端较窄而厚，另端较宽而稍薄，大小不等。表面粗糙，有纵直皱纹；一面有明显的凸出纤维	表面红棕色，纤维两侧着生多数棕色茸毛	质硬而韧，不易折断，断面纤维性	气微，味淡
棕榈炭	不规则块状，大小不一。有纵直条纹	表面黑褐色至黑色，有光泽，内部焦黄色	纤维性，质地酥脆	略具焦香气，味苦涩

【炮制作用】棕榈味苦、涩，性平。归肺、肝、大肠经。具有收敛止血的功效。生品一般不入药，经煅制后使用，具有止血的作用。用于吐血、衄血、尿血、便血、崩漏。

【知识拓展】

动物实验表明，棕榈炭能缩短出血和凝血时间。由凝血实验结果可知，无论新棕皮炭或新棕板炭，均无作用，陈棕炭、陈棕皮炭则有明显的作用，尤其是取自多年的破旧陈棕，作用更为明显，说明"年久败棕，入药尤妙"的古人经验是有道理的，用药以陈久者为宜。

实训十六　煅制操作

一、实训目的

1. 掌握明煅法、煅淬法、闷煅法的技术要领、操作工艺和质量要求。
2. 熟悉淬液的种类及一般用量。
3. 了解淬液的性质和作用。

二、实训器具

大小铁锅、砂锅、铁铲、坩埚、火钳、瓷蒸发皿、风炉、盛药器具、电子秤、量筒、烧杯、盐泥、白纸、大米、醋、水。

三、实训药材

白矾、牡蛎、自然铜、棕榈（药材品种，可根据实际情况调整）。

四、实训操作

1. 白矾

将砸好的白矾块置于砂锅内，砂锅置于煤气灶上，用武火加热，白矾先逐渐熔化成液体，下层被熔化成液体部分的白矾失去结晶水，变成白色固体，形成隔离层。随着加热时间的延长，隔离层越来越厚，当煅至白矾无气体溢出，通体均为洁白色、蜂窝状时，关火，凉后出锅。煅白矾时要注意：①厚度适中，太厚则不易煅透；②不能搅拌；③中途不停火，一次煅透。

2. 牡蛎

将盛有净牡蛎的坩埚置于马弗炉中，用武火（200~400 ℃）加热，煅至酥脆时（1~3小时），取出，放凉，碾碎。

3. 自然铜

将盛有净自然铜的坩埚置于风炉内，用武火煅至红透后，立即用煅钳夹住盛药的坩埚，将红透的药材投入醋液（醋液为药量的30%）中浸淬，如此反复煅淬至表面呈黑褐色，光泽消失并质地酥脆，放凉，研成粗粉。

4. 棕榈

取净棕榈置于铁锅内，上扣一个口径较小的锅，两锅合缝处用盐泥封固，上压重物，并放几粒大米或贴一张白纸条，用武火加热，煅至大米或白纸条为深黄色时，停火，冷却后开启锅盖，取出。

煅制实训任务表见表8-13。

表8-13　　　　　　　　　　煅制实训任务表

药材	辅料名称	辅料用量	药材领用量	成品量	备注
白矾					
牡蛎					
自然铜					
棕榈					

签名：　　　　　　　　　　　　　　　　　　　　　　　年　月　日

五、综合评定

煅制实训综合评定表见表8-14。

表 8-14　　　　　　　　　　　　　煅制实训综合评定表

班级：　　　　　　　　　　姓名：　　　　　　　　　　学号：

考核内容	技能项目	技能要求	分值	实得分
准备	工作服、精神状态	工作服穿戴整齐 衣帽清洁 双手清洁 指甲合格 有良好的精神状态	5	
	药材净制、分档	能采用正确方法净制处理药材 分档合理	10	
	用具准备	取用适合的用具 摆放整齐、有序	5	
	辅料准备、取量	辅料取用量适当	5	
操作	煅制	能用明煅法、煅淬法、闷煅法正确地对药材进行煅制，并规范操作 火候控制适当 动作熟练	45	
	安全操作	安全使用	10	
结果	成品质量	成品合格率	15	
	清场	废弃物处理	5	
总分			100	

评定教师：　　　　　　　　　　　　　　　　　　　　　　　年　　月　　日

目标检测

一、单项选择题

1. 收敛固涩的作用增强，善治胃痛吐酸的饮片是（　　）。
   A. 煅磁石　　　　　　　　　　B. 煅石膏
   C. 煅牡蛎　　　　　　　　　　D. 煅赭石

2. 酸寒之性降低，涌吐作用减弱，增强了收湿敛疮、止血化腐的作用的是（　　）。
   A. 煅白矾　　　　　　　　　　B. 煅炉甘石
   C. 煅牡蛎　　　　　　　　　　D. 煅磁石

3. 在煅制过程中不能搅拌，中途不得停火的是（　　）。
   A. 炉甘石　　　　　　　　　　B. 石膏
   C. 石决明　　　　　　　　　　D. 白矾

4. 苦寒之性降低，平肝止血的作用增强的饮片是（　　）。
   A. 煅磁石　　　　　　　　B. 煅石膏
   C. 煅赭石　　　　　　　　D. 煅牡蛎
5. 以下宜用煅淬法炮制的中药是（　　）。
   A. 白矾　　　　　　　　　B. 石膏
   C. 赭石　　　　　　　　　D. 石决明
6. 以下宜用闷煅法炮制的饮片是（　　）。
   A. 牡蛎　　　　　　　　　B. 石膏
   C. 血余炭　　　　　　　　D. 石决明
7. 为氧化物类矿物刚玉族赤铁矿，主含三氧化二铁的矿物是（　　）。
   A. 赭石　　　　　　　　　B. 磁石
   C. 朱砂　　　　　　　　　D. 自然铜
8. 一般生品不入药，煅后具有止血作用的药材是（　　）。
   A. 棕榈　　　　　　　　　B. 石膏
   C. 灯心草　　　　　　　　D. 石决明
9. 某药材煅后可治水火烫伤，溃疡不敛，湿疹瘙痒。该药材为（　　）。
   A. 白矾　　　　　　　　　B. 石膏
   C. 赭石　　　　　　　　　D. 石决明
10. 煅后失去结晶水的药材是（　　）。
    A. 炉甘石　　　　　　　　B. 石膏
    C. 石决明　　　　　　　　D. 白矾

二、配伍选择题

[1~5]
   A. 自然铜　　　　　　　　B. 磁石
   C. 赭石　　　　　　　　　D. 炉甘石
   E. 石膏

1. 主含含水硫酸钙的矿物是（　　）。
2. 主含三氧化二铁的矿物是（　　）。
3. 生品主含碳酸锌，经煅后含有氧化锌的矿物是（　　）。
4. 主含四氧化三铁的矿物是（　　）。
5. 主含二硫化铁的矿物是（　　）。

[6~10]
   A. 明煅法　　　　　　　　B. 煅淬法
   C. 闷煅法

6. 自然铜的炮制方法是（　　）。
7. 灯心草的炮制方法是（　　）。
8. 石膏的炮制方法是（　　）。
9. 棕榈的炮制方法是（　　）。
10. 磁石的炮制方法是（　　）。

三、多项选择题

1. 采用明煅技术炮制的中药包括（　　）。
   A. 牡蛎　　　　　　　　B. 磁石
   C. 白矾　　　　　　　　D. 石决明
   E. 石膏

2. 枯矾的成品性状包括（　　）。
   A. 不透明、白色　　　　B. 不规则的块状、颗粒或粉末
   C. 体轻、质疏松而脆　　D. 手捻易碎
   E. 体重、质硬

3. 适用闷煅法炮制的饮片有（　　）。
   A. 磁石　　　　　　　　B. 灯心草
   C. 棕榈　　　　　　　　D. 人发
   E. 石膏

4. 关于血余炭的说法，正确的有（　　）。
   A. 不能生用，入药需煅制成炭
   B. 具有止血的作用
   C. 取健康人体头发，除去杂质，反复用稀碱水洗去油垢，采用扣锅煅法煅制
   D. 煅制前在两锅结合处垫纸，或在锅盖顶放少许大米，并用盐泥或黄泥封固
   E. 煅至白纸或大米呈深黄色为度

5. 闷煅时应注意的事项有（　　）。
   A. 煅烧时应随时用盐泥封固
   B. 煅烧过程中应定时掀开锅查看煅烧程度
   C. 煅烧后需放凉再启锅
   D. 锅内用料应适宜，不宜放过多、过紧
   E. 可以采用滴水即沸的方法判断药材是否煅透

四、名词解释

1. 明煅技术　2. 煅淬技术　3. 闷煅技术

五、简答题

1. 明煅的主要目的是什么？
2. 煅淬的主要目的是什么？
3. 焖煅的主要目的是什么？
4. 煅淬法的注意事项是什么？

模块九

药材蒸煮焯技术

 学习目标

知识目标
1. 蒸制、煮制、焯制的含义、目的。
2. 代表品种质量标准。
3. 蒸制、煮制、焯制基本操作工艺及工艺控制。
4. 蒸煮焯的注意事项。

技能目标
1. 能正确进行蒸制、煮制、焯制的操作。
2. 能判断代表品种的质量。
3. 能说出何首乌、川乌炮制原理。

任务一 药材蒸制技术

蒸制技术是中药炮制常用方法。许多药材须经过蒸制处理后,才应用于临床。

一、蒸制的含义

将净制或切制后的药材加辅料或不加辅料,隔水加热,用蒸汽蒸透或至规定程度的炮制方法,叫做蒸制法。其操作技术称为蒸制技术。

蒸制,根据是否使用辅料,分为清蒸和加辅料蒸两种。加辅料蒸中所加辅料通常为液体。如辅料为固体,通常需要预先处理,制成液体形式。

根据蒸制的原理,分为流通蒸汽蒸制和蒸罐蒸制。流通蒸汽蒸制,又称"笼屉蒸"。传统炮制使用蒸笼、甑等器具。蒸罐蒸制,又称"隔水炖",传统炮制使用可密闭陶罐。

饮片厂蒸制炮制，通常使用多功能蒸煮罐。操作中特别需要注意按照操作规程控制压力和蒸汽进入方式。

二、蒸制的目的

1. 改变药性，扩大用药范围。如地黄，生品清热凉血、养阴生津。蒸制后制成熟地黄，补血滋阴，益精填髓，作用由清泄转为补益。

2. 降低或消除副作用。如黄精，生品对咽喉有较强的刺激性。加酒蒸制后，刺激性减弱甚至消失。

3. 杀酶保苷，利于保存药效。如黄芩，蒸后可杀死药材中的酶，避免存放中成分的降解，使黄芩利于保存。

4. 软化药材，利于切制。如黄芩，蒸后可使药材方便切成片。

三、蒸制的操作工艺

1. 操作工艺

蒸制的操作工艺如图9-1所示。

2. 具体操作

（1）流通蒸汽蒸制。将蒸制器具放锅内，加适量水。药材放入蒸制器具上屉，盖上盖子。加热蒸制到一定时间，取出药材，干燥。或晾晒至4~6成干，切片，拌入锅内剩余液汁，闷润至吸尽后干燥。

（2）蒸罐蒸制。将药材加辅料拌润，待辅料吸尽后，放入蒸罐中，加盖密闭。再将蒸罐放入水浴锅中（锅内加水），加热至达到要求，取出蒸罐，再取出药材，晾晒至4~6成干，切片，拌入蒸罐内剩余液汁，闷润至吸尽后，干燥。

3. 蒸制设备

传统蒸制多使用蒸笼、甑等器具。饮片厂使用多功能蒸煮罐（见图9-2）等设备，多采用蒸汽加热。蒸制药材时，将药材放入蒸煮锅内，加盖密闭。设定蒸汽压力，通入蒸汽进行蒸煮。达到要求后，关闭蒸汽，打开泄压阀，待压力归零，取出药材。

四、注意事项

1. 使用辅料蒸制，应先将辅料与药材拌和均匀，闷润至辅料被吸尽后再进行蒸制操作。

2. 蒸制药物，传统操作使用文武火加热。即先用武火，迅速加热到水沸（隔水炖），或达到"圆气"状态。然后改用文火继续加热。保持锅内水处于沸腾状态，或者保持蒸制器具顶部有足够的水蒸气冒出即可。锅内的水减少较多时，须添加沸水，保持锅内有足够的水。

现代蒸制，须先检查设备是否处于正常状态。投入药材后，设定蒸制的压力、蒸汽通入方式、蒸汽量、蒸制时间，而后开启蒸制设备。

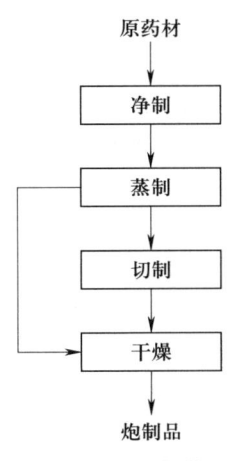

图 9-1 蒸制的操作工艺

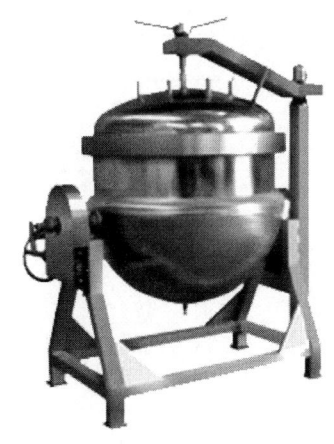

图 9-2 多功能蒸煮罐

3. 蒸制药材，一般以蒸制时间控制标准。隔水炖，是以水沸腾为起点。流通蒸汽蒸制，是以达到"圆气"状态为起点。

4. 蒸制完成后，蒸罐内或蒸锅内的液体，须收集，待药材干燥至 4~6 成干，切片后将收集的液体拌和入药片中，闷润至吸尽后，再最终干燥。

【知识拓展】

如果药材需要很长时间蒸制，可采用间歇蒸制，累计所有蒸制时间的方式。总计蒸制的时间，应超过一次性蒸制所需时间的 10%。

现代可以采用加压蒸制的方式。加压蒸制能明显缩短蒸制所需要的时间。

 代表药材

山茱萸

【来源】本品为山茱萸科植物山茱萸的干燥成熟果肉。秋末冬初果皮变红时采收果实，用文火烘或置于沸水中略烫后，及时除去果核，干燥。

【炮制】

1. 山萸肉

取原药材，洗净，除去杂质及果核。

2. 酒萸肉

取山萸肉，用黄酒拌匀，置于适宜容器内，密闭，隔水加热，炖至酒被吸尽，色变黑润，取出，干燥。每 100 kg 山萸肉，用黄酒 20 kg。

【成品性状】山萸肉和酒萸肉的性状详见表 9-1。

表9-1　山萸肉和酒萸肉的性状

	形状	颜色	质地	气味
山萸肉	不规则片状或囊状	表面紫红色至紫黑色，皱缩，有光泽	质坚实，粉性	气微，味酸、涩、微苦
酒萸肉	形如山茱萸	表面紫黑色或黑色	质滋润柔软	微有酒香气

【炮制作用】

1. 山茱萸

味酸、涩，性微温。归肝、肾经。具有补益肝肾，涩精固脱的作用。生品长于敛汗固脱。多用于自汗或大汗不止，阴虚盗汗，遗精，遗尿。

2. 酒萸肉

蒸制后补肾涩精，固精缩尿力胜，酒制后借酒力温通，助药势，降低其酸性，滋补作用强于清蒸品。常用于眩晕耳鸣，阳痿遗精，遗尿尿频，崩漏带下，腰膝酸痛。

【质量标准】

1. 山茱萸

水分不得过16.0%。总灰分不得过6.0%。醇溶性浸出物不得少于50.0%。重金属及有害元素：铅不得过5 mg/kg；镉不得过1 mg/kg；砷不得过2 mg/kg；汞不得过0.2 mg/kg；铜不得过20 mg/kg。

本品按干燥品计算，含莫诺苷（$C_{17}H_{26}O_{11}$）和马钱苷（$C_{17}H_{26}O_{10}$）的总量不得少于1.2%。

2. 酒萸肉

水分、总灰分、浸出物同药材。

本品按干燥品计算，含莫诺苷（$C_{17}H_{26}O_{11}$）和马钱苷（$C_{17}H_{26}O_{10}$）的总量不得少于0.70%。

五味子

【来源】本品为木兰科植物五味子的干燥成熟果实。习称"北五味子"。秋季果实成熟时采摘，晒干或蒸后晒干，除去果梗及杂质。

【炮制】

1. 五味子

除去杂质，用时捣碎。

2. 醋五味子

取净五味子，加醋拌匀，稍闷，蒸至醋被吸尽，表面显紫黑色，取出，干燥。每100 kg净五味子，用醋15 kg。

3. 酒五味子

取净五味子，加酒拌匀，稍闷，蒸至酒尽转黑色，取出，晒干。每100 kg净五味子，用黄酒20 kg。

【成品性状】五味子及其炮制品性状详见表9-2。

表9-2　五味子及其炮制品性状

	形状	颜色	质地	气味
五味子	不规则的球形或扁球形	表面红色、紫红色或暗红色	显油润	果肉味酸,种子破碎后,有香气,味辛、微苦
醋五味子	形如五味子	表面乌黑色	油润,稍有光泽	有醋香气
酒五味子	形如五味子	表面棕黑色或黑褐色	质柔润或稍显油润	微具酒气

【炮制作用】

1. 五味子

生品以敛肺止咳止汗为主。

2. 醋五味子

醋制后增强酸涩收敛之性。涩精止泻的作用更强。用于遗精,泄泻。

3. 酒五味子

酒制后增强益肾固精的作用,用于肾虚遗精。

【质量标准】五味子、醋五味子:杂质不得过1%。水分不得过16.0%。总灰分不得过7.0%。

本品含五味子醇甲（$C_{24}H_{32}O_7$）不得少于0.40%。

【知识拓展】

炒五味子、酒蒸、醋蒸五味子中具有强壮作用的木脂素类成分煎出量均较生品提高,说明古人认为五味子"入补药熟用"是有一定道理的。实验证明,醋制五味子中有机酸的煎出量较生品显著增加,这与醋制增强其收敛作用的传统之说相符合。

何首乌

【来源】本品为蓼科植物何首乌的干燥块根。秋、冬二季叶枯萎时采挖,削去两端,洗净,个大的切成块,干燥。

【炮制】

1. 何首乌

取原药材,除去杂质,洗净,稍浸泡,取出润透,切厚片或切块,干燥。

2. 制何首乌

取何首乌片或块,用黑豆汁拌匀,润至黑豆汁吸尽,放入非铁质器具中,蒸或隔水炖至药材内外皆呈棕褐色至黑褐色,质地变软,取出,晾至6成干,拌入剩余液汁,润至吸尽后干燥。每100 kg 何首乌片或块,用黑豆10 kg。

黑豆汁制法:取黑豆10 kg 加水适量、煮约4小时,熬汁约15 kg,豆渣再加水煮约3小时,熬汁约10 kg,合并得黑豆汁约25 kg。

【成品性状】何首乌和制何首乌的性状详见表9-3。

表9-3　　　　　　　　　　　　何首乌和制何首乌的性状

	形状	颜色	质地	气味
何首乌	不规则厚片或块，表面皱缩不平，横切面有的皮部可见云锦纹	表面红棕色或红褐色，切面黄棕色或浅红棕色	质坚实，粉性	气微，味微苦而甘涩
制何首乌	不规则皱缩状的块片	表面黑褐色或棕褐色	质坚硬，断面角质样	气微，味微甘而涩

【炮制作用】

1. 何首乌

解毒，消痈，截疟，润肠通便。用于疮痈，瘰疬，风疹瘙痒，久疟体虚，肠燥便秘。

2. 制何首乌

黑豆汁蒸制后，清泄的作用消失。补肝肾，益精血，乌须发，强筋骨，化浊降脂。用于血虚萎黄，眩晕耳鸣，须发早白，腰膝酸软，肢体麻木，崩漏带下，高脂血症。

【知识拓展】

何首乌在蒸制过程中，外表颜色加深，具有致泻作用的结合蒽醌含量随着蒸制时间的延长而减少，游离蒽醌开始增加，致泻作用减弱。游离蒽醌具有补益作用，能抑制肠道对胆固醇的再吸收。制何首乌的磷脂类成分和糖的含量增加，卵磷脂为构成神经组织（特别是脑脊髓）的主要成分，具有良好的滋补作用，能升血糖、抗衰老，还有减轻动脉粥样硬化作用，从而使制何首乌的补益作用更加突出。

【质量标准】

1. 何首乌

水分不得过10.0%。总灰分不得过5.0%。

本品按干燥品计算，含2,3,5,4'-四羟基二苯乙烯-2-O-β-D-葡萄糖苷（$C_{20}H_{22}O_9$）不得少于1.0%；含结合蒽醌以大黄素（$C_{15}H_{10}O_5$）和大黄素甲醚（$C_{16}H_{12}O_5$）的总量计，不得少于0.05%。

2. 制何首乌

水分不得过12.0%。总灰分不得过9.0%。

本品按干燥品计算，含2,3,5,4'-四羟基二苯乙烯-2-O-β-D-葡萄糖苷（$C_{20}H_{22}O_9$）不得少于0.70%；含游离蒽醌以大黄素（$C_{15}H_{10}O_5$）和大黄素甲醚（$C_{16}H_{12}O_5$）的总量计，不得少于0.10%。

【知识拓展】

"九蒸九晒"是一种中药材的传统炮制方法，又称"九蒸九曝"，是采用蒸法和晒法反复炮制中药材的方法，具体细节因药材品种不同而不同，主要是为了改变药性，或减少毒性成分。常见用"九蒸九晒"法炮制的药材有何首乌、地黄、黄精、黑芝麻、槐角等。

地黄

【来源】本品为玄参科植物地黄的新鲜或干燥块根。秋季采挖，除去芦头、须根及泥沙，鲜用；或将地黄缓缓烘焙至约八成干。前者习称"鲜地黄"，后者习称"生地黄"。

【炮制】

1. 鲜地黄

取鲜药材洗净泥土，除去杂质，用时切厚片或绞汁。

2. 生地黄

取干药材，除去杂质，用水稍泡，洗净，闷润，切厚片。

3. 熟地黄

（1）取净生地黄，加黄酒拌匀，隔水蒸至酒吸尽，显乌黑色光泽，味转甜，取出，晒至外皮黏液稍干，切厚片，干燥。每100 kg 生地黄，用黄酒30～50 kg。

（2）取净生地黄，蒸至黑润，取出，晒至八成干，切厚片，干燥。

4. 生地炭

取生地黄片，武火炒至焦黑色，发泡，鼓起时，取出放凉。或用煅炭法煅成炭。

5. 熟地炭

取熟地黄片，武火炒至外皮焦褐色为度，取出放凉，或用煅炭法煅成炭。

【成品性状】地黄及其炮制品性状详见表9-4。

表9-4 地黄及其炮制品性状

	形状	颜色	质地	气味
鲜地黄	纺锤形或条状	表面浅红黄色，断面皮部黄白色，木部黄白色	易断	气微，味微甜、微苦
生地黄	不规则的团块状或长圆形，中间膨大，两端稍细，有的细小，长条状，稍扁而扭曲	表面棕黑色或棕灰色。断面棕黄色至黑色或乌黑色	体重，质较软而韧，不易折断	气微，味微甜
熟地黄	不规则的块片、碎块，大小、厚薄不一	表面乌黑色。断面乌黑色，有光泽	质柔软而带韧性，不易折断	气微，味甜
生地炭	—	表面焦黑色	质轻松膨胀，外皮焦脆	有焦苦味
熟地炭	—	表面焦黑色，有光泽	较生地炭色深	

【炮制作用】

1. 鲜地黄

味甘、苦，性寒，具有清热、生津、凉血、止血的作用。

2. 生地黄

味甘，性寒，为清热凉血之品，具有清热凉血，养阴生津的功能。

3. 熟地黄

药性由寒转温，味由苦转甜，功能由清转补。具有滋阴补血、益精填髓的作用。熟地黄质厚味浓，滋腻碍脾。酒制后性转温，主补阴血，且可借酒力行散，起到行药势、通血脉的作用。

4. 生地炭

入血分，凉血止血。

5. 熟地炭

以补血止血为主，用于崩漏或虚损性出血。

【质量标准】

1. 生地黄

水分不得过15.0%。总灰分不得过8.0%。酸不溶性灰分不得过3.0%。水溶性浸出物不得少于65.0%。

本品按干燥品计算，含梓醇（$C_{15}H_{22}O_{10}$）不得少于0.20%，地黄苷D（$C_{27}H_{42}O_{20}$）不得少于0.10%。

2. 熟地黄

水分、总灰分、酸不溶性灰分、水溶性浸出物同生地黄。

本品按干燥品计算，含地黄苷D（$C_{27}H_{42}O_{20}$）不得少于0.050%。

黄芩

【来源】本品为唇形科植物黄芩的干燥根。春、秋二季采挖，除去须根和泥沙，晒后撞去粗皮，晒干。

【炮制】

1. 黄芩片

取原药材，除去杂质，大小分档。将蒸制容器放好，隔水加热至"圆气"后，放入黄芩，继续蒸半小时，待质地软化，取出，趁热切薄片，干燥。或将净黄芩置于沸水中煮10分钟，取出，闷约8~12小时，至内外湿度一致时，切薄片，干燥。

2. 酒黄芩

取黄芩片，加黄酒拌匀，稍闷，待酒被吸尽后，用文火炒至药材表面微干，深黄色，嗅到药材与辅料的固有香气，取出，晾凉。每100 kg黄芩片，用黄酒10 kg。

3. 黄芩炭

取黄芩片，武火加热，炒至药材外面黑褐色，里面深黄色，取出。

【成品性状】黄芩片及其炮制品性状详见表9-5。

表9-5　黄芩片及其炮制品性状

	形状	颜色	质地	气味
黄芩片	类圆形或不规则形薄片	外表皮黄棕色或棕褐色。切面黄棕色或黄绿色	质硬而脆	气微，味苦

续表

	形状	颜色	质地	气味
酒黄芩	形如黄芩片	片面黄棕色。周边棕褐色	略带焦斑	微有酒香气
黄芩炭	形如黄芩片	表面黑褐色	体轻	有焦炭气

【炮制作用】

1. 生黄芩

清热泻火解毒力强,用于热病、湿温、黄疸、泻痢,乳痈发背。

2. 酒黄芩

酒制入血分,并可借黄酒升腾之力,用于上焦肺热及四肢肌表之湿热;同时,因酒性大热,可缓解黄芩的苦寒之性,以免伤害脾阳,导致腹泻。

3. 黄芩炭

以清热止血为主,用于崩漏下血、吐血、衄血。

【质量标准】黄芩片、酒黄芩:水分不得过 12.0%。总灰分不得过 6.0%。醇溶性浸出物不得少于 40.0%。

本品按干燥品计算,含黄芩苷($C_{21}H_{18}O_{11}$)不得少于 8.0%。

【知识拓展】

黄芩含多种黄酮类衍生物,黄芩苷和汉黄芩苷是其中的主要化学成分。黄芩苷具有抗菌、解热、镇痉、降压、利尿的作用,汉黄芩苷水解生成汉黄芩素,具抗菌、利尿、解痉的作用,并具有一定的抗癌活性。黄芩中的黄芩苷在酶的作用下会水解成黄芩素,黄芩素暴露在空气中容易被氧化成醌类物质而变绿,使疗效降低。所以传统炮制黄芩过程中常在切制饮片时见有泛绿现象。现代研究证明,用沸水煮 10 分钟的软化切制工艺可以既破坏其酶又能保存其有效成分,保证了黄芩药材的质量。

常见蒸制药材见表 9-6。

表 9-6　　　　　　　　　　　　常见蒸制药材

药材	操作要点	成品性状	炮制作用
黄精	酒蒸至酒被吸尽,内外均呈黑色,口尝无麻味时取出。稍晾,切厚片,干燥。 酒炙:每 100 kg 净黄精,用黄酒 20 kg 清蒸至内外均呈黑色,口尝无麻味时取出。切厚片,干燥	酒黄精呈不规则的厚片,表面棕褐色至黑色,味甜,微有酒香气 蒸黄精形如黄精,表面棕黑色,味甜而微苦,无酒气	酒炙后可除去麻味,以免刺激咽喉,并能助其药势,使之滋而不腻,更好地发挥补肾益血作用 蒸制后可消除麻味,以免刺激咽喉,增强补气养阴、健脾润肺作用
桑螵蛸	取原药材,净制后蒸透,取出,干燥。用时剪碎 盐炙:每 100 kg 净桑螵蛸,用食盐 2.5 kg	蒸桑螵蛸色泽较深 盐桑螵蛸形如桑螵蛸,色泽加深,略带焦斑,味微咸	蒸后可消除致泻的副作用,又可杀死虫卵,利于保存药效 盐水制可引药下行入肾,增强益肾固精,缩尿止遗的作用

续表

药材	操作要点	成品性状	炮制作用
天麻	取原药材,净制,润透或蒸软,切薄片,干燥	呈不规则的薄片。外表皮淡黄色至黄棕色,切面黄白色至淡棕色。角质样,半透明。气微,味甘	为了便于软化切片,同时可破坏酶,保存苷类有效成分
木瓜	取原药材,净制,润透或蒸软,切薄片,干燥。筛去碎屑	呈类月牙形薄片。外表紫红色或棕红色,切面棕红色或红棕色	木瓜质地坚硬,蒸制软化后切片较易,其片形美观,容易干燥
女贞子	酒蒸至酒完全吸尽,色泽黑润时,取出,干燥。用时捣碎。酒炙:每100 kg净女贞子,用黄酒20 kg	酒女贞子表面黑褐色或灰褐色,常附有白色粉霜。微有酒气	酒制后增强补肝肾的作用

实训十七　蒸制操作

一、实训目的

1. 掌握蒸制的方法、操作工艺和质量要求。
2. 熟悉蒸制的目的和意义。
3. 了解辅料的性质和作用。

二、实训器具

燃气灶、蒸笼、蒸锅、蒸罐、刷子、盛药器具(不锈钢盘)、电子秤、烧杯、量筒、筛子、漏斗、纱布、黄酒、黑豆汁。

三、实训药材

黄芩、桑螵蛸、何首乌、地黄。(药材品种,可根据实际情况调整)。

四、实训操作

1. 黄芩

取净黄芩,大小分档,置于蒸笼内加热,蒸至"圆气"后约30分钟,待药材软化,取出,趁热切片。

2. 桑螵蛸

取净桑螵蛸,置于蒸锅内,用武火蒸至"圆气"后约1小时,取出,晒干或烘干。

3. 何首乌

取何首乌片,用黑豆汁拌匀,置于蒸锅内,密闭,炖至汁液吸尽,取出,干燥。每100 kg何首乌,用黑豆汁10 kg。

4. 地黄

取净生地黄,加黄酒拌匀,置于蒸锅内,密闭,炖至酒被吸尽,显乌黑色光泽,味甜,取出,晒制外皮黏液稍干时,切片,干燥。每 100 kg 生地黄,用黄酒 30～50 kg。

蒸制实训任务表见表 9-7。

表 9-7　　　　　　　　　　　　蒸制实训任务表

药材	辅料名称	辅料用量	药材领用量	成品量	备注
黄芩					
桑螵蛸					
何首乌					
地黄					

签名:　　　　　　　　　　　　　　　　　　　　　　　　　　　　　　年　月　日

五、综合评定

蒸制实训综合评定表见表 9-8。

表 9-8　　　　　　　　　　　　蒸制实训综合评定表

班级:　　　　　　姓名:　　　　　　学号:

考核内容	技能项目	技能要求	分值	实得分
准备	工作服、精神状态	工作服穿戴整齐 衣帽清洁 双手清洁 指甲合格 有良好的精神状态	5	
	药材净制、分档	能采用正确方法净制处理药材 分档合理	10	
	用具准备	取用适合的用具 摆放整齐、有序	5	
	辅料准备、取量	辅料取用量适当	5	
操作	蒸制	能用清蒸、加辅料蒸法正确地对药材进行蒸制,并规范操作 火候控制适当 动作熟练	45	
	安全操作	安全使用	10	
结果	成品质量	成品合格率	15	
	清场	废弃物处理	5	
		总分	100	

评定教师:　　　　　　　　　　　　　　　　　　　　　　　　　　　　年　月　日

任务二　药材煮制技术

一、煮制的含义

将净药材加水或液体辅料同煮至液体全部被吸尽或切开后内无白心的方法称为煮法。其操作技术称为煮制技术。有毒药材煮制后的剩余汁液，一般应弃去，如川乌、草乌、藤黄、硫黄等。煮制时应遵循"武火煮沸，文火煮透"的原则。

二、煮法的主要目的

1. 消除或降低药材的毒副作用

如川乌生品有毒，经煮制后毒性显著降低。

2. 改变药性，增强疗效

如远志用甘草水煮减其燥性，协同增强安神益智的作用。

3. 清洁药材

如珍珠经豆腐煮后可去其油腻，便于服用。

三、煮制的操作工艺

1. 操作工艺

煮制的操作工艺如图9-3所示。

2. 具体做法

煮制药材的操作分为清水煮、液体辅料煮、固体辅料煮和豆腐煮几种。

（1）清水煮。将药材用清水适当浸泡，取出，放入锅内，加清水淹过药面，加热煮至达到要求，取出，干燥。或晾晒至4~6成干，切片后干燥。

（2）液体辅料煮。将药材放入锅内，加辅料和适量清水，使液面淹过药面，加热煮至液汁被药材吸尽，取出，干燥。或晾晒至4~6成干，切片后干燥。具有毒性的药材不要求将液汁煮干。

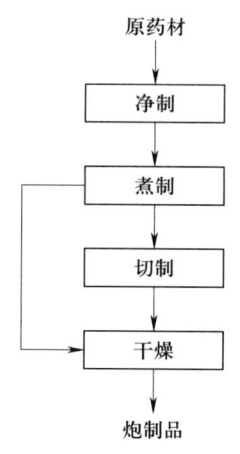

图9-3　煮制的操作工艺

（3）固体辅料煮。先将辅料切薄片或捣绒或捣碎，与药材混合均匀，加水浸泡适当时间，转入锅内，添加适量水，使液面淹过药面。加热煮至液汁被药材吸尽，取出，去掉辅料残渣，干燥。或晾晒至4~6成干，切片后干燥。

（4）豆腐煮。将清洁的药材敲成小块（小颗粒不宜敲碎），用纱布包好，每千克药物用豆腐4~6 kg，先在锅内垫一箅垫，上铺一层豆腐，将豆腐中间挖一个不透底的方槽，将药材放于豆腐槽中,上盖一层豆腐,四周用竹签将豆腐固定,加水至淹没豆腐3~6 cm,用强火进行加热,煮2~3小时,至豆腐呈蜂窝状取出,放凉后取出药材,洗净,干燥。此法多用于煮制不溶于水的药材,如硫黄、珍珠、藤黄。

四、注意事项

1. 药材应大小分档,分别炮制。
2. 根据需要适当掌握加水量。一般加水使液面淹过药面或平药面即可。
3. 注意调节火力,一般先用武火煮至沸腾,再改用文火,保持微沸,防止水迅速蒸发,不易向药材组织内部渗透。煮制中途需加水时,应加沸水。
4. 煮好后出锅,应及时晒干或烘干;如需切片,则可闷润至内外湿度一致,先切片,再干燥,如黄芩。或晾晒至4~6成干,再切片,干燥,如乌头。

 代表药材

川乌

【来源】本品为毛茛科植物乌头的干燥母根。6月下旬至8月上旬采挖,除去子根、须根及泥沙,晒干。

【炮制】

1. 川乌

取原药材,拣净杂质,洗净灰屑,晒干。

2. 制川乌

取净川乌,用水浸泡至内无干心,取出,加水煮沸4~6小时,或蒸6~8小时,至个大及实心者切开无白心,口尝微有麻舌感时,取出晾至六成干,切厚片,干燥。

【成品性状】川乌和制川乌的性状详见表9-9。

表9-9 川乌和制川乌的性状

	形状	颜色	质地	气味
川乌	不规则的圆锥形,稍弯曲,顶端常有残茎,中部多向一侧膨大	表面棕褐色或灰棕色,皱缩,有小瘤状侧根及子根脱离后的痕迹	质坚实,断面类白色或浅灰黄色,形成层环纹呈多角形	气微,味辛辣、麻舌
制川乌	不规则或长三角形厚片	切面黑褐色或黄褐色,有灰棕色多角形环纹	体轻、质脆,断面有光泽	气微,微有麻舌感

【炮制作用】

1. 川乌

有大毒,多外用于风冷牙痛,疥癣,痈肿。

2. 制川乌

制后毒性降低，可供内服。用于风寒湿痹，肢体疼痛，麻木不仁，心腹冷痛，疝痛，跌扑剧痛。

【知识拓展】

川乌的主要成分为乌头生物碱类，其中双酯型二萜类生物碱乌头碱、中乌头碱、次乌头碱是川乌中的主要毒性成分，又是镇痛、抗炎的有效成分。

川乌炮制的原理是通过加水加热处理，极毒的双酯型乌头碱水解（或分解），失去一分子醋酸，得到相应的苯甲酰单酯型生物碱，其毒性为双酯型乌头碱的 1/50～1/500；再进一步将 C_{14} 位上的苯甲酰基水解（或分解），失去一分子苯甲酸，得到亲水性氨基醇类乌头原碱，其毒性仅为双酯型乌头碱的 1/2 000～1/4 000。另一个原因可能是炮制过程中脂肪酰基取代了 C_8-OH 上的乙酰基，生成脂碱，从而降低了毒性。在炮制工艺中，加水、加热处理（包括干热法、湿热法）都能促进水解反应，从而达到降低毒性的目的。故采用蒸、煮法炮制川乌可降低其毒性。川乌毒性的降低主要取决于毒性强的双酯型生物碱的分解或水解程度。川乌药效的强弱亦与双酯型生物碱的水解程度有关。

根据水解降低毒性的原理，可以将川乌炮制工艺改为高压蒸制。

【质量标准】

1. 川乌

水分不得过 12.0%。总灰分不得过 9.0%。酸不溶性灰分不得过 2.0%。

本品按干燥品计算，含乌头碱（$C_{34}H_{47}NO_{11}$）、次乌头碱（$C_{33}H_{45}NO_{10}$）和新乌头碱（$C_{33}H_{45}NO_{11}$）的总量应为 0.050%～0.17%。

2. 制川乌

水分不得过 11.0%。本品含双酯型生物碱以乌头碱（$C_{34}H_{47}NO_{11}$）、次乌头碱（$C_{33}H_{45}NO_{10}$）及新乌头碱（$C_{33}H_{45}NO_{11}$）的总量计，不得超过 0.040%。

本品按干燥品计算，含苯甲酰乌头原碱（$C_{32}H_{45}NO_{10}$）、苯甲酰次乌头原碱（$C_{31}H_{43}NO_9$）及苯甲酰新乌头原碱（$C_{31}H_{43}NO_{10}$）的总量应为 0.070%～0.15%。

【知识拓展】

川乌炮制方法，历代都有多种。《四川省中药饮片炮制规范》收载使用生姜、甘草、皂角（每 100 kg 川乌，用生姜、甘草、皂角各 6.24 kg）做辅料，采用煮或者蒸法炮制的方法。

草乌，其药性与川乌相似。《中国药典》（2020 年版）及《四川省中药饮片炮制规范》收载的炮制方法与川乌相同。

远志

【来源】本品为远志科植物远志或卵叶远志的干燥根。春、秋二季采挖，除去须根和泥沙,晒干或抽取木心晒干。

【炮制】

1. 远志

取原药材,除去杂质,略洗,润透,切段,干燥。

2. 制远志

取甘草,加适量水煎煮两次,合并煎液浓缩至甘草量的10倍,再加入净远志,用文火煮至汤被吸尽,取出,干燥。每100 kg 远志段,用甘草6 kg。

3. 蜜远志

取炼蜜,加入少许开水稀释后,淋于远志段中,稍闷,用文火炒至蜜被吸尽,药色深黄,略带焦斑,疏散不粘手为度,取出,放凉。每100 kg 远志段,用炼蜜20 kg。

【成品性状】远志及其炮制品性状详见表9-10。

表9-10　　远志及其炮制品性状

	形状	颜色	质地	气味
远志	圆筒形的段	外表皮灰黄色至灰棕色,有横皱纹,切面棕黄色	中空	气微,味苦、微辛,嚼之有刺喉感
制远志	形如远志段	表面黄棕色	—	味微甜
蜜远志	形如远志段	显棕红色,稍带焦斑,略有黏性	—	味甜

【炮制作用】

1. 远志

生品"戟人咽喉",多外用涂敷,用于痈疽肿毒,乳房肿痛。

2. 制远志

既能缓和燥性,又能消除麻味,防止刺喉,以安神益智为主。

3. 蜜远志

蜜炙后能增强化痰止咳的作用。

【质量标准】

1. 远志

水分不得过12.0%。总灰分不得过6.0%。醇溶性浸出物不得少于30.0%。

黄曲霉毒素照黄曲霉毒素测定法测定。本品每1 000 g 含黄曲霉毒素 B_1 不得过5 μg,黄曲霉毒素 G_2、黄曲霉毒素 G_1、黄曲霉毒素 B_2 和黄曲霉毒素 B_1 总量不得过10 μg。

本品按干燥品计算,含远志㕷酮Ⅲ($C_{25}H_{28}O_{15}$)不得少于0.15%,3,6′-二芥子酰基蔗糖($C_{36}H_{46}O_{17}$)不得少于0.50%。

2. 制远志

酸不溶性灰分不得过3.0%。

本品按干燥品计算,含远志㕷酮Ⅲ($C_{25}H_{28}O_{15}$)不得少于0.10%,3,6′-二芥子酰基蔗糖($C_{36}H_{46}O_{17}$)不得少于0.30%。含细叶远志皂苷($C_{36}H_{56}O_{12}$)不得少于2.0%。

【知识拓展】

远志的传统加工方法要求抽去木心，取根皮入药。《雷公炮制论》记载，凡使远志，先须去心，若不去心，服之令人闷；《太平惠民和剂局方》记载，如不去心，令人烦闷。远志的主要活性成分为皂苷类，该成分具有祛痰和镇静的作用。

珍珠

【来源】本品为珍珠贝科动物马氏珍珠贝、蚌科动物三角帆蚌或褶纹冠蚌等双壳类动物受刺激形成的珍珠。自动物体内取出，洗净，干燥。

【炮制】

1. 珍珠

取原药材，除去杂质，洗净，晾干。

2. 珍珠粉

取原药材，洗净污垢（垢重者，可先用碱水洗涤，再用清水漂去碱性），用纱布包好，再用豆腐置砂锅或铜锅内，一般 300 g 珍珠用两块 250 g 重的豆腐，下垫一块，上盖一块，加清水淹没豆腐少许，煮制 2 小时，至豆腐呈蜂窝状为止。取出，去豆腐，用清水洗净晒干，研细过筛，用冷水水飞至舌舔无渣感为度。取出晒干或烘干，再研细。

【成品性状】珍珠及其炮制品性状详见表 9-11。

表 9-11　珍珠及其炮制品性状

	形状	颜色	质地	气味
珍珠	类球形、长圆形、卵圆形或棒形，直径 1.5~8 mm	表面类白色、浅粉红色、浅黄绿色或浅蓝色，半透明，光滑或微有凹凸，具特有的彩色光泽	质坚硬，破碎面显层纹	气微，味淡

【炮制作用】

1. 珍珠

质地坚硬，不溶于水，作过装饰品的珍珠（习称"花珠"）外有油腻，必须用豆腐煮制，令其洁净，水飞成极细粉后便于服用。

2. 珍珠粉

具有安神定惊，明目消翳，解毒生肌，润肤祛斑的作用。用于惊、悸、失眠、惊风癫痫、目赤翳障、疮疡不敛、皮肤色斑。

【质量标准】珍珠：酸不溶性灰分不得过 4.0%。

重金属及有害元素：照铅、镉、砷、汞、铜测定法测定，铅不得过 5 mg/kg；镉不得过 0.3 mg/kg；砷不得过 2 mg/kg；汞不得过 0.2 mg/kg；铜不得过 20 mg/kg。

常见煮制药物见表 9 – 12。

表 9 – 12　　　　　　　　　　　常见煮制药物

炮制品	操作要点	成品性状	炮制作用
硫黄	豆腐煮至呈蜂窝状孔眼，取出，洗净，干燥	不规则块状，黄褐色或略显黄绿色，断面呈针状结晶形。有特异的臭气、味淡	降低毒性
草乌	取净草乌，用水浸泡至内无干心，取出，加水煮沸 4~6 小时，或蒸 6~8 小时，至取个大及实心者切开无白心，口尝微有麻舌感时，取出晾至六成干，切厚片，干燥	不规则长圆椎体，表面灰褐色或黑棕褐色，质硬，气微，味辛辣麻舌	降低毒性
藤黄	豆腐煮至变老，取出，干燥	黄褐色，表面粗糙，断面显蜡样光泽	降低毒性

实训十八　煮制操作

一、实训目的

1. 掌握煮制的方法、操作工艺和质量要求。
2. 熟悉煮制的目的和意义。
3. 了解辅料的性质和作用。

二、实训器具

燃气灶、煮锅、盛药器具（不锈钢盘）、电子秤、烧杯、竹片、切药刀、量筒、筛子。

三、实训药材

豆腐、米醋、甘草、远志、延胡索、珍珠（药材品种，可根据实际情况调整）。

四、实训操作

1. 远志

取甘草水煎液，加入净远志，文火煮至甘草水被吸尽，取出，干燥。

2. 延胡索

将分档后的延胡索加入 30% 的米醋，再加适量的清水（以液面与药面持平为宜）浸泡至透心，转入煮制器具内，加热至沸腾后改用文火加热，煮至延胡索无干心，醋液被吸尽时，取出，晾至 6 成干，切厚片或晒干后筛去碎屑。

3. 珍珠

取净珍珠置于布袋中，置锅内与豆腐共煮至豆腐呈蜂窝状（约 2 小时），取出，水飞。每 50 kg 珍珠，用豆腐 20 kg。

煮制实训任务表见表 9 – 13。

表 9-13　煮制实训任务表

药材	辅料名称	辅料用量	药材领用量	成品量	备注
远志					
延胡索					
珍珠					

签名：　　　　　　　　　　　　　　　　　　　　　　　　　　年　月　日

五、综合评定

煮制实训综合评定表见表 9-14。

表 9-14　煮制实训综合评定表

班级：　　　　　　　姓名：　　　　　　　学号：

考核内容	技能项目	技能要求	分值	实得分
准备	工作服、精神状态	工作服穿戴整齐 衣帽清洁 双手清洁 指甲合格 有良好的精神状态	5	
	药材净制、分档	能采用正确方法净制处理药材 分档合理	10	
	用具准备	取用适合的用具 摆放整齐、有序	5	
	辅料准备、取量	辅料取用量适当	5	
操作	煮制	能用煮法正确地对药材进行煮制，并规范操作 火候控制适当 动作熟练	45	
	安全操作	安全使用	10	
结果	成品质量	成品合格率	15	
	清场	废弃物处理	5	
总分			100	

评定教师：　　　　　　　　　　　　　　　　　　　　　　　年　月　日

任务三　药材焯制技术

一、焯制的含义

取净药材投入沸水中，翻动片刻，捞出的方法为焯法，也称为焯制技术。有的种子类药材，焯至种皮由皱缩至舒展、易搓去时，捞出，放入冷水中，除去种皮，晒干，如苦杏仁、桃仁、白扁豆等。也有为了利于药材的干燥而采用此法，如马齿苋等。

二、焯制的目的

1. 除去非药用部分（种皮），如苦杏仁、桃仁等。
2. 分离不同药用部位（种皮和种仁），如白扁豆等。
3. 利于药材的干燥，如马齿苋等。

三、焯制的操作工艺

1. 操作工艺

焯制的操作工艺如图 9-4 所示。

2. 具体做法

先将大量清水加热至沸，把药材投入沸水中，稍微翻烫片刻，约 5~10 分钟，加热烫至种皮由皱缩到膨胀，种皮易于挤脱时，立即用同具孔盛器（如笊篱、漏勺等）取出，浸漂于冷水中，捞起，搓开种皮种仁，晒干，簸去或筛取种皮。

四、注意事项

1. 水量要大，以保证水温。一般为药量的 10 倍以上。若水量少，投入杏仁后，水温迅速降低，酶不能很快被灭活，反而使苷被酶解，影响药效。同理，在扁豆的焯制中，若水温偏低，亦影响扁豆的去毒效果。

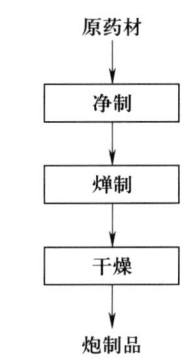

图 9-4 焯制的操作工艺

2. 待水沸后投药，加热时间以 5~10 分钟为宜。以免水烫时间过长，成分损失。
3. 焯去皮后，宜当天晒干或低温烘干。否则易泛油，色变黄，影响成品质量。

 代表药材

苦杏仁

【来源】本品为蔷薇科植物山杏、西伯利亚杏、东北杏或杏的干燥成熟种子。夏季采收成熟果实，除去果实和核壳，取出种子，晒干。

【炮制】

1. 苦杏仁

取原药材，筛去皮屑杂质，拣净残留的核壳及褐色油粒。用时捣碎。

2. 焯苦杏仁

取净杏仁置于 10 倍量沸水中略煮，加热约 5 分钟，至种皮微膨起即捞起，用凉水浸泡，取出，搓开种皮与种仁，干燥，筛去种皮。用时捣碎。

3. 炒苦杏仁

取燀杏仁，置于锅内用文火炒至微黄色，略带焦斑，有香气，取出放凉。用时捣碎。

【成品性状】苦杏仁及其炮制品性状详见表9-15。

表9-15　　　　　　　　　苦杏仁及其炮制品性状

	形状	颜色	质地	气味
苦杏仁	扁心形	表面黄棕色至深棕色	一端尖，另端钝圆，肥厚，左右不对称，富油性	气微，味苦
燀苦杏仁	扁心形	表面乳白色或黄白色	一端尖，另端钝圆，肥厚，左右不对称，富油性	有特异的香气，味苦
炒苦杏仁	形如燀苦杏仁	表面黄色至棕黄色，微带焦斑	一端尖，另端钝圆，肥厚，左右不对称，富油性	有香气，味苦

【炮制作用】

1. 苦杏仁

味苦，性微温，有小毒。归肺、大肠经。具有降气止咳平喘，润肠通便的作用。生品有小毒，性微温而质润，长于润肺止咳，润肠通便。

2. 燀苦杏仁

燀后可降低毒性，除去非药用部位，便于有效成分煎出，又能破坏与苷共存的酶，以利于保存苦杏仁苷。作用与苦杏仁相同。

3. 炒苦杏仁

性温，长于温肺散寒。多用于肺寒咳嗽，久喘肺虚等。

【质量标准】

1. 苦杏仁

水分不得过7.0%。过氧化值不得过0.11。

本品按干燥品计算，含苦杏仁苷（$C_{20}H_{27}NO_{11}$）不得少于3.0%。

2. 燀苦杏仁

水分不得过6.0%。过氧化值同苦杏仁。

本品按干燥品计算，含苦杏仁苷（$C_{20}H_{27}NO_{11}$）不得少于2.4%。

【知识拓展】

苦杏仁含苦杏仁苷约3%，脂肪油约50%。苦杏仁苷是止咳平喘的有效成分，脂肪油具有润肠通便作用。在一定的温度和湿度条件下，苦杏仁苷易被共存的苦杏仁酶和野樱酶水解，产生氢氰酸。小剂量的氢氰酸对呼吸中枢有镇静作用；大剂量则会发生中毒，甚至使呼吸麻痹而死亡。

苦杏仁生用，易酶解产生氢氰酸，量大易中毒，经加热炮制后，可以杀酶保苷，使苦杏仁苷在体内胃酸的作用下，缓缓分解，产生适量的氢氰酸，只起镇咳平喘作用而不致引起中毒。据报道，少量苦杏仁在10倍量100℃的沸水中煮5分钟为佳；大量炮制时可采用流通蒸汽加热 10~20 分钟的方法,以破坏苦杏仁中酶的活性,保护苦杏仁苷不被酶解,以便发挥止咳平喘作用。

带皮苦杏仁与去皮苦杏仁在同样条件下煎煮,煎出的苦杏仁苷相差一半,故苦杏仁以焯后去皮打碎入煎为宜。

苦杏仁焯制时,最佳工艺条件是用倍量的沸水,浸烫时间 5 分钟,并在投药后保持较旺的火力。

桃仁

【来源】本品为蔷薇科植物桃或山桃的干燥成熟种子。果实成熟后采收,除去果实和核壳,取出种子,晒干。

【炮制】

1. 桃仁

取原药材,筛去灰屑杂质,拣净残留的壳及泛油的黑褐色种子。用时捣碎。

2. 焯桃仁

取净桃仁置于沸水中,加热烫至种皮微膨起即捞出,在凉水中稍泡、捞起,搓开种皮和种仁,干燥,筛去种皮。用时捣碎。

3. 炒桃仁

取焯桃仁,置于锅内用文火炒至黄色,略带焦斑,取出放凉。用时捣碎。

【成品性状】桃仁及其炮制品性状详见表 9-16。

表 9-16 桃仁及其炮制品性状

	形状	颜色	质地	气味
桃仁	扁长卵形	表面黄棕色至红棕色,密布颗粒状突起	一端尖,中部膨大,另端钝圆稍偏斜,边缘较薄,富油性	气微,味微苦
焯桃仁	扁长卵形,无种皮	表面浅黄白色	一端尖,中部膨大,另端钝圆稍偏斜,边缘较薄,富油性	气微香,味微苦
炒桃仁	扁长卵形	表面黄色至棕黄色,可见焦斑	一端尖,中部膨大,另端钝圆稍偏斜,边缘较薄,富油性	气微香,味微苦

【炮制作用】

1. 桃仁

生用行血祛瘀力强,多用于血瘀经闭,产后瘀滞腹痛,跌打损伤。

2. 焯制桃仁

易去皮,可除去非药用部位,使有效成分易于煎出,提高药效。

3. 炒制桃仁

偏于润燥和血,多用于肠燥便秘,心腹胀满等。

【质量标准】

1. 桃仁

水分不得过 7.0%。酸值不得过 10.0。羰基值不得过 11.0。

重金属及有害元素：照铅、镉、砷、汞、铜测定法测定，铅不得过 5 mg/kg；镉不得过 1 mg/kg；砷不得过 2 mg/kg；汞不得过 0.2 mg/kg；铜不得过 20 mg/kg。

本品每 1 000 g 含黄曲霉毒素 B_1 不得过 5 μg，含黄曲霉毒素 G_2、黄曲霉毒素 G_1、黄曲霉毒素 B_2 和黄曲霉毒素 B_1 的总量不得过 10 μg。

本品按干燥品计算，含苦杏仁苷（$C_{20}H_{27}NO_{11}$）不得少于 2.0%。

2. 焯制桃仁

水分不得过 6.0%。酸败度、黄曲霉毒素同药材。

本品按干燥品计算，含苦杏仁苷（$C_{20}H_{27}NO_{11}$）不得少于 1.50%。

3. 炒制桃仁

水分不得过 5.0%。

本品按干燥品计算，含苦杏仁苷（$C_{20}H_{27}NO_{11}$）不得少于 1.60%。

【知识拓展】

桃仁的水溶性成分有显著的抗浮肿活性和抗炎活性，具有显著抗炎作用的活性物质为两种蛋白质。醇溶性成分具有抗凝、溶血、收缩子宫等作用。

生桃仁入煎剂，苦杏仁苷在煎液中的留存量甚微，不会导致中毒。桃仁净制后捣碎应用是主流用药规格。

实验比较了桃仁 5 种炮制品（生、炒、蒸、皮、焯）对小鼠的抗凝血、抗血栓、抗炎、润肠通便作用。结果表明，桃仁生用最强，桃仁皮有很好的活血抗炎的功效，桃仁经炒、蒸后作用趋向缓和，活血抗炎以生品为宜。

白扁豆

【来源】本品为豆科植物扁豆的干燥成熟种子。秋、冬二季采收成熟果实，晒干，取出种子，再晒干。

【炮制】

1. 白扁豆

取原药材，除去杂质，用时捣碎。

2. 扁豆衣

取净扁豆置于沸水中，稍煮至皮软后，取出放凉水中稍泡，取出，搓开种皮与仁，干燥，筛取种皮（其仁亦药用）。

3. 炒扁豆

取净扁豆或仁，置于热锅内，用文火炒至表面微黄，略有焦斑时，取出放凉。

【成品性状】白扁豆及其炮制品性状详见表9-17。

表9-17　　白扁豆及其炮制品性状

	形状	颜色	质地	气味
白扁豆	扁椭圆形或扁卵圆形	表面淡黄白色或淡黄色，平滑，略有光泽，一侧边缘有隆起的白色眉状种阜	质坚硬。种皮薄而脆，子叶2，肥厚，黄白色	气微，味淡，嚼之有豆腥气
扁豆衣	不规则的卷缩状种皮	乳白色	质脆易碎	—
炒扁豆	扁椭圆形或扁卵圆形	表面微黄，略具焦斑	—	有香气

【炮制作用】

1. 白扁豆

生用清暑、化湿力强。用于暑湿和消渴。

2. 扁豆衣

气味俱弱，健脾的作用较弱，偏于祛暑化湿。

3. 炒扁豆

性微温，偏于健脾止泻。用于脾虚泄泻，白带过多。

【质量标准】白扁豆：水分不得过14.0%。

【知识拓展】

白扁豆中含有对人体红细胞毒性的非特异性凝集素，其中凝集素A不溶于水，无抗胰蛋白酶活性，可抑制大鼠生长，甚至引起肝脏的区域性坏死，加热后则毒性大减。凝集素B能溶于水，有抗胰蛋白酶活性，加压蒸汽消毒或煮沸1小时后，活力损失86%~94%。因此，白扁豆加热炮制去其毒性是合理的。

实训十九　燀制操作

一、实训目的

1. 掌握燀制的方法、操作工艺和质量要求。
2. 熟悉燀制的目的和意义。
3. 了解辅料的性质和作用。

二、实训器具

燃气灶、煮锅、盛药器具（不锈钢盘）、具孔盛器（漏勺）、电子秤、筛子。

三、实训药材

苦杏仁、白扁豆（药材品种，可根据实际情况调整）。

四、实训操作

1. 燀苦杏仁

将 10 倍于药量的水烧开后，将苦杏仁置于漏勺中于沸水中煮烫 5 分钟，至种皮鼓起后，立即放冷水中稍浸，搓开种皮与种仁。晒干后簸去或筛去种皮即可。

2. 燀白扁豆

取白扁豆置于沸水中，稍煮至种皮软后捞出，立即放冷水中稍浸，取出，搓开种皮与种仁。晒干后簸去或筛去种皮即可。

燀制实训任务表见表 9-18。

表 9-18　　　　　　　　燀制实训任务表

药材	药材领用量	成品量	备注
苦杏仁			
白扁豆			

签名：　　　　　　　　　　　　　　　　　　　　　　　年　月　日

五、综合评定

燀制实训综合评定表 9-19。

表 9-19　　　　　　　　燀制实训综合评定表

班级：　　　　　　姓名：　　　　　　学号：

考核内容	技能项目	技能要求	分值	实得分
准备	工作服、精神状态	工作服穿戴整齐 衣帽清洁 双手清洁 指甲合格 有良好的精神状态	5	
	药材净制、分档	能采用正确方法净制处理药材 分档合理	10	
	用具准备	取用适合的用具 摆放整齐、有序	5	
	辅料准备、取量	辅料取用量适当	5	
操作	燀制	能用燀法正确地对药材进行燀制，并规范操作 火候控制适当 动作熟练	45	
	安全操作	安全使用	10	

续表

考核内容	技能项目	技能要求	分值	实得分
结果		成品合格率	15	
		清场	5	
总分			100	

评定教师：　　　　　　　　　　　　　　　　　　　　　　　　年　　月　　日

目标检测

一、单项选择题

1. 黄芩软化宜用（　　）。

   A. 清蒸法　　　　　　　　　B. 燀法

   C. 润法　　　　　　　　　　D. 泡法

2. 蒸制的目的是杀死虫卵，利于贮存，并能消除致泻副作用的药材是（　　）。

   A. 女贞子　　　　　　　　　B. 黄精

   C. 桑螵蛸　　　　　　　　　D. 珍珠

3. 酒蒸后能除去麻味，免于刺激咽喉，增强补益作用的药材是（　　）。

   A. 黄芩　　　　　　　　　　B. 桑螵蛸

   C. 黄精　　　　　　　　　　D. 女贞子

4. 熟地黄的作用是（　　）。

   A. 清热凉血　　　　　　　　B. 滋阴补血

   C. 养血止血　　　　　　　　D. 补肾益精

5. 蒸后能杀酶保苷，保存药效的中药是（　　）。

   A. 女贞子　　　　　　　　　B. 山茱萸

   C. 黄精　　　　　　　　　　D. 黄芩

6. 制后酸涩之性增强，长于涩精止泻的中药是（　　）。

   A. 醋五味子　　　　　　　　B. 女贞子

   C. 制何首乌　　　　　　　　D. 酒山萸肉

7. 具补肝肾，益精血，乌须发作用的中药是（　　）。

   A. 醋五味子　　　　　　　　B. 熟地黄

   C. 酒女贞子　　　　　　　　D. 制何首乌

8. 制何首乌泻下作用减弱的原因是（　　）。

   A. 游离蒽醌衍生物含量升高　　B. 结合蒽醌衍生物含量升高

C. 卵磷脂含量升高　　　　　　D. 还原糖含量升高

9. 苦杏仁中止咳平喘的主要成分是（　　）。
   A. 苦杏仁苷　　　　　　　　B. 杏仁腈
   C. 苦杏仁酶　　　　　　　　D. 苯甲醛

10. 燀制的目的主要是分离不同药用部位的药材是（　　）。
    A. 苦杏仁　　　　　　　　　B. 桃仁
    C. 白扁豆　　　　　　　　　D. 砂仁

11. 制何首乌的主要目的是（　　）。
    A. 增加结合型蒽醌含量　　　B. 增强润肠通便的作用
    C. 增强解毒、消痈的作用　　D. 增强补肝肾，益精血，乌须发，强筋骨的作用

12. 蒸制的目的不包括（　　）。
    A. 改变中药性能，扩大用药范围　B. 减少副作用，增强疗效
    C. 保存药效，利于贮存　　　D 矫臭矫味

13. 欲增强五味子的酸涩收敛作用，宜采用的炮制方法是（　　）。
    A. 酒蒸法　　　　　　　　　B. 黑豆汁蒸法
    C. 醋蒸法　　　　　　　　　D. 醋炙法

14. 桑螵蛸的炮制方法是（　　）。
    A. 清蒸法　　　　　　　　　B. 酒蒸法
    C. 醋蒸法　　　　　　　　　D. 水煮法

15. 酒蒸女贞子的作用是（　　）。
    A. 滋阴润燥　　　　　　　　B. 增强补肝肾的作用
    C. 酸涩收敛　　　　　　　　D. 滋阴补血

16. 具有滋阴补血、益精填髓功能的地黄炮制品是（　　）。
    A. 鲜地黄　　　　　　　　　B. 生地黄
    C. 熟地黄　　　　　　　　　D. 熟地炭

17. 不采用煮法炮制的药材是（　　）。
    A. 吴茱萸　　　　　　　　　B. 当归
    C. 藤黄　　　　　　　　　　D. 远志

18. 藤黄炮制的最佳方法是（　　）。
    A. 清水煮　　　　　　　　　B. 豆腐煮
    C. 黑豆汁煮　　　　　　　　D. 姜汁煮

19. 蒸制后便于保存有效成分的药材是（　　）。
    A. 大黄　　　　　　　　　　B. 黄精
    C. 黄芩　　　　　　　　　　D. 白附子

20. 制远志常用的辅料是（　　）。
    A. 黄酒　　　　　　　　　　B. 姜汁

C. 甘草汁　　　　　　　　　D. 米醋

二、配伍选择题

[1～5]

A. 熟地黄　　　　　　　　　B. 制何首乌

C. 远志　　　　　　　　　　D. 珍珠

E. 苦杏仁

1. 常用黑豆汁蒸制后，可补肝肾、乌须发的是（　　）。
2. 常用黄酒蒸制后，可滋阴补血、益精填髓的是（　　）。
3. 常用甘草水来煮制的是（　　）。
4. 常与豆腐来煮制的是（　　）。
5. 常用燀制法来炮制的是（　　）。

三、多项选择题

1. 常用豆腐煮的药材有（　　）。

    A. 藤黄　　　　　　　　　B. 远志

    C. 硫黄　　　　　　　　　D. 珍珠

    E. 朱砂

2. 下列常用酒蒸的药材有（　　）。

    A. 桑螵蛸　　　　　　　　B. 山茱萸

    C. 女贞子　　　　　　　　D. 黄精

    E. 地黄

3. 煮后降低毒性，可供内服的药物是（　　）。

    A. 黄精　　　　　　　　　B. 藤黄

    C. 远志　　　　　　　　　D. 川乌

    E. 白附子

四、名词解释

1. 蒸制方法　　2. 煮制方法　　3. 燀制方法

模块十 药材复制技术

 学习目标

知识目标

1. 复制法的操作技术和操作工艺。
2. 代表药材的复制方法、炮制作用及成品性状。
3. 代表药材的质量标准。

技能目标

1. 能够对代表药材进行复制操作。
2. 能够准确判断炮制品的成品质量。

一、复制的含义

将净选后的药材加入一种或数种辅料，按规定操作程序，反复加工至到达规定要求的炮制方法，称为复制法。主要用于半夏、天南星等有毒中药的炮制。

现在的复制法与传统方法比较，其辅料种类、用量及工艺程序，均已有所改变。

二、复制的目的

1. 降低或消除中药的毒性，如半夏用甘草、生石灰、生姜、白矾等制后均可降低毒性。
2. 改变药性，如天南星，用胆汁制后，性味由辛温变为苦凉，功能由温化寒痰转化为清化热痰。
3. 增强疗效，如白附子，用生姜、白矾制后，增强祛风逐痰的功效。
4. 矫臭矫味，如紫河车，酒制后除去腥臭气味，便于服用。

三、复制法的操作工艺

复制法比较复杂，具体方法和辅料的应用应视药材品种而定。一般将净选后的药材置于一定容器内，加入一种或数种规定的辅料，按规定的工艺程序，或浸、泡、漂或蒸、煮或数法共用，反复炮制至达规定的质量要求为度。

四、注意事项

1. 时间可选在春、秋季，避免出现"化缸"。
2. 在阴凉处操作，避免暴晒，以免腐烂。
3. 如要加热处理，火力要均匀，水量要适当，以免糊汤。也可加入适量明矾防腐。

代表药材

半夏

【来源】本品为天南星科植物半夏的干燥块茎。夏、秋二季采挖，洗净，除去外皮和须根，晒干。

【炮制】

1. 生半夏

取原药材，除去杂质，用时捣碎。

2. 清半夏

取净半夏，大小分开，用8%白矾溶液浸泡或煮至内无干心，口尝微有麻舌感，取出，洗净，切厚片，干燥。每100 kg净半夏，煮法用白矾12.5 kg，浸泡法用白矾20 kg。

3. 姜半夏

取净半夏，大小分开，用水浸泡至内无干心时，取出。另取生姜切片煎汤，加白矾与半夏共煮透，取出，干燥，或晾至半干，干燥；或切薄片，干燥。每100 kg净半夏，用生姜25 kg、白矾12.5 kg。

4. 法半夏

取半夏，大小分开，用水浸泡至内无干心，取出；另取甘草适量，加水煎煮两次，合并煎液，倒入用适量水制成的石灰液中，搅匀，加入上述已浸透的半夏，浸泡，每日搅拌1~2次，并保持浸液pH值为12以上，至剖面黄色均匀，口尝微有麻舌感时，取出，洗净，阴干或烘干，即得。每100 kg净半夏，用甘草15 kg、生石灰10 kg。

操作时，生半夏加清水浸泡过程中，当水面起泡沫时宜加2%白矾水溶液泡至合度为止。法半夏用甘草、石灰液浸泡，溶液pH值保持在12以上，如pH值下降，可补加适量生石灰调节。

【成品性状】半夏及其炮制品性状详见表10-1。

表10-1　　　　　　　　　　　　　半夏及其炮制品性状

	形状	颜色	质地	气味
生半夏	类球形，顶端有凹陷的茎痕，周围密布麻点状根痕；下部钝圆，较光滑	表面白色或浅黄色。断面洁白	粉性	气微，味辛辣、麻舌而刺喉

续表

	形状	颜色	质地	气味
清半夏	椭圆形、类圆形或不规则的片	切面淡灰色至灰白色或黄白色至黄棕色	质脆,易折断,断面略呈粉性或角质样	气微,味微涩、微有麻舌感
姜半夏	片状、不规则颗粒状或类球形	表面棕色至棕褐色。断面淡黄棕色	质硬脆	气微香,味淡、微有麻舌感
法半夏	类球形或破碎成不规则颗粒状	表面淡黄白色、黄色或棕黄色。断面黄色或淡黄色	质松脆或硬脆	气微,味淡略甘、微有麻舌感

【炮制作用】

1. 生半夏

有毒。一般外用,不做内服,但可随方入煎剂使用,不宜入丸散。生用以化痰止咳、消痞散结为主。

2. 清半夏

能降低毒性,缓和药性,消除副作用,长于化痰,以燥湿化痰功效为主。

3. 姜半夏

能降低毒性,缓和药性,消除副作用,善于止呕,以温中化痰、降逆止呕为主。

4. 法半夏

能降低毒性,缓和药性,消除副作用,偏于寒痰,兼调脾和胃的作用。

【质量标准】

1. 生半夏

水分不得过13.0%。总灰分不得过4.0%。水溶性浸出物不得少于7.5%。

2. 清半夏

水分不得过13.0%。总灰分不得过4.5%。水溶性浸出物不得少于7.0%。

本品按干燥品计,含白矾以含水硫酸铝钾$[KAl(SO_4)_2 \cdot 12H_2O]$计,不得过10.0%。

3. 姜半夏

水分不得过13.0%。总灰分不得过7.5%。水溶性浸出物不得少于10.0%。

本品按干燥品计,含白矾以含水硫酸铝钾$[KAl(SO_4)_2 \cdot H_2O]$计,不得过8.5%。

4. 法半夏

水分不得过13.0%。总灰分不得过9.0%。水溶性浸出物不得少于5.0%。

【知识拓展】

半夏炮制入药历史悠久,春秋战国时即有"治半夏"的记载。半夏的炮制方法多达70多种,其中单姜汁制就有10余种方法,药汁制达30种不同的药汁配方和加工方法。纵观半夏的炮制发展,历代虽然炮制方法和工艺不同,但炮制目的都是为了降低半夏的毒副作用,同时选用不同的辅料和工艺达到辅助的治疗作用。

半夏的现代炮制品种主要为清半夏、姜半夏、法半夏三类。

天南星

【来源】 本品为天南星科植物天南星、异叶天南星或东北天南星的干燥块茎。秋、冬二季茎叶枯萎时采挖,除去须根及外皮,干燥。

【炮制】

1. 天南星

取原药材,除去杂质,洗净,干燥。

2. 制天南星

取净天南星,按大小分别用水浸泡,每日换水2~3次,如起白沫时,换水后加白矾(每100 kg 天南星,加白矾2 kg),泡一日后,再进行换水,至切开口尝微有麻舌感时取出。将生姜片、白矾置于锅内加适量水煮沸后,倒入天南星共煮至无干心时取出,除去姜片,晾至四至六成干,切薄片,干燥。每100 kg 天南星,用生姜、白矾各12.5 kg。

3. 胆南星

(1) 取制南星细粉,加入净胆汁(或胆膏粉及适量清水)拌匀,蒸60分钟至透,取出放凉,制成小块,干燥。每100 kg 制南星细粉,用牛(或猪、羊)汁400 kg(或胆膏粉40 kg)。

(2) 取生南星粉,加入净胆汁(或胆膏粉及适量清水)拌匀,放温暖处,发酵7~15天后,再连续蒸或隔水炖9昼夜,每隔2小时搅拌1次,除去腥臭气,至呈黑色浸膏状,口尝无麻味为度,取出,晾干。再蒸软,趁热制成小块,干燥。每100 kg 生南星粉,用牛(或猪、羊)汁400 kg(或胆膏粉40 kg)。

【成品性状】 天南星及其炮制品性状详见表10-2。

表10-2 天南星及其炮制品性状

	形状	颜色	质地	气味
天南星	扁球形,表面较光滑,顶端有凹陷的茎痕,周围有麻点状根痕,有的块茎周边有小扁球状侧芽	表面类白色或淡棕色。断面白色	质坚硬,不易破碎,断面粉性	气微辛,味麻辣
制天南星	类圆形或不规则形的薄片	黄色或淡棕色	质脆易碎,断面角质样	气微,味涩,微麻
胆南星	方块状或圆柱状	棕黄色、灰棕色或棕黑色	质硬	气微腥,味苦

【炮制作用】

1. 制天南星

降低毒性,增强燥湿化痰的功效。

2. 胆南星

改变药性。

【质量标准】

1. 生天南星

水分不得过 15.0%。总灰分不得过 5.0%。醇溶性浸出物不得少于 9.0%。

本品按干燥品计算，含总黄酮以芹菜素（$C_{15}H_{10}O_5$）计，不得少于 0.050%。

2. 制天南星

水分不得过 12.0%。总灰分不得过 4.0%。含量测定同药材。

本品按干燥品计算，含白矾以含水硫酸铝钾 [$KAl(SO_4)_2 \cdot 12H_2O$] 计，不得过 12.0%。

常见复制药材见表 10-3。

表 10-3　　　　　　　　常见复制药材

药材	来源	复制方法	复制前后的性状变化	炮制作用
白附子	天南星科植物独角莲的干燥块茎	白附子：取原药材，除去杂质，洗净，干燥 制白附子：取净白附子，分开大小个，浸泡，每日换水 2~3 次，数日后如起黏沫，换水后加白矾（每 100 kg 白附子，用白矾 2 kg），泡 1 日后再进行换水，至口尝微有麻舌感为度，取出。将生姜片、白矾粉置于锅内加适量水，煮沸后，倒入白附子共煮至无白心，捞出，除去生姜片，晾至六七成干，切厚片，干燥 每 100 kg 白附子，用生姜、白矾各 12.5 kg	白附子：椭圆形或卵圆形。表面白色至黄白色，略粗糙，有环纹及须根痕，顶端有茎痕或芽痕。质坚硬，断面白色，粉性。气微，味淡、麻辣刺舌 制白附子：类圆形或椭圆形厚片，外表皮淡棕色，切面黄色，角质。味淡，微有麻舌感	白附子有毒，生品一般多外用。长于祛风痰，定惊搐，解毒散结，止痛。经生姜、白矾炮制后，降低毒性，消除麻辣味，增强祛风痰作用
四制香附	莎草科植物莎草的干燥根茎	取净香附粒块或片，加入定量的生姜汁、米醋、黄酒、盐水拌匀，稍闷润，待汁液被吸尽后，置于炒制容器内，用文火加热，炒干，取出，晾凉，筛去碎屑 香附粒块或片每 100 kg，用生姜 5 kg（取汁）、米醋、黄酒各 10 kg，食盐 2 kg（清水溶化）	香附：不规则粒块或薄片，周边棕褐色或棕黄色；片面黄白色而显粉性，内皮层环纹明显。质硬，气香，味微苦 四制香附：表面深棕褐色，内部焦褐色，质脆，易碎，气焦香，味苦涩	香附具有行气解郁、调经止痛的功能 四制香附以行气解郁、调经散结为主

目标检测

一、单项选择题

1. 制天南星时每 100 kg 天南星，所用生姜、白矾的用量分别是（　　）。
   A. 12.5 kg；12.5 kg　　　　B. 20 kg；15 kg
   C. 15 kg；15 kg　　　　　　D. 15 kg；10 kg

2. 制姜半夏时每 100 kg 净半夏，所用生姜、白矾的用量分别是（　　）。
   A. 10 kg；10 kg　　　　　　B. 10 kg；12.5 kg

C. 25 kg；12.5 kg   D. 12.5 kg；10 kg
3. 复制法炮制的目的不包括（　　）。
A. 降低或消除药材的毒性   B. 增强疗效
C. 矫臭解腥   D. 易于保存

二、配伍选择题

[1~4]
A. 长于化痰
B. 增强降逆止呕的作用
C. 偏于祛寒痰，并具有调和脾胃的作用
D. 增强健脾温胃、燥湿化痰的作用
1. 生半夏的功能主要是（　　）。
2. 清半夏的功能主要是（　　）。
3. 姜半夏的炮制作用主要是（　　）。
4. 法半夏的功能主要是（　　）。

[5~8]
A. 生姜   B. 白矾
C. 两者都是   D. 两者都不是
5. 炮制姜半夏所用的辅料是（　　）。
6. 炮制清半夏所用的辅料是（　　）。
7. 炮制法半夏所用的辅料是（　　）。
8. 炮制制天南星所用的辅料是（　　）。

三、多项选择题

1. 而成的炮制品主要用生姜、白矾炮制的是（　　）。
A. 姜半夏   B. 胆南星
C. 制天南星   D. 制白附子
E. 紫河车
2. 胆南星的炮制作用不包括（　　）。
A. 改变药性，由辛温变苦凉   B. 增强化痰的作用
C. 用于顽痰咳嗽   D. 功能由温化寒痰转为清化热痰
E. 祛风止痉

四、简答题

1. 简述复制法的操作工艺及注意事项。
2. 简述姜半夏的炮制方法及炮制作用。
3. 简述制天南星的炮制方法及炮制作用。

模块十一　药材其他炮制技术

 学习目标

知识目标

1. 制霜、烘焙、煨、提净、水飞、干馏、发酵、发芽的含义。
2. 制霜、烘焙、煨、提净、水飞、干馏、发酵、发芽的目的。
3. 制霜、烘焙、煨、提净、水飞、干馏、发酵、发芽的基本操作工艺及工艺控制。
4. 制霜、烘焙、煨、提净、水飞、干馏、发酵、发芽的注意事项。

技能目标

1. 能进行制霜、烘焙、煨、提净、水飞、干馏、发酵、发芽的操作工艺和操作技术；能进行代表品种的炮制加工。
2. 能准确判断代表品种的质量。

任务一　制霜技术

制霜技术是将药材通过各种方法加工后，制作成松散粉末或细小结晶的操作技术。传统制霜的方法有去油制霜、渗析制霜、升华制霜、煎煮制霜和烧熏制霜等。目前仍在经常使用的制霜法主要是去油制霜、渗析制霜、升华制霜。

学习活动一　去油制霜

一、去油制霜的含义

将药材研碎如泥，经微微加热，压榨除去大部分油脂，含油量符合要求后，取残渣研制成符合规定的松散粉末的炮制方法，叫做去油制霜法。其操作技术称为去油制霜技术。

需要去油制霜的药材一般是富含油脂的果实种子类药材，通过加工后，大部分油脂被除去成为松散的粉末状，生产时通过观察研散后的药材松散成粉，不再黏结来控制炮制程度，成品质量标准以油脂含量作为重要指标。

饮片厂通常使用榨油机进行压榨去油。操作中需要注意按照操作规程进行，防止意外伤害事故。

二、去油制霜的目的

1. 降低毒性，缓和药性。如巴豆有大毒，泻下作用峻猛，经去油制霜后油脂性成分减少，可降低毒性，缓和泻下作用，保证临床用药安全有效。

2. 降低副作用。如柏子仁具有致呕吐和滑肠的副作用，不适合体虚便溏患者，制霜后用于心神不宁，失眠健忘而又大便溏泄者。

三、去油制霜的操作工艺

1. 操作工艺

去油制霜的操作工艺如图 11-1 所示。

2. 具体操作

将原药材进行净制加工后捣烂如泥，用吸油纸或吸油布包裹，通过蒸或煨进行加热后压榨，反复换纸，吸去油脂，至研散后成粉，松散不再黏结即可。

3. 制霜设备

传统去油制霜，多使用铁研船、石磨、蒸笼等器具。饮片厂使用烘烤箱、榨油机（见图 11-2）等设备。去油制霜加工药材时，将药材放入垫有吸油纸的烤盘内，放入烤箱烘烤加热后压榨去油。达到要求后，将药材研散可得到成品。

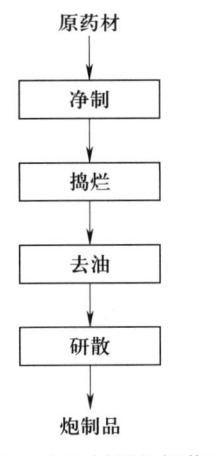

图 11-1 去油制霜的操作工艺

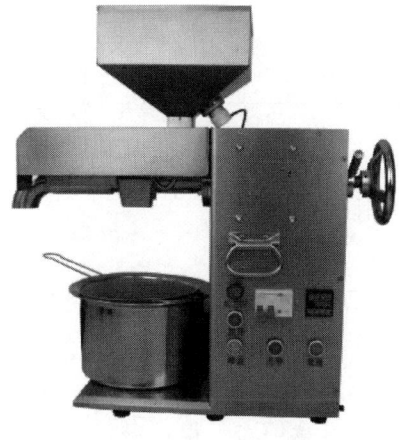

图 11-2 榨油机

四、注意事项

1. 药材加热后更易渗出油脂,故需加热并趁热去油。
2. 通过勤换吸油纸可提高吸油程度和时间,提高炮制效果,缩短炮制时间。
3. 有毒药材去油制霜后用过的布或纸要及时妥善处理,用的器具应清洗干净,防止中毒。

 代表药材

巴豆

【来源】本品为大戟科植物巴豆的干燥成熟果实。秋季果实成熟时采收,堆置2~3天,摊开,干燥。

【炮制】

1. 生巴豆

取原药材,除去杂质,搓去果皮和种皮,簸取种仁;或将种子拌入稠米汤暴晒或烘干后去外壳和种皮,取仁。

2. 巴豆霜

取净巴豆仁,碾烂如泥状,用吸油纸包严,加热并压榨去油,如此反复数次,至吸油纸不显油痕,研散药材后松散成粉,不再黏结;或取仁碾细后,按照《中国药典》(2020年版)脂肪与脂肪油测定法,测定脂肪油含量,加适量的淀粉,使脂肪油含量符合规定,混匀,即得。

【成品性状】生巴豆和巴豆霜的性状详见表11-1。

表11-1　生巴豆和巴豆霜的性状

	形状	颜色	质地	气味
生巴豆	扁椭圆形,一端有微凹的合点,另一端有小点状的种脐	表面黄白色或黄棕色。内胚乳淡黄色	油质	气微,味辛辣
巴豆霜	粒度均匀、疏松的粉末	淡黄色	显油性	味辛辣

【炮制作用】

1. 生巴豆

性味辛、热,有大毒,归胃、大肠经。生品仅外用蚀疮,用于恶疮疥癣,疣痣。

2. 巴豆霜

制霜后降低毒性,缓和泻下作用,具有峻下冷积,逐水退肿,豁痰利咽。多入丸散内服用于寒积便秘,乳食停滞,腹水臌胀,二便不通,喉风,喉痹等;外治痈肿脓成不溃,疥癣恶疮,疣痣。

【质量标准】

1. 巴豆

水分不得过 12.0%。总灰分不得过 5.0%。

本品按干燥品计算,含脂肪油不得少于 22%,巴豆苷($C_{10}H_{13}N_5O_5$)不得少于 0.80%。

2. 巴豆霜

水分不得过 12.0%。总灰分不得过 7.0%。

本品按干燥品计算,含脂肪油应为 18.0% ~ 20%,巴豆苷($C_{10}H_{13}N_5O_5$)不得少于 0.80%。

【知识拓展】

巴豆的脂肪油中主要含有巴豆油酸、巴豆酸等组成的甘油酯和巴豆树脂,能刺激肠蠕动,引起剧烈腹泻,外用可引起皮肤发红、发泡甚至坏死。另外,巴豆中含有巴豆毒素(毒性球蛋白)能溶解红细胞,并使局部细胞坏死,引起发赤、起泡和炎症。通过加热去油制霜后,巴豆油含量下降,巴豆毒素凝固变性,从而达到降低毒性和缓和泻下作用的目的。

柏子仁

【来源】本为柏科植物侧柏的干燥成熟种仁。秋、冬二季采收成熟种子,晒干,除去种皮,收集种仁。

【炮制】

1. 柏子仁

取原药材,除去杂质及种皮,筛去灰屑。

2. 柏子仁霜

取净柏子仁,碾如泥状,用吸油纸或吸油布包严,加热并压榨去油,如此反复数次,至药材松散不易黏结成饼,碾细备用。

【成品性状】柏子仁和柏子仁霜的性状详见表 11 – 2。

表 11 – 2　　　　　　　　　　柏子仁和柏子仁霜的性状

	形状	颜色	质地	气味
柏子仁	长卵形或长椭圆形,顶端略尖,基部钝圆	表面黄白色或淡黄棕色	质软,富油性	气微香,味淡
柏子仁霜	均匀、疏松的粉末	淡黄色	微显油性	气微香

【炮制作用】

1. 柏子仁

味甘,性平,归心、肾、大肠经,能养心安神,止汗,润肠通便。用于阴血不足,虚烦失眠,心悸怔忡,肠燥便秘,阴虚盗汗。生品有致恶心呕吐的异味。

2. 柏子仁霜

功效同柏子仁，但制霜能消除呕吐和润肠的作用，适用于脾虚便溏的患者。

【质量标准】柏子仁、柏子仁霜：酸值不得过40.0。羰基值不得过30.0。过氧化值不得过0.26。

【知识拓展】

部分企业生产柏子仁霜采用将柏子仁用文火炒至油黄色，有香气逸出时，取出后用榨油机压榨去油，榨油后取出柏子仁研细即可。

千金子

【来源】本品为大戟科植物续随子的干燥成熟种子。夏、秋二季果实成熟时采收，除去杂质，干燥。

【炮制】

1. 千金子

取原药材，除去杂质，筛去泥沙，洗净，捞出，干燥，用时打碎。

2. 千金子霜

取净千金子，碾如泥状，用布包严，加热并压榨去油，如此反复数次，至药材松散不再黏结成饼，碾细即可得。少量者，碾碎后用数层草纸包裹，加热，反复压榨换纸，以草纸不显油痕，药材松散成粉，不再黏结。

【成品性状】千金子和千金子霜的性状详见表11-3。

表11-3　　　　　千金子和千金子霜的性状

	形状	颜色	质地	气味
千金子	椭圆形或倒卵形，具不规则网状皱纹，一侧有纵沟状种脊	表面灰棕色或灰褐色，种仁白色或黄白色	种皮薄脆，富油质	气微，味辛
千金子霜	均匀、疏松的粉末	淡黄色	微显油性	味辛辣

【炮制作用】

1. 千金子

味辛，性温，有毒，归肝、肾、大肠经，能逐水消肿、破血消癥。毒性较大，多外用，用于顽癣、疣赘。

2. 千金子霜

制霜能缓和泻下作用，并降低毒性。多入丸散内服，用于水肿胀满，积聚癥块，诸疮肿毒。

【质量标准】

1. 千金子

水分不得过7.0%。本品含脂肪油不得少于35%。本品含千金子甾醇（$C_{32}H_{40}O_8$）不得少于0.35%。

2. 千金子霜

本品含脂肪油含量应为18.0%~20.0%。

瓜蒌子

【来源】本品为葫芦科植物栝楼或双边栝楼的干燥成熟种子。秋季采摘成熟果实，剖开，取出种子，洗净，晒干。

【炮制】

1. 瓜蒌子

取原药材，除去杂质及干瘪种子，洗净，晒干，用时捣碎。

2. 炒瓜蒌子

取净瓜蒌子置于锅内，用文火炒至鼓起，带焦斑时，取出放凉，用时捣碎。

3. 瓜蒌子霜

取净瓜蒌子仁，碾如泥状，用布包严，加热并压榨去油，如此反复数次，至药材松散不再黏结成饼，碾细备用。少量者，碾碎后用数层草纸包裹，加热，反复压榨换纸，以草纸不显油痕，药材松散成粉，不再黏结。

【成品性状】瓜蒌子及其炮制品性状详见表11-4。

表11-4　瓜蒌子及其炮制品性状

	形状	颜色	质地	气味
瓜蒌子	扁平椭圆形	表面浅棕色至棕褐色。内种皮灰绿色。种仁黄白色	富油性	气微，味淡
炒瓜蒌子	扁平椭圆形	表面浅褐色至棕褐色，偶有焦斑	富油性	气略焦香，味淡
瓜蒌子霜	均匀、疏松的粉末	黄白色	微显油性	气微，味淡

【炮制作用】

1. 瓜蒌子

味甘，性寒，归肺、胃、大肠经，能润肺化痰，润肠通便。用于燥咳痰黏，肠燥便秘。

2. 炒瓜蒌子

寒性得以缓和，善于理肺化痰。用于痰浊咳嗽。

3. 瓜蒌子霜

功效同瓜蒌子但润肠作用显著减弱，适用于脾虚患者。

【质量标准】

1. 瓜蒌子

水分不得过10.0%。总灰分不得过3.0%。醇溶性浸出物不得少于4.0%。

本品按干燥品计算，含3,29-二苯甲酰基栝楼仁三醇（$C_{44}H_{58}O_5$）不得少于0.080%。

2. 炒瓜蒌子

水分不得过 10.0%。总灰分不得过 5.0%。

本品按干燥品计算，含 3,29 - 二苯甲酰基栝楼仁三醇（$C_{44}H_{58}O_5$）不得少于 0.060%。

学习活动二 渗析制霜

一、渗析制霜的含义

渗析制霜是将物料放入能够渗透的容器内，经过长时间放置，在容器外形成结晶的炮制方式。其操作技术称为渗析制霜技术。

二、渗析制霜的目的

1. 增强疗效，如西瓜和芒硝制成西瓜霜，二者起协同作用增强药材清热泻火的功效。
2. 纯净药材，经过渗析，药材中的杂质被去除。

三、渗析制霜的操作工艺

1. 操作工艺

渗析制霜的操作工艺如图 11 - 3 所示。

2. 具体操作

渗析制霜是将物料按照比例放入沙罐内，经过长时间放置，部分物料从沙罐内渗出，待沙罐外形成白霜时，随时刮下收集，至无白霜析出为度。

3. 现代制霜工艺

传统方法制备西瓜霜，产量和效率均低，只适用于小量制备，并且受季节限制。现有部分地区改进工艺为：将西瓜捣碎，加入芒硝溶化，以布氏滤器加滑石粉助滤，滤液浓缩析晶，结晶风化后得到西瓜霜。

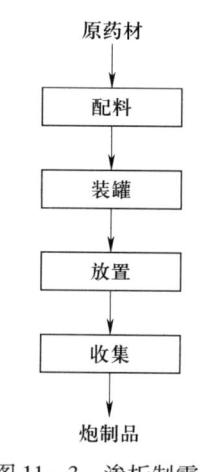

图 11 - 3 渗析制霜的操作工艺

四、注意事项

1. 容器主要为无釉的黄沙罐或瓦罐，有釉或质地致密容器药材无法渗透。
2. 放置条件应该干燥、凉爽，同时西瓜应悬挂在阴凉通风处，防止西瓜腐烂。
3. 制作过程应注意防蚊防尘，结晶析出后要及时扫取，以免影响后续结晶的析出。

 代表药材

西瓜霜

【来源】本品为葫芦科植物西瓜的成熟新鲜果实与皮硝经加工制成。

【炮制】

1. 西瓜析霜

取新鲜西瓜,沿蒂头切一厚片作顶盖,挖出部分瓜瓤,将芒硝填入瓜内,盖上顶盖,用竹签插牢,用碗或碟托住,悬挂于阴凉通风处,待西瓜表面析出白霜时,随时刮下,直至无白霜析出为止,晾干。

2. 瓦罐析霜

将西瓜连皮带肉切碎和芒硝拌匀(或者一层西瓜一层芒硝),装入黄沙罐内,盖好,挂于阴凉通风处,带砂罐外面有白霜冒出,用干净毛笔或纸片刷下,装入瓶内备用。每100 kg西瓜,用芒硝15 kg。

【成品性状】西瓜霜成品性状详见表11-5。

表11-5　西瓜霜成品性状

	形状	颜色	质地	气味
西瓜霜	结晶性粉末	类白色至黄白色	质松散	气微,味咸

【炮制作用】西瓜能清热解暑,芒硝能清热泻火,制成西瓜霜后,两药起到协调作用,增强清热泻火之功,并使药材更纯净。

西瓜霜性味咸、寒,归心、胃、大肠经、具有清热泻火,消肿止痛的功效。

【质量标准】本品按干燥品计算,含硫酸钠(Na_2SO_4)不得少于90.0%。重金属含量不超过10 mg/kg。含砷量不得过10 mg/kg。

【思政引领】

西瓜霜是西瓜与皮硝加工制成的咽喉类用药,清代名医顾世澄将其载入《疡医大全》,被古人称为"喉科圣药"。其传统工艺需要西瓜和芒硝混合后放在阴凉通风处缓慢渗析产生西瓜霜,制作非常耗时,产量极低。中医药专家邹节明率领科研小组经8年攻关,突破传统制霜耗时费力的限制,实现制霜工艺的新突破,在保留古方的基础上,使之实现工业化生产。

学习活动三　升华制霜

一、升华制霜的含义

升华制霜为将具有升华性的物质从矿物中提取出来,制作成纯净结晶的炮制方法。传统一般采用闷煅的方式加工,使具有升华性的物质凝结于盖锅上,于盖锅上收集结晶。其操作技术称为升华制霜技术。

二、升华制霜的目的

纯净药材:如信石通过升华,具有升华性的成分(三氧化二砷)和其他物质分离,得到单一成分的砒霜。

三、升华制霜的操作工艺

1. 操作工艺

升华制霜的操作工艺如图11-4所示。

2. 具体操作

将物料置于锅内,上扣一口径较小的锅,两锅接口处先用湿草纸再用盐泥封固,上压重物,盖锅上贴一白纸条或放几粒大米。用武火加热,煅至白纸或大米成老黄色时,停火放凉,凉后收集盖锅上的结晶。

本方法加工过程中物料处于密闭环境,加工的程度难以判定,传统通过观察盖锅上的白纸条或大米颜色控制停火时机,也有用在盖锅上是否滴水即沸来控制程度。

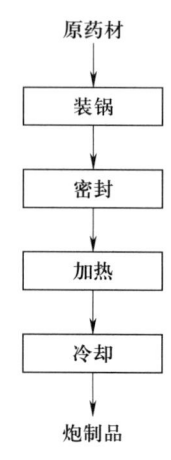

图11-4 升华制霜的操作工艺

四、注意事项

1. 制霜的过程中应特别注意防止中毒。
2. 制霜后的残留废弃物应当妥善处理,防止污染环境。

 代表药材

信石

【来源】为天然的砷华矿石,或由毒砂(硫砷铁矿,FeAsS)、雄黄加工制造而成。

【炮制】

1. 信石

取原药材,除去杂质,碾细。

2. 砒霜

取净信石,置于锅内,上置一口径较小的锅,两锅接口处先用湿草纸再用盐泥封固,上压重物,盖锅上贴一白纸条或放几粒大米。用武火加热,煅至白纸或大米成老黄色时,凉后收集盖锅上的结晶。

【成品性状】信石和砒霜的性状详见表11-6。

表11-6 信石和砒霜的性状

	形状	颜色	质地	气味
信石	不规则碎块	断面白、灰、黄、红、肉红等颜色,绢丝样光泽	质脆,敲打易碎	气无

续表

	形状	颜色	质地	气味
砒霜	结晶或粉末	白色	粉性	气无

【炮制作用】

1. 信石

性味酸、辛、大热，有大毒，归脾、肺、胃、大肠经。具有祛痰、截疟、杀虫、蚀腐肉的功能。

2. 砒霜

制霜后毒性更强，但药材更加纯净，更易控制用量。

【知识拓展】

传统制霜法产量有限且容易中毒，目前主要采用工业法制备三氧化二砷。常用含砷的矿石经破碎，进行氧化焙烧，生成的气体经除尘、冷却、捕集，制得粗三氧化二砷。将粗三氧化二砷与浓盐酸反应生成三氯化砷。将三氯化砷慢慢加到水中使其水解后用水洗涤可得到精制三氧化二砷。

实训二十　制霜操作

一、实训目的

1. 掌握制霜的方法、操作工艺和质量要求。
2. 熟悉制霜的目的和意义。
3. 了解辅料的性质和作用。

二、实训器具

电熨斗、草纸、乳钵、竹签、瓦盆、吸油纸、压榨器、芒硝。

三、实训药材

苦杏仁、西瓜（药材品种，可根据实际情况调整）。

四、实训操作

1. 苦杏仁霜

取㷮苦杏仁，碾碎如泥状，用压榨器榨出油或用粗草纸包裹反复压榨至油尽，取出，研磨成粉。

2. 西瓜霜

取新鲜西瓜，沿蒂头切一厚片作顶盖，挖去瓜瓤及种子，将芒硝填入瓜内，盖上顶盖，用竹签插牢，放入瓦盆内，盖好，置阴凉通风处，待析出白霜时，随析出随刷下，直至无白霜析出为度。

制霜实训任务表见表11-7。

表11-7　　　　　　　　　　制霜实训任务表

药材	辅料名称	辅料用量	药材领用量	成品量	备注
苦杏仁					
西瓜霜					

签名：　　　　　　　　　　　　　　　　　　　　　　　年　月　日

五、综合评定

制霜实训综合评定表见表11-8。

表11-8　　　　　　　　　　制霜实训综合评定表

班级：　　　　　　　　姓名：　　　　　　　　学号：

考核内容	技能项目	技能要求	分值	实得分
准备	工作服、精神状态	工作服穿戴整齐 衣帽清洁 双手清洁 指甲合格 有良好的精神状态	5	
	药材净制、分档	能采用正确方法净制处理药材 分档合理	10	
	用具准备	取用适合的用具 摆放整齐、有序	5	
	辅料准备、取量	辅料取用量适当	5	
操作	制霜	能用制霜法正确地对药材进行制霜，并规范操作 动作熟练	45	
	安全操作	安全使用	10	
结果	成品质量	成品合格率	15	
	清场	废弃物处理	5	
总分			100	

评定教师：　　　　　　　　　　　　　　　　　　　　　年　月　日

任务二　烘焙技术

一、烘焙的含义

烘焙是采用加热的方式使药材干燥酥脆的炮制方法。其操作技术称为烘焙技术。

二、烘焙的目的

1. 降低毒性，如蜈蚣、虻虫，通过加热，使烘焙药材毒性成分破坏或减少，达到降低毒性的目的。
2. 便于应用。药材通过烘焙后更加干燥酥脆，便于粉碎应用。
3. 矫臭矫味，如蜈蚣、虻虫等昆虫类药材，一般具有特殊的臭气和腥味，通过烘焙可以降低不良气味。

三、烘焙的操作工艺

1. 操作工艺

烘焙的操作工艺如图11-5所示。

2. 具体操作

将净选或切制后的药材用文火直接或间接加热，使之充分干燥的方法，称为烘焙法。按照操作形式可以细分为烘和焙两种操作方法。

烘是将药材置于近火处或利用烘箱、干燥室等设备，使药材所含水分徐徐蒸发，从而使药材充分干燥的技术。焙则是将净选后的药材置于金属容器或锅内，用文火进行短时间加热，并不断翻动，焙至颜色加深、质地酥脆为度。

在实际加工中需要根据药材特点，恰当选择烘或焙的方式炮制药材。

3. 烘焙设备

传统烘焙，多使用炭火炉进行烘制，如烘铁皮石斛；使用瓦片或铁片进行焙制，如焙蜈蚣。目前饮片厂使用烘烤箱（见图11-6）等设备，多采用烘法进行炮制加工。将需要烘焙的药材放入设定好温度的烘烤箱内，烘至一定程度后取出放凉即可。

四、注意事项

1. 烘焙药材时要控制好温度，防止药材焦化。一般用文火，并勤加翻动。
2. 烘焙的药材一般有毒，要注意防护。

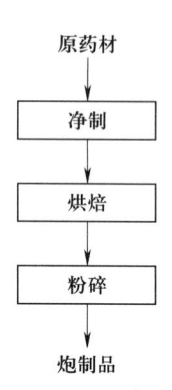

图 11-5　烘焙的操作工艺

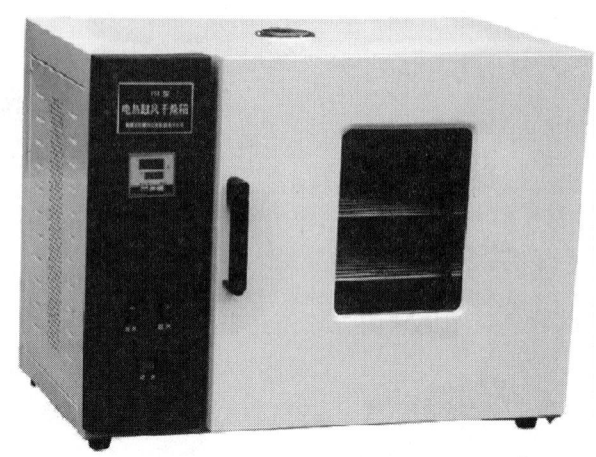

图 11-6　烘烤箱

代表药材

蜈蚣

【来源】本品为蜈蚣科动物少棘巨蜈蚣的干燥体。春、夏二季捕捉，用竹片插入头尾，绷直，干燥。

【炮制】取本品，去竹片，洗净，微火焙黄，剪断。

【成品性状】蜈蚣成品的性状详见表 11-9。

表 11-9　　　　　　　　　　　　　蜈蚣成品的性状

	形状	颜色	质地	气味
蜈蚣	扁平短段	棕褐色或灰褐色	质脆	有焦香气

【炮制作用】味辛，性温，有毒，归肝经。具有息风镇痉，解毒散结，通络止痛的作用。生品多外用。

【质量标准】蜈蚣、焙蜈蚣：水分不得过 15.0%。总灰分不得过 5.0%。醇溶性浸出物不得少于 20.0%。本品每 1 000 g 含黄曲霉毒素 B_1 不得过 5 μg，黄曲霉毒素 G_2、黄曲霉毒素 G_1、黄曲霉毒素 B_2 和黄曲霉毒素 B_1 总量不得过 10 μg。

【知识拓展】

研究表明，蜈蚣含有类似蜂毒的毒性成分，即组胺样物质及溶血性蛋白，焙后毒性成分破坏而降低毒性。传统认为蜈蚣头足毒性大，需要去头足。通过对蜈蚣头、足和体所含成分分析后认为，其所含成分基本一致。另从微量元素分析，躯干与头足所含的微量元素相同，惟躯干微高，去头足可提高微量元素含量。

任务三　煨制技术

一、煨制的含义

煨法为将待炮制品用面皮或湿纸包裹，或用吸油纸均匀地隔层分放，进行加热处理，或将其与麦麸同置于炒制容器内，用文火炒至规定程度的炮制方法。其操作技术称为煨制技术。

二、煨制的目的

1. 降低副作用，缓和药性。如肉豆蔻，通过煨制，除去药材中部分挥发油和刺激性成分，从而降低副作用。

2. 增强疗效。如肉豆蔻、诃子、木香、葛根等通过煨制还可以提高药材收涩之性，增强止泻的作用。

三、煨制的操作工艺

1. 操作工艺

煨制的操作工艺如图 11-7 所示。

2. 具体操作

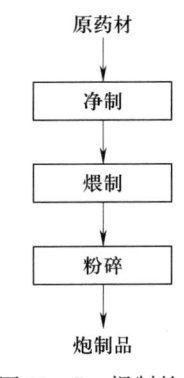

图 11-7　煨制的操作工艺

（1）面裹煨。取面粉加适量水做成团块，再压成薄片，将药材逐个包裹，或将药材表面用水湿润，如水泛丸法包裹面粉 3～4 层，晾至半干，投入已炒热的滑石粉或热砂中，适当翻动，煨至面皮呈焦黄色时取出，筛去滑石粉或砂子，放凉，剥去面皮，筛去碎屑，即得。每 100 kg 药材，用面粉、滑石粉各 50 kg。

（2）纸煨。药材切片后，趁湿平铺于吸油纸上，一层药材一层纸，如此间隔平铺数层，上下用平坦木板夹住，以绳捆扎结实，使药材与吸油纸紧密接触，置于烘干室或温度较高处，煨至油渗透到纸上，取出，放凉，除去纸，即得。或将净制或切制后的药材用三层湿纸包裹，埋于无烟热火灰或热滑石粉中，煨至纸呈焦黑色，药材表面呈微黄色时，取出，去纸，放凉，即得。

（3）滑石粉煨。取滑石粉置于锅内，加热炒至灵活状态，投入药材，文火加热，翻埋至药材颜色加深，并有香气飘逸时取出，筛去滑石粉，放凉，即得。每 100 kg 药材，用滑石粉 50 kg。

（4）麦麸煨。将麦麸和药材同置于锅内，用文火加热并适当翻动，至麦麸呈焦黄色，药物颜色加深时取出，筛去麦麸，放凉，即得。每 100 kg 药材，用麦麸 40～50 kg。

3. 煨制设备

传统煨制,多使用炒药锅进行。饮片厂使用多烘箱或炒药机等设备。药材用辅料掩埋后,放入多烘箱或炒药机内加热,达到要求后,停止加热,取出过筛即可得到药材。

四、注意事项

煨制加热温度应适当,防止辅料烧焦影响药材色泽和气味。

【知识拓展】

滑石粉煨、麦麸煨操作和滑石粉炒、麦麸炒相似,但也有明显区别,煨法属于包裹加热,辅料用量更大,火力更低,受热程度也更低。同时煨法需要辅料吸收药材的油脂,为增加药材和辅料的接触时间,需要文火加热缓慢翻炒。

代表药材

肉豆蔻

【来源】 本品为肉豆蔻科植物肉豆蔻的干燥种仁。

【炮制】

1. 肉豆蔻

取原药材,除去杂质,洗净,干燥。

2. 煨肉豆蔻

取净肉豆蔻,加入麸皮,麸煨温度 150~160 ℃,约 15 分钟,至麸皮呈焦黄色,肉豆蔻呈棕褐色,表面有裂隙时取出,筛去麸皮,放凉。用时捣碎。每 100 kg 肉豆蔻,用麸皮 40 kg。

【成品性状】 肉豆蔻和煨肉豆蔻的性状详见表 11-10。

表 11-10　　　　　　　　肉豆蔻和煨肉豆蔻的性状

	形状	颜色	质地	气味
肉豆蔻	卵圆形或椭圆形,纵行沟纹和不规则网状沟纹	表面灰棕色或灰黄色,断面显棕黄色相杂的大理石样纹理	质坚硬,富油性	气香浓烈,味辛
煨肉豆蔻	形如肉豆蔻	表面为棕褐色	显油性	气香,味辛

【炮制作用】

1. 肉豆蔻

味辛,性温,归脾、胃、大肠经。能温中行气,涩肠止泻。但生肉豆蔻具有刺激性,有滑肠之弊,通常制用,用于脾胃虚寒,久泻不止,脘腹胀痛,食少呕吐。

2. 煨肉豆蔻

油脂含量降低，免于滑肠，减少刺激性，增强涩肠止泻的作用。用于心腹胀痛，脾胃虚寒，久泄不止，宿食不消，呕吐等。

【质量标准】

1. 肉豆蔻

本品含挥发油不得少于6.0%（mL/g）。

本品按干燥品计算，含去氢二异丁香酚（$C_{20}H_{22}O_4$）不得少于0.10%。

2. 煨肉豆蔻

本品含挥发油不得少于4.0%（mL/g）。

本品按干燥品计算，含去氢二异丁香酚（$C_{20}H_{22}O_4$）不得少于0.080%。

【知识拓展】

肉豆蔻煨法常有面粉煨、滑石粉煨、麦麸煨等煨制方式。各种煨法均可除去部分脂肪油和挥发油，其降低程度与炮制温度和时间密切相关。麦麸煨法为《中国药典》（2020年版）附录中肉豆蔻炮制方法，要求150~160 ℃煨制约15分钟。

木香

【来源】本品为菊科植物木香的干燥根，秋、冬二季采挖，除去泥沙和须根，切段，大的再纵剖成瓣，干燥后撞去粗皮。

【炮制】

1. 木香

取原药材，除去杂质，洗净，润透，切厚片，干燥。

2. 煨木香

取未干燥的木香片，在铁丝匾中，用一层草纸，一层木香，间隔平铺数层，置炉火旁或烘干室内，烘煨至木香中所含的挥发油渗至纸上，取出。

【成品性状】木香和煨木香的性状详见表11-11。

表11-11　　木香和煨木香的性状

	形状	颜色	质地	气味
木香	类圆形或不规则的厚片	外表皮黄棕色至灰褐色，切面棕色至棕褐色	质坚，不易折断，油性	气特异香，味微苦
煨木香	形似木香	棕黄色	油性	气微香

【炮制作用】

1. 木香

味辛、苦，性温，归脾、胃、大肠、三焦经。生品理气作用强，用于理气。

2. 煨木香

降低油分，增强涩肠止泻的作用，用于泄泻腹痛。

【质量标准】

1. 木香

水分不得过 14.0%。

本品按干燥品计算，含木香烃内酯（$C_{15}H_{20}O_2$）和去氢木香内酯（$C_{15}H_{20}O_2$）的总量不得少于 1.5%。

2. 煨木香

总灰分不得过 4.5%。

实训二十一　煨制操作

一、实训目的

1. 掌握煨制的方法、操作工艺和质量要求。
2. 熟悉煨制的目的和意义。
3. 了解辅料的性质和作用。

二、实训器具

煤气灶、烘烤箱、盛药盘、炒药锅（不锈钢盘）、电子秤、盆、筛子、麦麸、面粉、河砂、滑石粉、草纸。

三、实训药材

肉豆蔻、葛根、木香（药材品种，可根据实际情况调整）。

四、实训操作

1. 肉豆蔻

取面粉加适量水揉成面团，压成薄片，将肉豆蔻逐个包裹，或将肉豆蔻表面用水湿润，如水泛丸法包裹面粉 3~4 层，稍晾，倒入已炒热的滑石粉或砂中，用文火加热，适当翻动。煨至面皮呈焦黄色并溢出香气时，取出，筛去滑石粉或砂，晾凉，剥去面皮。用时捣碎。每 100 kg 净肉豆蔻，用面粉 50 kg、滑石粉或河砂以能全部掩埋药材为准。

2. 葛根

取净葛根，用湿纸包裹（3~4 层），埋入无烟热火灰中，煨至纸呈焦黑色，药材表面呈微黄色，即得。

3. 木香

取净制润软的木香，切片。将切片以一层药片一层草纸间隔铺放的方式铺放数层，固定。放入烘烤箱中,烘烤至油脂渗透到纸上。取出,更换新鲜草纸,再重复一次,取出,放凉,去掉草纸。

煨制实训任务表见表11-12。

表11-12　　　　　　　　　　煨制实训任务表

药材	辅料名称	辅料用量	药材领用量	成品量	备注
肉豆蔻					
葛根					
木香					

签名：　　　　　　　　　　　　　　　　　　　　　　　　　　　　　　　年　月　日

五、综合评定

煨制实训综合评定表见表11-13。

表11-13　　　　　　　　　　煨制实训综合评定表

班级：　　　　　　　姓名：　　　　　　　学号：

考核内容	技能项目	技能要求	分值	实得分
准备	工作服、精神状态	工作服穿戴整齐 衣帽清洁 双手清洁 指甲合格 有良好的精神状态	5	
	药材净制、分档	能采用正确方法净制处理药材 分档合理	10	
	用具准备	取用适合的用具 摆放整齐、有序	5	
	辅料准备、取量	辅料取用量适当	5	
操作	煨制	能用煨法正确地对药材进行煨制,并规范操作 火候控制适当 动作熟练	45	
	安全操作	安全使用	10	
结果	成品质量	成品合格率	15	
	清场	废弃物处理	5	
总分			100	

评定教师：　　　　　　　　　　　　　　　　　　　　　　　　　　　　　　年　月　日

任务四　提净技术

一、提净的含义

某些能够形成结晶的矿物药，经过溶解、析晶、过滤等操作，得到比较纯净的结晶的炮制的方法称为提净法。其操作技术称为提净技术。

二、提净的目的

1. 纯净药材

重结晶后溶解性能与药材不同的物质被分离，药材变得纯净。

2. 降低毒性

炮制后毒性成分减少，药材毒性降低。如硇砂，提净后可以降低或消除毒性。

3. 缓和药性

有些药材作用猛烈，加工后可以缓和，如芒硝的咸寒之性得以缓和。

4. 增强疗效

提净法加入的辅料常常可以达到增强疗效的目的。如芒硝中加入萝卜，硇砂中加入醋。

三、提净的操作工艺

1. 操作工艺

提净的操作工艺如图 11 – 8 所示。

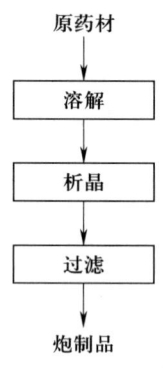

图 11 – 8　提净的操作工艺

2. 具体操作

根据药材的不同溶解性质，常用的提净技术有两种。一种为冷却结晶法：将药材与辅料用适量水共煮，溶解后，过滤，将滤液于阴凉处静置，使之冷却析出结晶。另一种为蒸法溶剂结晶法：将药材于规定的热溶剂中溶解，过滤，加入一定的辅料，将其浓缩，随时捞取析出的结晶或加热蒸发至干。

四、注意事项

1. 药材和水的比例要适当，过大或过小均不利于析晶。
2. 冷却析晶时，自然冷却析出的结晶晶形更好。
3. 析晶过程中不要搅动，否则影响析出率。

 代表药材

芒硝

【来源】本品为硫酸盐类矿物芒硝族芒硝，经加工精制而成的结晶体。主含含水硫酸钠（$Na_2SO_4 \cdot 10H_2O$）。

【炮制】

1. 芒硝

取萝卜洗净切片，置于锅中加水煮透，加入原药材（称为朴硝或皮硝）共煮，至全部融化，过滤，滤液置于适宜容器内，放阴凉处，静置，结晶逐步析出，捞出晶体，余汁经浓缩，放冷再结晶，捞出晾干，至无结晶为止。

2. 玄明粉

取芒硝打碎，用纸或适宜材料包裹，悬挂于阴凉通风处，使其自然风化，全部成洁白的粉末。

【成品性状】芒硝和玄明粉的性状详见表 11 – 14。

表 11 – 14　　　　　　　　　芒硝和玄明粉的性状

	形状	颜色	质地	气味
芒硝	棱柱状、长方形或不规则块状及粒状	无色透明或类白色半透明	质脆，易碎	气微，味咸
玄明粉	粉末	白色	有引湿性	气微，味咸

【炮制作用】

1. 芒硝

咸、苦，寒。归胃、大肠经。泄热通便，润燥软坚，清火消肿。用于实热便秘，大便燥结，积滞腹痛，痔疮肿痛。萝卜煮后缓和芒硝咸寒之性。并增强芒硝润燥软坚、消导、下气通便之功。

2. 玄明粉

药性较芒硝缓和，且可外用，治口舌生疮，牙龈肿痛，目赤，痈肿丹毒等。

【质量标准】

1. 芒硝

干燥失重为 51.0% ~ 57.0%。含重金属不得过 10 mg/kg。含砷量不得过 10 mg/kg。

本品按干燥品计算，含硫酸钠（Na_2SO_4）不得少于99.0%。

2. 玄明粉

含重金属不得过 20 mg/kg。含砷量不得过 20 mg/kg。

本品按干燥品计算，含硫酸钠不得少于99.0%。

任务五　水飞技术

一、水飞的含义

水飞是某些需要加工成极细粉末的矿物药，置容器内加适量水共研成糊状后，再加水，搅拌，倾出混悬液，残渣再按上法反复操作数次，合并混悬液，静置，分取沉淀，干燥，研散的方法。其操作技术称为水飞技术。

二、水飞的目的

1. 纯净药材，降低毒性

水飞过程中加入大量水，可使与药材溶解性质和悬浮性质不同的物质得以除去，从而纯净药材和降低毒性。如朱砂中的游离汞和可溶性汞盐水飞后含量下降。

2. 细腻药材

水飞法可以使药材细腻，达到一般粉碎不能达到的粉碎程度。便于内服和外用，提高生物利用度。

3. 防止药材在研磨过程中产生不利影响

水飞法研磨过程中升高的温度比干研法在研磨过程中升高的温度低很多，防止了药材产生氧化、分解等变化。同时防止药材在研磨过程中粉尘飞扬，污染环境。

三、水飞的操作工艺

1. 操作工艺

水飞的操作工艺如图11-9所示。

2. 具体操作

将药材适当破碎，置于乳钵中或其他适宜研磨容器内，加入适量清水，研磨成糊状，再加大量水搅拌，略放置，倾出混悬液，下沉的粗粒再进行研磨，如此反复操作，至不能研细为止，最后将不能混悬的杂质除去。合并混悬液，静置后分取沉淀，干燥，再研散研细。

3. 水飞设备

传统水飞，多使用研钵等器具。饮片厂使用球磨机（见图11-10）等设备。水飞药材时，将药材放入球磨机内，加入适量清水。打开动力开关进行研磨。达到要求后放出混悬液，静置24小时，倒出上层清水，低温干燥后研散，即可得到药材。

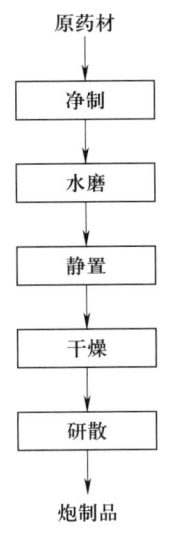

图 11-9 水飞的操作工艺

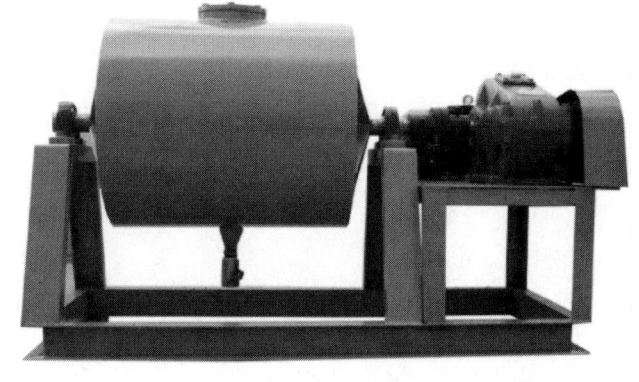

图 11-10 球磨机

四、注意事项

1. 开始研磨时加水量不宜过多,否则难以研碎。
2. 水飞的药材大部分不宜火制,注意远离热源。

 代表药材

滑石

【来源】本品为硅酸盐类矿物滑石族滑石,主含含水硅酸镁 $[(Mg_3(Si_4O_{10})(OH)_2)]$。采挖后,除去泥沙和杂石。

【炮制】

1. 滑石

取原药材,除去杂石,洗净,砸成碎块,粉碎成细粉。

2. 滑石粉

取滑石粗粉,加水少量研磨至细,再加水适量搅拌倾出上层混悬液,下沉部分再按上法反复操作数次,合并混悬液,静置沉淀物晒干后再研细。

【成品性状】滑石和滑石粉的性状详见表 11-15。

表 11-15　　　　滑石和滑石粉的性状

	形状	颜色	质地	气味
滑石	不规则的块状	白色、黄白色或淡蓝灰色	质软,细腻,手摸有滑润感	气微,味淡
滑石粉	粉末	白色或淡白色	微细,无砂性,手摸有滑润感	气微,味淡

【炮制作用】

1. 滑石

甘、淡，寒。归膀胱、肺、胃经。利尿通淋，清热解暑，祛湿敛疮。用于热淋，石淋，尿热涩痛，暑湿烦热，湿热水泻，湿疹，痱子。

2. 滑石粉

质地更加细腻，便于内服及外用。

【质量标准】滑石粉：水中可溶性物不得过0.1%。酸中可溶性物不得过2.0%。炽灼失重不得过5.0%。含重金属不得过40 mg/kg。含砷盐不得过2 mg/kg。

朱砂

【来源】本品为硫化物类矿物辰砂族辰砂，主含硫化汞（HgS）。采挖后，选取纯净者，用磁铁吸净含铁的杂质，再用水淘去杂石和泥沙。

【炮制】取原药材，除去杂质，用磁铁吸去铁屑，加适量水共研至细粉，再加大量水，搅拌，倾取混悬液。下沉部分如上法加水继续研磨，反复操作多次，除去杂质，合并混悬液，静置后分取沉淀，晾干或40 ℃以下干燥，研散。

【成品性状】朱砂粉成品的性状详见表11-16。

表11-16　朱砂粉成品的性状

	形状	颜色	质地	气味
朱砂粉	极细粉末	朱红色	体轻，以手指撮之无粒状物	气微，味淡

【炮制作用】本品味甘，微寒，有毒。归心经。清心镇惊，安神解毒。用于心悸易惊，失眠多梦，癫痫发狂，小儿惊风，口疮，喉痹，疮疡肿毒。水飞后降低毒性并使药粉达到极细和纯净，便于制剂及冲服。

【质量标准】朱砂粉：本品含硫化汞（HgS）不得少于98.0%。本品含二价汞以汞（Hg）计，不得过0.10%。

雄黄

【来源】本品为硫化物类矿物雄黄族雄黄，主含二硫化二砷（As_2S_2）。采挖后，除去杂质。

【炮制】取原药材，除去杂质，加适量水共研至细粉，再加大量水，搅拌，倾取混悬液。下沉部分如上法加水继续研磨，反复操作多次，除去杂质，合并混悬液，静置后分取沉淀，晾干，研散。

【成品性状】雄黄粉成品的性状详见表11-17。

表11-17　雄黄粉成品的性状

	形状	颜色	质地	气味
雄黄粉	极细粉末	橙黄色或橙红色	易粘手	气特异

【炮制作用】本品辛，温，有毒。归肝、大肠经。解毒杀虫，燥湿祛痰，截疟。用于痈肿疔疮、蛇虫咬伤、虫积腹痛、惊痫、疟疾。水飞后使药粉达到极细和纯净，便于制剂，同时降低毒性。

【质量标准】雄黄粉：本品含砷量以二硫化二砷（As_2S_2）计，不得少于90.0%。本品含三价砷和五价砷的总量以砷（As）计，不得过7.0%。

【知识拓展】

雄黄主含二硫化二砷，毒性很小，但药材中含有少量有毒性的三氧化二砷。因此，雄黄的炮制减毒作用非常重要，水飞可显著降低雄黄中三氧化二砷的含量，特别是用碱水洗过后毒性降低更加明显。

实训二十二　水飞操作

一、实训目的

1. 掌握水飞的方法、操作工艺和质量要求。
2. 熟悉水飞的目的和意义。

二、实训器具

乳钵、烧杯、滤纸。

三、实训药材

朱砂、炉甘石（药材品种，可根据实际情况调整）。

四、实训操作

1. 水飞朱砂

取朱砂，打碎，用磁铁石吸去铁屑。置于乳钵中，适当研磨，再加入少量水研磨至呈糊状，加入大量水（一般为乳钵容量的3/5）搅拌混悬，稍置数秒钟，小心倾出上层混悬液。剩下的药物再研磨至呈糊状，再加水混悬，倾出混悬液。如此反复多次，直至乳钵底部剩余的药材出现异色为止。将各次所得混悬液合并于较大的盆中，放置于平整、无振动的地方静置。使药材沉淀，去掉上层清水（最后少量水可以使用滤纸等引流），取出沉淀，干燥后研散。

2. 水飞炉甘石

取净炉甘石，置于适宜容器内，用武火加热，煅至红透，取出后立即放入水中浸淬，搅拌，倾取混悬液，未透者沥干后再煅烧，反复浸淬2~3次。合并混悬液，静置。倾去上层清水，干燥研细。

水飞实训任务表见表 11-18。

表 11-18　　　　　　　　　　水飞实训任务表

药材	药材领用量	成品量	备注
朱砂			
炉甘石			

签名：　　　　　　　　　　　　　　　　　　　　　　　　　年　　月　　日

五、综合评定

水飞实训综合评定表见表 11-19。

表 11-19　　　　　　　　　　水飞实训综合评定表

班级：　　　　　　　　　姓名：　　　　　　　　学号：

考核内容	技能项目	技能要求	分值	实得分
准备	工作服、精神状态	工作服穿戴整齐 衣帽清洁 双手清洁 指甲合格 有良好的精神状态	5	
	药材净制	能采用正确方法净制处理药材	10	
	用具准备	取用适合的用具 摆放整齐、有序	5	
	准备、取量	取用量适当	5	
操作	水飞	能用水飞法正确地对药材进行水飞，并规范操作 动作熟练	45	
	安全操作	安全使用	10	
结果	成品质量	成品合格率	15	
	清场	废弃物处理	5	
总分			100	

评定教师：　　　　　　　　　　　　　　　　　　　　　　　年　　月　　日

任务六　干馏技术

一、干馏的含义

将药材置于容器内用火烤灼，使其产生液汁的方法称为干馏法。其操作技术称干馏技术。

二、干馏的目的

产生新的疗效干：馏制备有别于原药材的干馏物，产生具有新的功效的新药材，扩大临床用药范围，以适合临床需要。

三、干馏的操作工艺

干馏法一般有三种操作方法，根据原药材及产生的馏出物的性质选用不同的方法。一是在干馏器具上部采用冷凝方式收集馏出物，如黑豆馏油；二是在干馏器具下方收集馏出液体，如竹沥；三是在容器内煎熬出液体，如蛋黄油。

四、注意事项

1. 不同药材干馏的温度不同，控制好温度能够提高产品收率。
2. 根据原料和产品情况适当选择冷凝、过滤等方式收集馏液。

 代表药材

蛋黄油

【来源】本品为雉科动物家鸡的蛋黄经熬炼而成的油状液体。

【炮制】将鸡蛋煮熟，去壳和蛋白，剥取蛋黄放于锅内，以文火加热，待水分蒸发后，改用武火炒熬至蛋黄焦黑，蛋黄油出尽为止。过滤收取蛋黄油。

【成品性状】蛋黄油成品的性状详见表 11-20。

表 11-20　　　　　　　　　　　　　蛋黄油成品的性状

	形状	颜色	质地	气味
蛋黄油	液体	具青黄色荧光	油状	腥气

【炮制作用】蛋黄油性味甘、平，归心、肾经。具有清热解毒。用于烧伤，皮肤溃疡，湿疹等。

竹沥

【来源】本品为禾本科植物淡竹的嫩茎用火烤灼而流出的汁液。

【炮制】取鲜嫩淡竹茎，截成 0.3~0.5 m 的段，劈开洗净，装入坛内，装满后坛口向下，架起，坛的底面及周围用锯末和劈柴围严，用火燃烧，坛口下面置一罐，竹片受热后即有汁液流出，滴注罐内，至竹中汁液流尽为止。

【成品性状】竹沥成品的性状详见表 11-21。

表 11-21　　　　　　　　　　　　　竹沥成品的性状

	形状	颜色	质地	气味
竹沥	汁液	青黄色或黄棕色	浓稠	具烟熏气，味苦微甜

【炮制作用】竹沥味甘、苦，性寒，入心、胃经。具有清热豁痰、镇惊利窍功能。竹沥对热咳痰稠，最具卓效。

任务七　发酵技术

一、发酵的含义

经过净制或处理后的药材，在一定温度和湿度条件下，由于霉菌和酶的催化分解作用，使药材发泡、生衣的方法称为发酵法。其操作技术称发酵技术。

二、发酵的目的

发酵后可改变药材的原有性能，增加或产生新的疗效，扩大药用范围，增强疗效，如六神曲、淡豆豉、半夏曲等。

三、发酵的操作工艺

1. 操作工艺

发酵的操作工艺如图 11-11 所示。

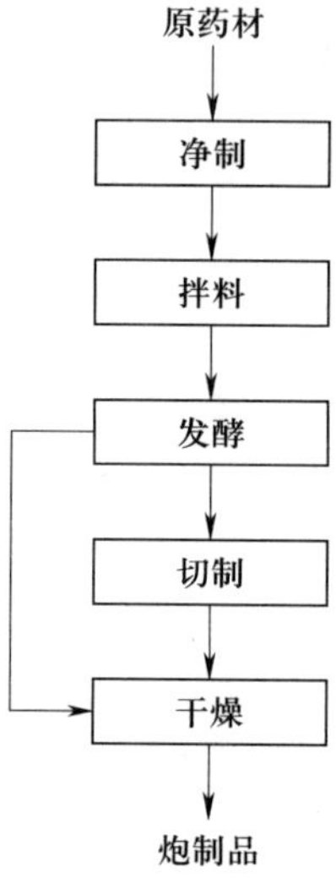

2. 具体操作

发酵一般经过原料前处理和拌料、控制温、湿度发酵、干燥结束发酵等。

图 11-11　发酵的操作工艺

四、注意事项

1. 发酵前应对原料进行杀菌、杀虫处理，以免杂菌影响发酵质量。
2. 发酵过程必须一次完成，不得中断或中途停顿。
3. 发酵必须在适宜的温度和湿度条件下进行。一般发酵的最佳温度为 30~37 ℃。空气的相对湿度以 70%~80%，药材湿度以"握之成团，掷之即散"为宜。
4. 发酵过程中，前期要注意保温，后期应适当通风，使发酵有适宜的温度和充足的氧气。
5. 发酵制品以曲块表面霉衣为黄白色，内部有斑点为佳，不应出现黑色；同时应有发酵特有的香气，不应有霉味或酸败味。

【知识拓展】

药料发酵的过程是微生物新陈代谢的过程，因此，只有满足其生长繁殖的条件，才能保证发酵品的质量。主要条件包括以下几种。

（1）菌种：多数是利用空气中的微生物进行自然发酵，但有时会因菌种不纯，影响发酵质量。

（2）营养物质（培养基）：主要为水、氮源、碳源、无机盐类和微量元素等，如六神曲中面粉为菌种的生长繁殖提供了充足的碳源，赤小豆中所含的蛋白质为菌种提供了丰富的氮源。

（3）温度：一般发酵的最佳温度为30~37 ℃。若温度太高，菌种老化，甚至死亡，不能发酵；温度过低，菌种生长繁殖慢，不利于发酵，甚至不能发酵。

（4）湿度：一般发酵的相对湿度宜控制在70%~80%。若湿度太大，则药料发黏，容易生虫霉烂，造成药物发暗；过分干燥，则药料易散不能成形，发酵速度慢甚至不能发酵。药料的湿度检测可采用经验方法，以"握之成团，指间可见水迹，放下轻击则碎"为宜。

（5）其他：适宜的pH值范围，一般为4.0~7.6，在有充足的氧气和二氧化碳条件下进行。

 代表药材

六神曲

【来源】本品为苦杏仁、赤小豆、鲜青蒿等药加入面粉（或麸皮）混合后，经发酵而成的曲剂。

【炮制】

1. 六神曲

（1）配方：面粉100 kg；苦杏仁、赤小豆各4 kg；鲜青蒿、鲜辣蓼、鲜苍耳草各7 kg。

（2）制备方法：将苦杏仁、赤小豆碾成细粉，或将杏仁碾成泥状，赤小豆煮烂与面粉混匀；将鲜青蒿、鲜苍耳草、鲜辣蓼一起煎煮制备药汁（药汁约占原药量的25%~30%）。将药汁与固体药料拌匀，揉搓成以手握成团，掷之即散的粗颗粒软材。将软材置于模具中压制成扁平方块（长33 cm，宽20 cm，厚6.66 cm，干后重约1 kg）。用鲜荷麻叶（或粗纸）将料块包严，放入木箱内，按品字形堆放，上面覆盖鲜青蒿。将室温控制在30~37 ℃，经4~6天即能发酵。待药料表面生出黄白色霉衣时，取出，除去覆盖物。切成2.5 cm见方的小块，晾干或烘干。

2. 炒神曲

将炒制器具预热至一定程度，均匀撒入定量的麸皮，中火加热，即刻烟起，随即投入六神曲，迅速拌炒至神曲表面呈棕黄色（或深黄色）时，取出，筛去麸皮，晾凉。或用炒黄法，炒至神曲表面微黄色。每100 kg神曲，用麸皮10~15 kg。

3. 焦神曲

将六神曲块投入已预热的炒制器具内，文火加热，翻炒至表面呈焦褐色，内部微黄色，有焦香气时,取出,晾凉。筛去碎屑。

【成品性状】六神曲及其炮制品性状详见表11-22。

表11-22　　　　　　　　　　六神曲及其炮制品性状

	形状	颜色	质地	气味
六神曲	立方形小块状	表面灰黄色	粗糙,质脆易断	微有香气
炒神曲	立方形小块状	表面黄色,偶有焦斑	质坚脆	有麸香气
焦神曲	立方形小块状	表面焦黄色,内部微黄色	质坚脆	有焦香气

【炮制作用】

1. 六神曲

味甘、辛,性温。归脾、胃经。具有消食健胃的作用。生用健脾开胃,并有发散作用,常用于感冒食滞。

2. 炒神曲

炒后产生甘香之气,以醒脾和胃为主。用于食积不化,脘腹胀满,不思饮食,肠鸣泄泻等。

3. 焦神曲

炒焦后消食化积力强,以治食积泄泻为主。

淡豆豉

【来源】本品为豆科植物大豆的干燥成熟种子(黑豆)的发酵加工品。

【炮制】取桑叶、青蒿各70~100 g,加水煎煮,滤过,煎液拌入净大豆1 000 g中,俟吸尽后,蒸透,取出,稍凉,再置于容器内,用煎过的桑叶、青蒿渣覆盖,闷使发酵至黄衣上遍时,取出,除去药渣,洗净,置于容器内再闷15~20天,至充分发酵、香气逸出时,取出,略蒸,干燥,即得。

【成品性状】淡豆豉成品的性状详见表11-23。

表11-23　　　　　　　　　　淡豆豉成品的性状

	形状	颜色	质地	气味
淡豆豉	椭圆形,略扁	表面黑色,皱缩不平,断面棕黑色	质稍柔软或脆	气香,味微甘

【炮制作用】味苦、辛,性凉。归肺、胃经。具有解表、除烦、宣发郁热的作用。用于感冒,寒热头痛,烦躁胸闷,虚烦不眠。

【质量标准】淡豆豉:本品按干燥品计算,含大豆苷元($C_{15}H_{10}O_4$)和染料木素($C_{15}H_{10}O_5$)的总量不得少于0.040%。

实训二十三　发酵操作

一、实训目的

1. 掌握发酵的方法、操作工艺和质量要求。
2. 熟悉发酵的目的和意义。
3. 了解辅料的性质和作用。

二、实训器具

恒温发酵箱木制模具盆、粉碎机、切药刀、盆、草纸、陶罐、干燥箱。

三、实训药材

苍耳草、青蒿、辣蓼草、苦杏仁、大豆、面粉；桑叶、青蒿、黑豆（药材品种，可根据实际情况调整）。

四、实训操作

1. 六神曲

将赤小豆、苦杏仁粉碎成粉末状（或苦杏仁碾成泥状，赤小豆加水煮烂，碾成泥状），与面粉混合均匀。将鲜青蒿、鲜辣蓼草、鲜苍耳草洗净、切段，加水煎煮，过滤，取汁。将煎煮所得药汁加入药粉中，混合均匀，制成湿颗粒。将制得的湿颗粒填入模具中，压实，取出。用草纸逐块包裹。将包裹好的药块放入发酵箱，或者适宜的容器中（上面用已经煎煮过的三种药材的药渣覆盖）进行发酵。取出已经发酵好的药块（药块表面应均匀布满霉衣，透出特异气味），去掉包裹材料，干燥，即得。

2. 淡豆豉

取桑叶、青蒿加水煎煮，过滤，滤液与洗净的大豆拌匀，闷润吸尽后，置密闭容器内蒸透，略微晾干后，上盖煎过的桑叶、青蒿药渣，闷至发酵生黄衣为度，取出，除去药渣，洗净，再置陶罐内密闭闷 15~20 天，待充分发酵，香气逸出时，取出，略蒸，再干燥，即得。

发酵实训任务表见表 11-24。

表 11-24　　　　　　　　　　发酵实训任务表

药材	辅料名称	辅料用量	药材领用量	成品量	备注
六神曲					
淡豆豉					

签名：　　　　　　　　　　　　　　　　　　　　　　　　　　　　　　　年　月　日

五、综合评定

发酵实训综合评定表见表 11-25。

表 11-25　　　　　　　　　　发酵实训综合评定表

班级：　　　　　　　　　　姓名：　　　　　　　　　　学号：

考核内容	技能项目	技能要求	分值	实得分
准备	工作服、精神状态	工作服穿戴整齐 衣帽清洁 双手清洁 指甲合格 有良好的精神状态	5	
	药材净制、分档	能采用正确方法净制处理药材 分档合理	10	
	用具准备	取用适合的用具 摆放整齐、有序	5	
	辅料准备、取量	辅料取用量适当	5	
操作	发酵	能用发酵法正确地对药材进行发酵，并规范操作 动作熟练	45	
	安全操作	安全使用	10	
结果	成品质量	成品合格率	15	
	清场	废弃物处理	5	
总分			100	

评定教师：　　　　　　　　　　　　　　　　　　　　　年　　月　　日

任务八　发芽技术

一、发芽的含义

将净选后的新鲜成熟果实或种子，在一定的温度或湿度条件下，促使其萌发幼芽的过程称为发芽。其操作技术称为发芽技术。

二、发芽的目的

通过发芽，使麦、稻、大豆等原料中所含的淀粉、蛋白质和脂肪等成分，分解为糊精、葡萄糖、果糖、氨基酸、甘油和脂肪酸等成分，并产生各种消化酶、维生素等。从而产生新的生理活性，具有新的功效，扩大用药品种。

三、发芽的操作工艺

1. 操作工艺

发芽的操作工艺如图 11-12 所示。

2. 具体操作

检查器具和盛药器具的洁净状况，必要时进行清洁。除去药材中的杂质及发霉、虫蛀的果实或种子，置于适宜的容器中；检测其发芽率。将待发芽的果实或种子用适量饮用水浸泡至膨胀鼓起，使其含水量达到 42%～45%。将浸泡好的果实或种子放置带孔的容器中，用湿物盖严，保持 18～25 ℃，每天喷淋饮用水 2～3 次，并适时翻动，及时除去发霉、腐烂的果实或种子，约 5～7 天，芽长不超过 1 cm 时，取出晒干或低温干燥。

3. 发芽设备

传统发芽，多使用木桶、筛子等器具。饮片厂使用自动发芽机（见图 11-13）等设备。发芽加工时，将经过选种的药材铺开放入发芽机隔板上，关闭舱门。设定温度和湿度进行发芽。达到要求后，关闭电源，取出后进行干燥，即可得到成品。

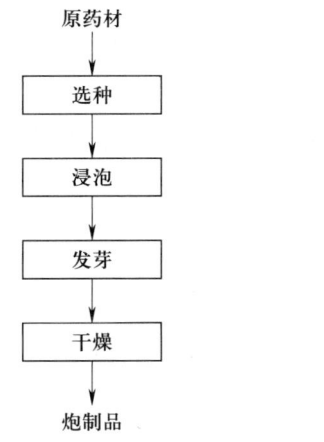

图 11-12 发芽的操作工艺

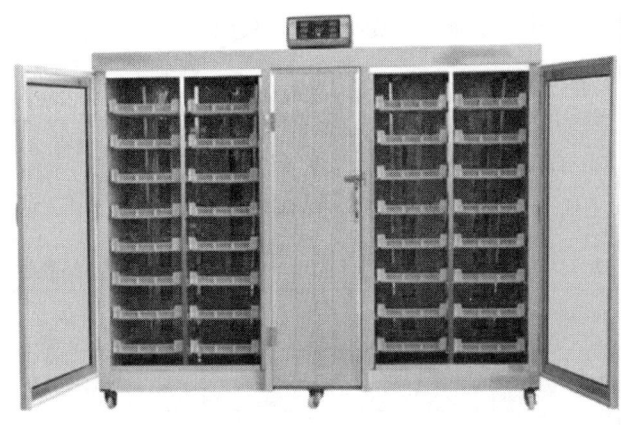

图 11-13 自动发芽机

四、注意事项

1. 选取新鲜、粒大、饱满、无病虫害的成熟果实或种子，在发芽前应检测其发芽率，要求发芽率达到 85% 以上。

2. 种子的浸泡时间应视气候、环境而定，一般春、秋季宜浸泡 4～6 小时，冬季 8 小时，夏季 4 小时。浸渍后的果实或种子的含水量宜控制在 42%～45%。

3. 发芽过程中，将温度控制在 18～25 ℃，每天喷淋饮用水 2～3 次，并用湿物盖严，以保持适宜的温、湿度和充足的氧气。并且要经常检查发芽情况，及时除去发霉、腐烂的果实和种子，以保证成品质量。

4. 发芽时先长根后生芽，芽长一般不超过 1 cm，以芽长 0.2~1 cm 为宜，过长则影响药效。

 代表药材

麦芽

【来源】本品为禾本科植物大麦的成熟果实经发芽干燥的炮制加工品。将麦粒用水浸泡后，保持适宜温、湿度，待幼芽长至约 5 mm 时，晒干或低温干燥。

【炮制】

1. 麦芽

取新鲜成熟饱满的净大麦，用饮用水浸泡六七成透，捞出，置能排水的容器内，用湿物盖好，每日喷淋饮用水 2~3 次，保持适宜的温、湿度，经 5~7 天，芽长约 0.5 cm 时，晒干或低温干燥即得。

2. 炒麦芽

取净大麦芽，置于已预热的炒制器具内，文火加热，翻炒至表面棕黄色、鼓起，并有固有气味溢出时，取出晾凉。筛去灰屑。

3. 焦麦芽

取净大麦芽，置于已预热的炒制器具内，中火加热，翻炒至有爆裂声，表面焦褐色、鼓起，并有焦香气逸出时，取出晾凉。筛去灰屑。

【成品性状】麦芽及其炮制品性状详见表 11-26。

表 11-26　麦芽及其炮制品性状

	形状	颜色	质地	气味
麦芽	梭形，须根数条，纤细而弯曲	表面淡黄色，断面白色	质硬，粉性	气微，味微甘
炒麦芽	形如麦芽	表面棕黄色，偶有焦斑	质酥脆	有香气，味微苦
焦麦芽	形如麦芽	表面焦褐色，有焦斑	质酥脆	有焦香气，味微苦

【炮制作用】

1. 麦芽

味甘，性平。归脾、胃经。具有消食、健脾开胃、退乳消胀的作用。生品长于健脾和胃、疏肝行气。用于脾虚食少，乳汁郁积，乳房胀痛。

2. 炒麦芽

炒黄后偏温而气香，具有行气消食回乳的作用。用于食积不消，妇女断乳。

3. 焦麦芽

性偏温而味微苦，长于消食化滞。用于食积不消，脘腹胀痛。

【质量标准】

1. 麦芽

水分不得过 13.0%。总灰分不得过 5.0%。本品出芽率不得少于 85%。

2. 炒麦芽

水分不得过 12.0%。总灰分不得过 4.0%。

3. 焦麦芽

水分不得过 10.0%。总灰分不得过 4.0%。

大豆黄卷

【来源】本品为豆科植物大豆的成熟种子经发芽干燥而得。

【炮制】取新鲜成熟饱满的净大豆，用饮用水浸泡至膨胀，放去水，用湿布覆盖，每日淋水两次，以保持湿润，待芽长至 0.5~1 cm 时，取出，干燥。

【成品性状】大豆黄卷成品的性状详见表 11-27。

表 11-27　　　　　　　　　大豆黄卷成品的性状

	形状	颜色	质地	气味
大豆黄卷	略呈肾形，一端有 1 弯曲胚根	表面黄色或黄棕色	外皮质脆，多破裂或脱落	气微，味淡，嚼之有豆腥味

【炮制作用】大豆黄卷味甘，性平。归脾、胃、肺经。具有解表祛暑，清热利湿的作用。用于暑湿感冒，湿温初起，发热汗少，胸闷脘痞，肢体酸重，小便不利。

【质量标准】大豆黄卷：本品按干燥品计算，含大豆苷（$C_{21}H_{20}O_9$）或染料木苷（$C_{21}H_{20}O_{10}$）的总量不得少于 0.080%。

谷芽

【来源】本品为禾本科植物粟的成熟果实经发芽干燥的炮制加工品。将粟谷用水浸泡后，保持适宜的温、湿度，待须根长至约 6 mm 时，晒干或低温干燥。

【炮制】

1. 谷芽

取成熟饱满的粟谷，用饮用水浸泡至六七成透，捞出，置于能排水的容器内，用湿物覆盖，每日淋水 2~3 次，保持一定的温度和湿度，待须根长至约 1 cm 时，取出，干燥。

2. 炒谷芽

取净谷芽，置于已预热的炒制器具内，文火加热，翻炒至大部分爆裂、表面呈深黄色，并有固有气味溢出时，取出晾凉。筛去灰屑。

3. 焦谷芽

取净谷芽，置于已预热的炒制器具内，中火加热，翻炒至大部分爆裂、表面焦黄色，并有焦香气逸出时，取出晾凉。筛去灰屑。

【成品性状】谷芽及其炮制品性状详见表11-28。

表11-28　　　　　　　　　　　谷芽及其炮制品性状

	形状	颜色	质地	气味
谷芽	类圆球形，顶端钝圆，基部略尖。下端有初生的细须根	淡黄色，具点状皱纹	质硬	气微，味微甘
炒谷芽	形如谷芽	表面深黄色，偶见焦斑	质稍脆	有香气，味微苦
焦谷芽	形如谷芽	表面焦褐色，有焦斑	质稍脆	有焦香气

【炮制作用】

1. 炒谷芽

味甘，性温，归脾、胃经。具有消食和中、健脾开胃的作用。用于食积不消，腹胀口臭，脾胃虚弱，不饥食少。

2. 炒谷芽

偏于消食。用于不饥食少。

3. 焦谷芽

善于化积滞。用于积滞不消。

【质量标准】

1. 谷芽

水分不得过14.0%。总灰分不得过5.0%。本品出芽率不得少于85%。

2. 炒谷芽

水分不得过13.0%。总灰分不得过4.0%。酸不溶性灰分不得过2.0%。

目标检测

一、单项选择题

1. 发芽时，一般要求温度为（　　）。

A. 18 ℃以下　　　　　　　　B. 18~25 ℃

C. 26~30 ℃　　　　　　　　D. 30~37 ℃

2. 发酵法的适宜温度是（　　）。

A. 18~25 ℃　　　　　　　　B. 30~37 ℃

C. 25~30 ℃　　　　　　　　D. 5~10 ℃

3. 下列作为淡豆豉发酵的温度范围最佳的是（　　）。

A. 10~15 ℃　　　　　　　　B. 18~26 ℃

C. 18~35 ℃   D. 35~40 ℃

4. 发芽时要求芽长以（   ）为宜。

A. 0.5~1 cm   B. 1~2 cm

C. 2~4 cm   D. 7~10 cm

5. 水飞法的炮制目的不包括（   ）。

A. 洁净药材、使其质地细腻   B. 除去水溶性毒性物质

C. 防止粉尘飞扬，污染环境   D. 改变药性

6. 下列不属于发酵法加工的药材有（   ）。

A. 六神曲   B. 淡豆豉

C. 半夏曲   D. 谷芽

7. 芒硝的炮制辅料是（   ）。

A. 胆汁   B. 白矾

C. 甘草   D. 萝卜

8. 适宜用煨法加工炮制的药材组是（   ）。

A. 肉豆蔻、诃子   B. 木香、黄柏

C. 葛根、黄芪   D. 硫黄、草乌

9. 《中国药典》（2020年版）规定，水飞后的朱砂，若用烘干法干燥，温度应不超过（   ）。

A. 40 ℃   B. 50 ℃

C. 60 ℃   D. 70 ℃

10. 烘焙法多用于炮制（   ）药。

A. 昆虫药   B. 新鲜药

C. 贝壳药   D. 活血药

二、多项选择题

制霜的方法常有（   ）。

A. 去油制霜   B. 升华制霜

C. 渗析制霜   D. 煎煮制霜

三、名词解释

1. 水飞   2. 烘焙   3. 干馏   4. 发芽技术

四、简答题

雄黄为什么要水飞？如何解释"雄黄见火毒如砒"的传统论述？

参考答案

模块一 绪论

一、填空题

1. 中药的发现和应用，原始社会 2. 炮制、中药饮片后 3. 固体辅料，液体辅料 4. 升提、发散、肾脏、肝经 5. 炮炙、制造、修治、修制、修事、修合、合和、治削（选其中三项即可）

二、单项选择题

1. C 2. A 3. B 4. E 5. C 6. D

三、多项选择题

1. ABC 2. ABCDE 3. ACD 4. AC 5. ABDE

四、名词解释

1. 中药炮制技术是根据中医药理论，按照中医医疗、中药调配以及中药制剂的不同需要，结合药材自身性质将中药材制成中药饮片的一项制药技术。

2. 中药炮制辅料是指在炮制过程中使用的具有辅助主药达到炮制目的的附加物料。

五、简答题

1. 《雷公炮制论》的作者是雷敩，成书年代是南北朝刘宋时代。

《炮炙大法》的作者是缪希雍，成书年代是明代。

《修事指南》的作者是张仲岩，成书年代是清代。

2. 常用的液体辅料有酒、蜂蜜、醋、姜汁、食盐水、食用油脂等。

3. 主要特点包括：（1）专用术语出现"炮炙"："有须烧炼炮炙，生熟有定"；（2）炮制通则形成；（3）炮制专著问世。主要文献包括《金匮玉函经》《本草经集注》《雷公炮炙论》。

4. 《雷公炮制论》的作者是雷敩，主要特点是：我国历史上第一部炮制专著。该书在总结前人炮制技术的基础上，又将相关的炮制作用辑录于书中来指导后世的药物炮制，其中许多炮制方法至今仍有指导意义。

模块二　中药炮制的目的及对药物的影响

一、填空题

1. 调剂；制剂　2. 相反为制、相资为制、相畏为制、相恶为制；制其形、制其性、制其味、制其质　3. 寒、热、温、凉；辛、甘、酸、苦、咸　4. 药物对机体的损害性，有毒药物服用后可能产生中毒反应　5. 加热处理

二、单项选择题

1. B　2. B　3. C　4. D

三、多项选择题

1. ABD　2. CD　3. BCD　4. ABCD

四、名词解释

1. 指采用一定的炮制方法，破坏药物中的水解酶，以保存药物中所含有的苷类成分。
2. 种子经过炒制后，其表皮爆裂，里面的有效成分易于溶出，从而可增强疗效。
3. 指利用药性相对立的辅料（包括中药）来制约中药的偏性或改变药性。
4. 指利用某种辅料来炮制中药，以制约该中药的毒副作用。

五、简答题

1. 炮制的目的：（1）降低或消除中药的毒性或副作用。（2）改变或缓和中药的性能。（3）增强中药疗效。（4）改变或增强中药的作用趋向。（5）改变或增强中药的作用部位。（6）便于调剂和制剂。

2. （1）生物碱不耐热，故加热可能破坏生物碱而使药效降低。
（2）加热也可能使生物碱所表现的毒性降低。

3. 含鞣质类中药炮制时应遵循的原则是：（1）用水处理时防止成分损失。（2）避免暴露于日光和空气中。（3）高温处理对鞣质影响不大，但是需要掌握适当火候。（4）炮制时忌铁器，避免鞣质与铁发生沉淀反应。

模块三　中药炮制品的质量要求和贮藏保管

一、填空题

1. 7%～13%　2. 气调养护、气幕防潮、低温冷藏、机械吸湿　3. 15～20 ℃　4. 发霉（霉变）　5. 重金属、砷盐、残留农药

二、单项选择题

1. B　2. D　3. B　4. A　5. B

三、多项选择题

1. ABCD　2. ABCD　3. ABDE　4. AE　5. AB

四、名词解释

1. 含挥发油的中药炮制品，因受空气和温度的影响，或贮藏日久，使挥发油散失，失去油润，产生干枯或破裂的现象。

2. 是采用两种或两种以上中药同贮或采用与有特殊气味的物品同贮，相互克制起到防止虫蛀、霉变的养护方法。

3. 指某些含有结晶水的矿物药，经风吹日晒或过分干燥而逐渐失去结晶水成为粉末的现象。

4. 通过调节贮藏室内不同气体的比例来影响微生物和仓虫的新陈代谢，以达到养护目的。

5. 是将药材或饮片在高温下灼烧、灰化，所剩残留物的重量。

五、简答题

1.（1）空气；（2）温度；（3）湿度；（4）日光。

2. 中药炮制品外观质量要求包括净度、片形及规格、色泽、气味和包装。

3. 中药炮制品内在质量要求包括水分、灰分、浸出物、有效成分、有毒成分、有害物质和卫生学。

模块四　药材净制技术

一、单项选择题

1. C　2. A　3. D　4. B　5. C　6. A　7. C　8. A　9. B　10. C　11. A　12. D　13. C　14. C　15. D　16. C　17. A　18. D　19. B　20. C

二、配伍选择题

1. A　2. D　3. B　4. A　5. B

三、多项选择题

1. ABCE　2. ABCE　3. ABCDE　4. ABD　5. ABCDE

四、名词解释

1. 净制即净选加工，包括清除杂质、除去非药用部位和其他加工。

2. 挑选是清除混在药材中的杂质、霉变品及非药用部位等，或将药材按大小、粗细等进行分档，以便使其洁净或进一步加工处理。

3. 筛选是根据药材和杂质的体积大小不同，选用不同规格的筛或箩，以筛去药材中的杂质，或将大小不等的药材分档的操作。

4. 风选是利用药材和杂质的比重不同，借簸箕或风机的风力，将药材与杂质分离的操作。

五、简答题

1. 净选加工的目的：（1）分离疗效不同的药用部位；（2）进行分档；（3）除去非药用部位；（4）除去泥沙杂质及虫蛀霉变品；（5）分等级。

2. 除去非药用部位包括去芦头，去残根，去心，去核，去瓤，去枝梗，去皮壳，去毛，去头、尾、足、翅、皮、骨，去残肉筋膜。

模块五　药材切制技术

一、单项选择题

1. D　2. D　3. A　4. B　5. C　6. A　7. D　8. B　9. C　10. A　11. D　12. A　13. D

14. C 15. D 16. B 17. C 18. D 19. A 20. D

二、多项选择题

1. ABC 2. ABCD 3. ABCDE 4. ABCDE 5. BCDE 6. ABCDE 7. ABCD

三、简答题

1. 切制后的饮片应均匀、整齐、表面光洁，片面无机油污染，无整体，无长梗，无连刀片和斧头片。各类不合规格的饮片不得超过10%，破碎片（碎丝）不得超过8%，斜长片不得超过5%，以上总的异形片不得超过15%。

2. ①利于有效成分煎出；②利于炮制；③利于调配和制剂；④便于鉴别；⑤利于贮存药材。

3. ①弯曲法；②手捏法；③指掐法；④穿刺法。

4. ①保存饮片的数量与品质；②方便饮片的运输、贮存和销售；③利于促进饮片生产的现代化、标准化；④利于中药饮片的国际贸易。

模块六　药材炒制技术

项目一　清炒法

一、单项选择题

1. C 2. A 3. B 4. C 5. A 6. D 7. D 8. C 9. A 10. B 11. A 12. D 13. B 14. C 15. C 16. B 17. D 18. A

二、配伍选择题

1. A 2. E 3. B 4. D 5. C

三、多项选择题

1. ABCD 2. ABCD 3. BCE 4. ACE 5. CDE

四、名词解释

1. 将净药材，置于温度适宜的炒制容器内，用不同火力连续加热，并不断翻动或搅拌，使之达到一定程度的方法，称为炒制，又叫炒法。

2. 将净选或切制后的药材，置于炒制容器内，用文火或中火加热，炒至药材表面呈黄色或较原色稍深，或发泡鼓起，或爆裂，并透出药材固有的气味。

3. 将净选或切制后的药材，置于炒制容器内，用中火加热，炒至药材表面呈焦黄色或焦褐色，内部颜色加深，并透出焦香气味的操作方法。

4. 将净选或切制后的药材，置于炒制容器内，用武火或中火加热，炒至药材表面呈焦黑色或焦褐色，内部棕褐色或棕黄色的操作方法。

项目二　药材加固体辅料炒技术

一、单项选择题

1. B 2. D 3. B 4. C 5. B 6. C 7. C 8. B 9. A 10. A 11. A 12. D 13. C 14. C 15. B

二、判断题

1. × 2. √ 3. √ 4. √ 5. × 6. × 7. ×

三、简答题

1. 将净制或切制后的药材与麦麸、糯米、灶心土等固体辅料共同拌炒的方法称为加固体辅料炒法。加固体辅料炒依据所加辅料的不同可分为麸炒、米炒、土炒。

2. 先将炒锅烧热，再将麸皮均匀撒入热锅中，至起烟时投入净药材。快速均匀翻动并适当控制火力，炒至药材表面呈黄色或深黄色时，取出，筛去麸皮，晾凉。

麦麸的处理：将麦麸用二号筛筛去细小麦麸，留用片大者；或将净麦麸用蜂蜜或红糖拌制，晾干，作蜜麸或糖麸用。麦麸的用量，除另有规定外，一般每 100 kg 净药材，用麦麸 10～15 kg。麸炒法的锅温，最好用麦麸来判断。方法是往中火加热的锅底及其周围各对称点上撒撮麦麸，若稍停即焦化冒烟，又无火星出现，即可判定锅温适中。

麸炒品表面呈淡黄色、鲜黄色或深黄色，具有药材与焦麦麸的混合气味。成品含生片、糊片不得超过 2%，含药屑、杂质不得超过 2%。

3. ①增强健脾止泻的作用，如党参，米炒后气味焦香，增强健脾止泻的作用。②降低毒性，如斑蝥、红娘子等，生品有大毒，米炒后能降低毒性。③矫臭矫味，昆虫类药物有腥臭味，米炒后能矫其不良气味。

模块七　药材的炙制技术

一、单项选择题

1. D　2. D　3. B　4. B　5. A　6. C　7. A　8. B　9. D　10. D　11. D　12. D　13. C　14. C　15. A　16. A　17. B　18. A　19. B　20. C　21. A　22. D　23. D　24. A　25. C　26. B　27. B　28. C　29. D　30. B　31. D　32. D

二、多项选择题

1. ADE　2. ABCE　3. ABCDE　4. BE　5. ACE　6. AB

三、简答题

1. 将净制或切制后的药材，加入一定量的液体辅料拌炒，或经其他方式处理，使辅料逐渐渗入药材组织内部的炮制技术，称为炙制技术。

2. 炙制的操作工艺主要有两种，一种是先加辅料后炒药，另一种是先炒药后加辅料。

（1）先加辅料后炒药（见图A）。

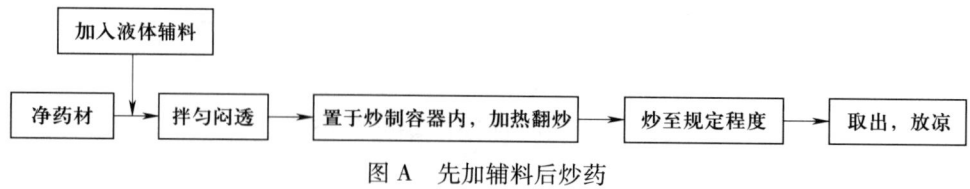

图A　先加辅料后炒药

（2）先炒药后加辅料（见图B）。

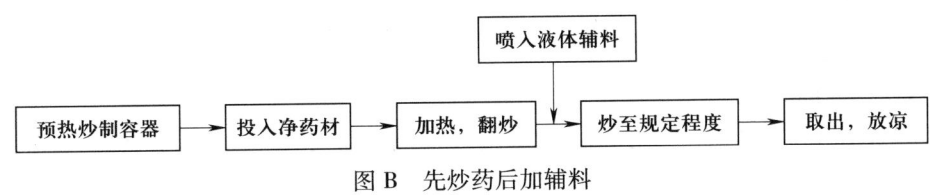

图 B 先炒药后加辅料

3. ①药材炙制前应干燥，大小分档。②投料前需预热炒锅或炒药机。③使用的辅料应符合要求，辅料用量适当。④加热时要控制好火力和时间。

4. ①改变药性，引药上行；②增强活血通络作用；③矫臭矫味。

模块八　药材煅制技术

一、单项选择题

1. C　2. A　3. D　4. C　5. C　6. C　7. A　8. A　9. B　10. B

二、配伍选择题

1. E　2. C　3. D　4. B　5. A　6. B　7. C　8. A　9. C　10. B

三、多项选择题

1. ACDE　2. ABCD　3. BC　4. ABCD　5. ACDE

四、名词解释

1. 明煅技术是指将净制或切制后的药材直接放于无烟炉火或装入适宜容器内，不隔绝空气进行煅烧至所需程度的技术。分为直接煅（直火煅）和间接煅（锅煅）。

2. 煅淬技术是指药材在高温有氧条件下煅烧至红透后，立即投入规定的液体辅料中骤然冷却的操作。所用的液体辅料称为淬液。常用的淬液有醋、酒、药汁等。

3. 闷煅技术是指药材煅制时，在隔绝空气、高温缺氧条件下对原料一次加热至规定程度，使原料煅烧成炭的方法。又称扣锅煅、密闭煅、暗煅。

五、简答题

1. ①使药材质地酥脆，便于制剂和调剂。如花蕊石。②除去结晶水。如白矾、硼砂等。③使药材有效成分易于煎出。如钟乳石、花蕊石等。④改变或缓和药材性能。如石膏、石决明等。

2. ①使药材质地酥脆，易于粉碎，利于有效成分煎出。如赭石、磁石。②改变药材的理化性质，减少副作用，增强疗效。如自然铜。③清除药材中夹杂的杂质，洁净药材。

3. ①改变药材性能，产生新的疗效。如血余炭，生品不入药，煅后方具止血作用。②增强止血的作用。如灯心草煅炭后凉血止血作用增强。③降低毒性。如干漆煅后降低了毒性和刺激性。

4. ①有些药材在煅烧时产生爆溅，可在容器上加盖（不密闭），以防爆溅伤人。②煅淬要反复进行几次，以使液体辅料吸尽、药材全部酥脆为度，避免生熟不均。③所用淬液种类和用量由各药材的性质和煅淬目的要求而定。④煅锅炉、煅药容器等设备温度较高，注意防止烫伤。⑤注意水电安全、消防安全。

模块九　药材蒸煮燀技术

一、单项选择题

1. A　2. C　3. C　4. B　5. D　6. A　7. D　8. A　9. A　10. C　11. D　12. D　13. C　14. A　15. B　16. C　17. B　18. B　19. C　20. C

二、配伍选择题

1. B　2. A　3. C　4. D　5. E

三、多项选择题

1. ACD　2. BCDE　3. DE

四、名词解释

1. 蒸制是将净制或切制后的药材加辅料或不加辅料，隔水加热，用蒸汽蒸透或至规定程度的炮制方法。

2. 煮制是将净药材加水或液体辅料同煮至液体全部被吸尽或切开后内无白心的方法。

3. 燀制是将净药材投入沸水中、翻动片刻，捞出的方法。

模块十　药材复制技术

一、单项选择题

1. A　2. C　3. D

二、配伍选择题

1. D　2. A　3. B　4. C　5. C　6. B　7. D　8. C

三、多项选择题

1. AC　2. CE

四、简答题

1. 复制法比较复杂，具体方法和辅料的应用应视药材品种而定。一般将净选后的药材置于一定容器内，加入一种或数种规定的辅料，按规定的工艺程序，或浸、泡、漂或蒸、煮或数法共用，反复炮制至达规定的质量要求力度。

（1）时间可选在春、秋季，避免出现"化缸"。（2）阴凉处操作，避免暴晒，以免腐烂。（3）如要加热处理，火力要均匀，水量要适当，以免糊汤。也可加入适量明矾防腐。

2. 姜半夏炮制方法：取净半夏，大小分开，用水浸泡至内无干心时，取出。另取生姜切片煎汤，加白矾与半夏共煮透，取出，干燥，或晾至半干，干燥；或切薄片，干燥。每100 kg 净半夏，用生姜25 kg、白矾12.5 kg。炮制作用：能降低毒性，缓和药性，消除副作用，善于止呕，以温中化痰、降逆止呕为主。

3. 制南星炮制方法：取净天南星，按大小分别用水浸泡，每日换水2~3次，如起白沫时，换水后加白矾（每100 kg 天南星，加白矾2 kg），泡一日后，再进行换水，至切开口尝微有麻舌感时取出。将生姜片、白矾置于锅内加适量水煮沸后，倒入天南星共煮至无干心时取出，除去姜片，晾至四至六成干，切薄片，干燥。每100 kg 天南星，用生姜、白矾各

12.5 kg。炮制作用：降低毒性，增强燥湿化痰的功效。

模块十一　药材的其他炮制技术

一、单项选择题

1. B　2. B　3. B　4. A　5. D　6. D　7. D　8. A　9. B　10. A　11. A

二、多项选择题

1. ABCD

三、名词解释

1. 水飞是某些需要加工成极细粉末的矿物药，置容器内加适量水共研成糊状后，再加水，搅拌，倾出混悬液，残渣再按上法反复操作数次，合并混悬液，静置，分取沉淀，干燥，研散的方法。

2. 烘焙是采用加热的方法使药材干燥酥脆的炮制方法。

3. 将药物置于容器内用火烤灼，使其产生液汁的方法称为干馏。

4. 发芽技术是将净选后的新鲜成熟的果实或种子，在一定的温度和湿度条件下，促使其萌发幼芽的方法。

四、简答题

雄黄主含二硫化二砷，毒性很小，但药材中含有的少量三氧化二砷是毒性的主要成分，因此，雄黄的炮制减毒作用非常重要，水飞可显著降低三氧化二砷的含量，特别是用碱水洗过后毒性降低更加明显。